U0269906

居家护养系列

母婴居家护养

组织编写　中华护理学会

主编　张利岩　刘则杨　应　岚

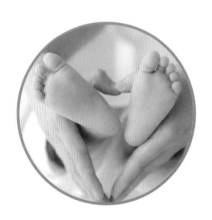

人民卫生出版社
·北京·

图书在版编目（CIP）数据

母婴居家护养 / 张利岩，刘则杨，应岚主编 . —北京：人民卫生出版社，2020.10

（居家护养系列）

ISBN 978-7-117-30500-6

Ⅰ.①母… Ⅱ.①张…②刘…③应… Ⅲ.①产褥期—护理②新生儿—护理 Ⅳ.①R714.61②R174

中国版本图书馆 CIP 数据核字（2020）第 184502 号

人卫智网	www.ipmph.com	医学教育、学术、考试、健康，购书智慧智能综合服务平台
人卫官网	www.pmph.com	人卫官方资讯发布平台

居家护养系列

母婴居家护养

Jujia Huyang Xilie

Muying Jujia Huyang

主　　编：张利岩　刘则杨　应　岚

出版发行：人民卫生出版社（中继线 010-59780011）

地　　址：北京市朝阳区潘家园南里 19 号

邮　　编：100021

E - mail：pmph @ pmph.com

购书热线：010-59787592　010-59787584　010-65264830

印　　刷：北京铭成印刷有限公司

经　　销：新华书店

开　　本：710×1000　1/16　　印张：26

字　　数：480 千字

版　　次：2020 年 10 月第 1 版

印　　次：2020 年 10 月第 1 次印刷

标准书号：ISBN 978-7-117-30500-6

定　　价：98.00 元

打击盗版举报电话：010-59787491　E-mail：WQ @ pmph.com

质量问题联系电话：010-59787234　E-mail：zhiliang @ pmph.com

丛书编委会

主　编　张利岩　刘则杨　应　岚

编　委　（按姓氏笔画排序）

王晓军　刘万芳　刘则杨　李　越　李　颖

李乐之　李虹彦　余　馨　应　岚　宋丽莉

张利岩　赵　瑾　赵冬云　胡秀英　栾晓荣

梅桂萍　游兆媛　谢　娟

 ## 分册编委会

主　编　宋丽莉　王晓军

编　委　（按姓氏笔画排序）

万　宾　及春兰　王　颖　王晓军　刘　华

李　变　李　颖　李　蕊　李立梅　李恩芹

杨长捷　杨凤兰　吴荣艳　宋丽莉　张东颖

张丽霞　范丽娟　赵海威　袁艳丽　钱　月

韩冬韧　蒙景雯

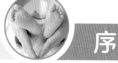 序

幸福与健康是人类永恒不变的追求，母婴健康是人类健康的源头。母亲健康是人群健康的基础，关系到下一代的健康，关系到整个人群的素质，婴幼儿是国家的未来，民族的希望。实施两孩政策后，累积生育需求集中释放，出生人口数量有所增加，高龄孕产妇比例有所增高，母婴健康更是受到了空前的关注，维护母婴健康成为全社会共同面临的重大责任。

目前，大多数家庭依然选择居家母婴护养，母婴的照护者主要为家庭照护者和家政人员，他们普遍存在知识不足和观念陈旧的问题，需要有一套简单易行、正确规范的居家护养母婴指南来指导他们的照护。中华护理学会护理产业工作委员会组织编写了《居家护养系列——母婴居家护养》，目的在于把简单易学、通俗易懂的母婴居家护养方法普及给大家，这对减轻家人及社会负担、提高母婴生活质量、降低母婴死亡率和发病率、保障母婴安全，具有重要的现实意义。

该书分为孕产妇和婴幼儿两部分，涵盖各个时期保健知识和技能技术指导，集科普性、趣味性于一体，相信对提高孕产妇的自我保健意识、普及妇幼保健科普知识和健康行为形成率、倡导科学的生育方式、减少出生缺陷、提高出生人口素质大有裨益，同时也方便家庭照顾者、家政人员掌握规范正确的婴幼儿家庭护理知识，提高风险防范意识，为婴幼儿健康成长营造一个科学、安全的家庭环境。本书除了作为广大孕产妇的自我保健用书和家庭照顾者照护母婴的指导用书，还可作为培训家政等辅助型护理人员的教辅用书，为培养母婴健康、服务产业的辅助型护理人员贡献绵薄之力。

中华护理学会理事长　吴欣娟
2020 年 8 月

前 言

随着社会经济的不断发展,对孕产妇、婴幼儿的照护方式已从过去的家庭照护模式逐步转向多样化、多元化。如何使围生期妇女及婴幼儿得到科学的居家护养,事关婴幼儿健康成长,也关系到亿万家庭的幸福。

目前市场上母婴居家照护用书种类繁多,良莠不齐,编撰一本规范性、权威性的科普用书是专业护理人责无旁贷的使命和担当。本书是由业内资深护理专家按孕前、孕期、分娩、产褥期、母乳喂养、新生儿及婴幼儿期不同阶段划分章节、精心编撰,内容以孕产期、婴幼儿期家庭护养中的居家知识与实用技能为核心进行介绍,力争涵盖母婴护养所面临的问题。语言简洁、通俗易懂、步骤清晰、可操作性强。希望本书能够为家庭照护者在护养婴幼儿的过程中提供帮助。也相信新手父母们一定能够在本书的指导下找到属于自己的一套最实用的育儿方法,为宝宝的健康发育、平安成长保驾护航。

本书的编撰出版凝聚了广大护理工作者的心血和汗水,也充分体现了中华护理学会护理产业工作委员会不忘初心,牢记使命,不断创新服务理念,拓展服务内涵,提升服务功能,以满足人民群众对孕产妇、婴幼儿照护服务的需求。

希望本书能为建立、完善孕产妇、婴幼儿照护服务的标准规范体系和服务供给体系带来一定的思考和借鉴。

本书在编写过程中,承蒙多位护理专家的悉心指导和鼎力相助,以及各位编者的大力支持,在此表示衷心的感谢! 同时真诚欢迎广大读者批评指正。

中华护理学会副理事长
护理产业工作委员会主任委员 张利岩
2020 年 8 月

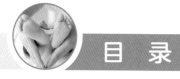

目 录

第一章
孕早期居家护养

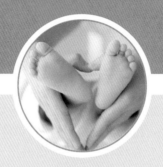

育龄妇女为优生优育做必要的前期准备,使胎儿可以健康地生长发育,是非常重要的。孕早期是胚胎发育的关键阶段,孕妇也开始经历一系列怀孕的初期症状,如容易疲劳、胃口变化、尿频尿急、乳房胀痛等。孕早期保健主要是从生活方式、饮食营养、疾病监控、用药注意等方面,指导孕妇的家人以及照护者帮助孕妇及胎儿顺利度过本阶段。

第一单元
孕前保健

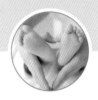

小 案 例

王女士,26 岁,职员,婚后计划怀孕,夫妻双方身体健康,都处在育龄期。为了做到优生优育,决定在孕前到医院做一次常规体检。那么,孕前检查是不是只做常规体检就可以呢? 在检查前要做好哪些居家自我照护? 又应该注意哪些问题呢?

跟 我 学

一、孕前保健

备孕是指导育龄妇女有计划地怀孕,并为优孕做必要的前期准备,是优孕与优生优育的重要前提。可以通过孕前保健评估和改善,判断怀孕夫妇的健康状况,减少或消除导致出生缺陷等不良妊娠结局的风险因素,预防先天性畸形儿的发生,提高出生人口素质。孕前保健实际上是孕期保健工作的前移,通过健康教育及孕前指导可使计划怀孕的夫妇孕育出健康宝宝。

二、安全提示

1. 孕期前 3 个月、孕末期 3 个月不适合拔牙,如果孕妇患有口腔疾病应在备孕期去正规医疗机构就诊治疗。

2. 怀孕前 3 个月至怀孕后前 3 个月,每日补充叶酸 0.4~0.8mg,可预防孕妇贫血及胎儿神经管畸形。

3. 避免密切接触宠物,防止弓形虫感染引起的流产、胎儿畸形和胎儿发育迟缓等风险因素。

4. 避免使用标注"孕妇不可使用或慎用"标志的药物。

5. 备孕期男女双方应尽量戒烟、戒酒,至少戒烟 3~6 个月。

6. 怀孕前进行甲状腺功能检查,如有异常,应在医生的指导下正确进行备孕,必要时遵医嘱用药。

三、孕前保健指导

(一) 孕前保健内容

1. 基本情况　了解男女双方既往病史、家族史、手术史、生活习惯等,评估孕前高危因素。高龄孕妇或合并糖尿病、高血压、心脏病以及染色体异常、不良孕史等应进行产前咨询,还要进行相关检查。

2. 全面体格检查　包括血压、体重、体质指数、心电图及 B 型超声检查等。女性进行妇科常规检查、TCT 检查(宫颈癌筛查)、生殖系统检查,了解宫颈是否存在病变,做到早期发现并积极治疗。

3. 常规必查项目　血常规、血型、空腹血糖、肝功能、肾功能、尿常规、乙型肝炎、梅毒螺旋体筛查,艾滋病抗体、病毒检测,地中海贫血筛查。

4. 女性备查项目　甲状腺功能检测、TORCH 筛查、子宫颈细胞学检查、阴道分泌物检查、对肥胖及患有糖尿病的女性进行 75g 口服葡萄糖耐量试验、血脂检查等。

5. 男性备查项目　精液常规、精子形态分析等。

(二) 重视孕前检查

1. 避免出生缺陷　出生缺陷通俗地说是先天性畸形,是指婴儿出生前发生的身体结构、功能或代谢异常。出生缺陷可由染色体畸变、基因突变等遗传因素或环境因素引起,也可由这两种因素交互作用或其他不明原因所致,如视力、听力和智力障碍等。

出生缺陷的第一道"预防关卡"是通过婚检、增补叶酸、预防孕期感染、规范孕期用药等方式来防止有缺陷的胎儿产生;第二道"预防关卡"是通过彩超、无创产前 DNA 检测、绒毛膜活检、羊水穿刺、胎儿镜等产前诊断的方式防止有缺陷胎儿的出生;第三道"预防关卡"才是对缺陷新生儿的合理处置。优生优育是我们国家一直提倡的,科学备孕可以降低出生缺陷的风险。

2. 杜绝遗传病　遗传病通常为先天性的,也可后天发病,涉及人体各个系统和器官。我国常见的遗传病有地中海贫血、先天性神经管畸形、先天愚型等大约 40 余种。杜绝遗传病要从计划怀孕到妊娠全程,都应尽量避免接触致畸、致突变的有害因素。孕前进行优生遗传咨询与检查是目前发现及诊断胎儿畸形、胎儿染色体病非常重要的检测手段。生育保健及产前诊断是预防遗传病的重要方法。

（三）孕前保健注意事项

1. 检查时间安排在准备怀孕前3~6个月,女性月经后3~7天,注意要避开月经期,妇科B超检查之前需要憋尿。

2. 夫妻双方在检查前3~5天需要清淡饮食,以免影响检查结果的准确性。抽血应保持空腹8小时以上。

3. 夫妻双方要在计划怀孕前的3~6个月戒烟、戒酒。

加　油　站

孕前口腔保健

口腔保健被很多备孕妇女忽视,在怀孕后,由于体内性激素的变化容易导致牙龈充血肿胀,如果孕前就存在牙周疾病,怀孕后牙周炎症会更加严重,但在孕期很多治疗是无法进行的,不仅影响孕妇的口腔健康,同时也会影响胎儿的正常发育。所以计划怀孕的妇女,如存在口腔疾病应在备孕期积极进行治疗,尽量避免在孕期进行口腔治疗及X线照射,口腔复杂治疗要延至产后进行。在孕中期可以进行口腔检查和牙周定期维护。

备孕阶段掌握正确的刷牙方法对孕期口腔健康具有重要意义。刷牙原则为每日早晚刷牙,饭后漱口,睡前刷牙之后不要再进食。牙具选择刷头小、刷毛软、磨毛的保健牙刷,功能牙膏(如含氟牙膏)。正确的刷牙方法为上牙从上向下刷,下牙从下向上刷(竖刷法),咬合面上来回刷,把牙齿的各个部位里里外外都刷净。刷牙后正确使用牙线,因为刷牙只能清洁牙齿的表面部分,对无法清洁的牙缝隙可以使用牙线来清洁。整个刷牙过程大约要3分钟。

划　重　点

孕前保健是通过评估和改善备孕夫妇的健康状况,降低或消除导致出生缺陷或不良妊娠结局等危险因素,有助于提高出生人口的素质。如果准备怀孕,建议提前3~6个月到医院进行孕前检查和优生优育的咨询,了解双方的身体状况,及时查看双方是否存在影响生育的健康问题。男女双方进行孕前检查,是确保正常怀孕及生育出健康婴儿从而实现优生的重要手段。

试 试 手

1. 孕期是否需要避免接触有毒、有害的物质和环境？避免吸烟、饮酒、经常熬夜，要让生活有规律？

2. 为了预防神经管畸形、先天性心脏病等先天性疾病的发生，孕前及孕期妇女适宜服用的药物是什么？

3. 备孕期间为什么补充叶酸？怎样补充？

第二单元
孕早期常见症状护养

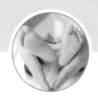

小 案 例

张女士,26岁,已婚,平素月经规律,现停经1月余,主诉有恶心、呕吐症状。经医院检查,已怀孕6周,张女士担心早孕反应会影响胎儿发育,心情十分紧张。那么,孕早期会出现哪些常见的生理反应? 应该怎样进行居家自我照护呢?

跟 我 学

一、孕早期反应

孕早期是指怀孕第1~13周这一阶段。此阶段大多数孕妇身体都会出现较为强烈的反应,比如恶心、呕吐、尿频、乳房发胀以及身体疲倦等症状,还有少数孕妇会有阴道出血等现象,给予孕妇正确的居家护养指导,减轻早孕反应的症状,从而增加孕妇生理及心理上的舒适感。

二、安全提示

1. 孕早期继续补充叶酸,每天服用叶酸0.4mg,可降低胎儿神经管畸形的发生率,预防新生儿出生缺陷。

2. 对于早孕反应较重者,要防止孕妇营养不良,如早孕反应严重影响日常生活,要及时到医疗机构就诊。

3. 孕早期要在医生指导下合理使用药物。

三、孕早期反应照护方法

（一）恶心、呕吐

1. 症状 在怀孕初期第6周左右开始,由于雌性激素增多对胃肠内平滑肌刺激,孕妇常在清晨和傍晚会有恶心、呕吐的现象,其程度根据个体差异会有很大不同,一般在孕 12 周左右消失。

2. 照护方法　协助孕妇做到少食多餐,晨起后要少量进食,可以预防恶心、呕吐。准备一些营养开胃的零食,如富含碳水化合物的食物,苏打饼干、香蕉等,在有饥饿感时吃一些,可以减轻孕吐的发生,或在出现呕吐感的时候平躺,也可以暂时缓解。同时要避免吃高脂肪、油腻、辛辣、油炸及含有刺激性气味的食物。

(二) 尿频

1. 症状　在怀孕的初期孕妇会出现尿频的症状,白天排尿次数超过 7 次,晚上超过 2 次,并且排尿次数间隔在两个小时以内,有的甚至每小时一次,是因为怀孕后增大的子宫压迫膀胱而产生尿意,不需要治疗,也不会对胎儿造成不良影响。

2. 照护方法　指导孕妇适量补充水分,不要大量饮水,少吃冬瓜等利尿的食物。避免使用利尿药物。采取侧卧位,避免仰卧位,以防子宫压迫输尿管。避免憋尿,以免造成膀胱发炎。

(三) 乳房胀痛

1. 症状　怀孕初期由于孕期激素改变,乳房充血明显并增大。乳房会产生饱满和刺痛的感觉,乳头增大变黑且更敏感。乳晕较前更加突出、颜色变深,乳晕上小颗粒突出是由于皮脂腺肥大形成散在的结节状隆起,这也属于正常的孕期现象。

2. 照护方法　协助孕妇选择棉质、宽松、透气性好的胸罩,佩戴以没有压迫感为宜。胀痛感强烈时,也不要随意按摩乳房,以防引起宫缩。日常护理时,不建议用沐浴类洗剂特意清洗,可使用温水擦洗乳房和乳晕,保持乳房的洁净,使乳头皮肤保持坚韧。

(四) 出血

1. 症状　怀孕早期出血与流产、宫外孕、葡萄胎等因素有关。如出现阵发性下腹痛以及阴道出现少量血性分泌物,颜色呈粉色、红色或褐色,应立即就医。

2. 照护方法　孕早期要注意休息,避免剧烈运动,避免劳累。饮食选择要多样化,多食新鲜水果蔬菜、忌食生冷刺激食物。怀孕初的前 3 个月内避免性生活。

(五) 孕早期照护注意事项

1. 孕早期要注意休息,避免劳累。

2. 孕妇要少食多餐,并注意补充水分。

3. 孕早期应避免性生活。

4. 注意流产征兆,阴道流血且腹痛增加要及时就诊。

四、孕期合理用药

孕期用药我国目前是借鉴美国食品药品管理局的方法,根据药物对动物和人类不同的致畸危险程度,将其分为以下5类。

A 类:被发现药物对妊娠早期、中期及晚期的胎儿有损害,其危险性极小。

B 类:药物对妊娠早期、中期及晚期的危害证据不足或不能证实。

C 类:动物实验发现药物造成胎儿畸形或死亡,但无人类对照研究,使用时必须谨慎权衡药物对胎儿的影响。

D 类:药物对人类的胎儿有损害,但临床非常需要,又无替代药物,应充分权衡利弊后使用。

X 类:对动物及人类均有明显的致畸作用,这类药物在妊娠期禁用。

孕妇使用药物前要仔细阅读药品说明书。如果药品说明书标注药物为"孕产妇禁忌使用"时,孕妇要禁止使用这种药品。如果药品没有做过孕妇使用试验,或者没有对孕妇和常人进行使用对照研究,在说明书中会标注药物为"孕产妇慎用",此时药品要在医生或药师的指导下服用。

加 油 站

孕期用药安全

1. 口服避孕药避孕　复方短效口服避孕药停药后怀孕,不增加胎儿畸形的发生率。因为复方短效口服避孕药激素含量低,停药后即可怀孕,不影响子代的生长与发育。长效避孕药因激素含量及剂量比短效的多,停药 6 个月后再怀孕较为安全。

2. 叶酸　是一种水溶性 B 族维生素,是机体细胞生长和繁殖所必需的物质。叶酸是胎儿生长发育不可缺少的营养素,孕妇缺乏叶酸有可能导致胎儿出生时出现低体重、唇腭裂、心脏缺陷等。如果在怀孕前 3 个月内缺乏叶酸,可引起胎儿神经管发育畸形,所以需要在孕前 3 个月至怀孕后 3 个月内每天补充 0.4mg 叶酸或含叶酸的多种维生素,这样可以降低 70% 胎儿先天性神经管畸形发生的风险。

3. 妊娠合并甲亢或甲减　孕妇应了解药物治疗对控制甲亢或甲减的重要性,提高遵照医嘱的意识。服药时间为清晨空腹顿服。避免与铁剂、钙剂、维生素同时服用,切忌擅自更改药量或停药。甲减孕妇常合并贫血(多为缺铁性贫血)可遵照医嘱补充铁剂。

4. 妊娠期高血压及妊娠期糖尿病应严格按照医生的指导用药,保障母婴安全。

划　重　点

通过对早孕反应的了解完成孕早期的保健,让孕妇及家属了解到孕早期的注意事项以及居家应对措施,正确面对早孕反应,减少不必要的焦虑及恐惧,本单元重点描述孕早期的内容及相关健康指导,保证孕妇在生活、环境、饮食、身体及心理上做好充足的准备,保证居家生活保健的质量。

试　试　手

1. 孕早期孕妇频繁出现恶心、呕吐症状,哪些方法可以缓解早孕反应?

2. 孕妇在怀孕8周末出现尿频症状,这是正常现象吗?

3. 孕早期出现阴道出血,孕妇在日常生活中要注意些什么?

第三单元
建立孕产期保健档案(册、卡)
指导

小　案　例

　　张女士,28 岁,孕 1 产 0,停经 42 天,恶心、呕吐,医院就诊检查尿妊娠实验(+),诊断为早孕,要准备建立孕产期保健档案(册、卡),那么,建立孕产期保健档案(册、卡)时需要进行哪些准备呢?

跟　我　学

一、建立孕产期保健档案(册、卡)的意义

　　育龄妇女确定怀孕后,应及时到医疗机构就诊,确定胚胎发育情况。并于怀孕 12 周时到所属妇幼保健医疗机构建立孕产期保健档案(册、卡),定期进行产前检查,及时掌握孕妇和胎儿的健康状况,以便更好地应对孕期发生的状况及时处理,整个孕期应当按照医生要求进行产前检查,确保母婴健康。

二、安全提示

　　1. 确认为子宫内妊娠后进行孕早期的咨询和检查。
　　2. 孕 12 周建立孕产期保健档案(册、卡),开始规范系统地进行孕期检查。
　　3. 高危孕妇要按医生的要求进行检查、治疗与随访。

三、建立孕产期保健档案流程

(一) 建档流程

建档流程如图 1-3-1。

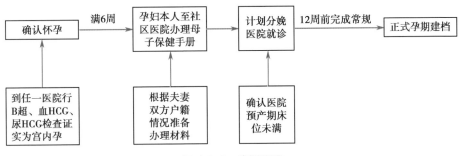

图 1-3-1 建档流程

(二) 孕早期保健的内容

1. 了解孕妇一般情况 包括出生日期、户口所在地、职业、文化程度、结婚年龄、婚姻状况、是否婚检、近半年避孕方法以及配偶的一般情况。

2. 孕妇本次怀孕情况 包括受孕方式、孕前健康体检是否正常,有无并发症、末次月经时间、有无早孕反应、月经史、既往怀孕情况、有无不正常的分娩或流产情况,孕妇有无烟酒不良嗜好,家庭有无高血压、心脏病等遗传史。

3. 体质量测量 医生通过测量孕妇的身高、体重,了解体质指数(BMI),间接监测胎儿大小,进行孕期营养与活动指导。

4. 了解血压情况 警惕怀孕后出现高血压的可能。

5. 妇科检查 包括外阴、阴道、宫颈、子宫大小、双附件、阴道清洁度、TCT(半年内未做过此检测者)等了解孕妇妇科情况。

6. 化验项目

(1)血常规 + 血型:了解孕妇是否贫血,重度贫血可对母婴产生不良影响。

(2)尿常规:了解肾功能情况。

(3)ABO 及 Rh 血型系统:为分娩前的备血和筛查新生儿溶血提供依据。

(4)血液全项生化检查:甲、乙、丙肝抗原、抗体,梅毒,HIV 检查了解孕妇是否有传染病,是否存在感染胎儿的风险,如果有传染病要到传染病医院诊疗。

7. B 型超声检查 怀孕 7 周时做 B 型超声检查核对孕周及胚胎发育,确定宫内妊娠;怀孕 11~14 周做 B 型超检查,在孕早期筛查胎儿有无畸形。

8. 心电图检查 了解心脏情况,确保孕妇能承受怀孕及分娩。

孕早期检查流程如表 1-3-1。

表 1-3-1　孕早期检查流程

	常规检查及保健	产检内容	健康教育
第 1 次检查（6~13⁺⁶ 周）	1. 建立孕产期保健档案（册、卡） 2. 确定孕周、推算预产期 3. 评估妊娠高危因素 4. 血压、体质指数、胎心率 5. 血常规、尿常规、血型（ABO 和 Rh）、空腹血糖、肝功能和肾功能、乙型肝炎表面抗原、梅毒和 HIV 筛查、心电图等	1. HCV 筛查 2. 地中海贫血和甲状腺功能筛查 3. 宫颈细胞学检查 4. 宫颈分泌物检测，检测淋球菌、沙眼衣原体和细菌性阴道病 5. 怀孕早期 B 型超声波检查，怀孕 11~13⁺⁶ 周 B 型超声波测量胎儿 NT 厚度 6. 怀孕 10~12 周绒毛活检	1. 营养与生活方式指导 2. 避免接触有毒有害物质和宠物 3. 慎用药物和疫苗 4. 改变不良生活方式；避免高强度、高噪音环境和家庭暴力 5. 继续补充叶酸（0.4~0.8）mg/d 至 3 个月，有条件者继续服用含叶酸的复合维生素

四、孕产期保健档案（册、卡）注意事项

1. 确定怀孕后，孕妇首先要携带所属社区卫生服务中心要求的证明怀孕的检查结果（如宫内早孕 B 超、尿 HCG、血 HCG 化验结果等），到户籍或居住地址（暂住证）所属的社区医院办理孕产期保健档案（册、卡）。

2. 备齐相关符合要求的建档前检查项目结果。

3. 必要时按各医院要求完成孕期健康促进教育。

4. 携带夫妻双方身份证、户口本、母子保健手册、医保卡等到所属医疗保健机构进行建档检查。

加　油　站

NT 筛查

胎儿颈部透明带（NT）是指胎儿颈部皮下的无回声带，位于皮肤高回声带与深部软组织高回声带之间，是孕早期所有胎儿均可出现的超声现象。怀孕第 11~14 周要进行 NT 筛查，NT ≥ 2.5mm 为异常，NT 异常增厚与胎儿畸形尤其染色体异常密切相关，是筛查胎儿唐氏综合征的有效手段，但不是诊断唐氏综合征的唯一指标，许多其他遗传病的胎儿也常常出现 NT 增厚。如果 B 超

测量 NT 增厚可通过绒毛取样进行早期产前诊断,一般绒毛取样可在孕 11~14 周时进行,发现异常可在孕早期选择一种安全、方便、快捷、经济的方式终止妊娠,不必等到孕中期进行其他产前诊断时再确认。

划　重　点

通过孕产期保健档案(册、卡),使孕妇及照护者了解产前检查的内容、流程,消除因建档过程不熟悉产生的焦虑、紧张情绪。本单元重点介绍了建立孕产期保健档案(册、卡)的意义、时间、内容、流程等内容,告知孕妇如何做好一般检查、妇科检查、建档检查等,进一步了解做 NT 检查的意义,12 周前做好相关的准备,顺利完成建立孕产期保健档案(册、卡)的工作,保障孕期的顺利产检,保障母婴安全。

试　试　手

1. 为什么怀孕后要建立孕产期保健档案(册、卡)?
2. 建立孕产期保健档案(册、卡)有哪些注意事项?

第二章
孕中期居家护养

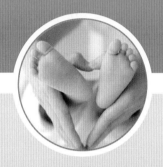

　　怀孕 13~28 周为怀孕中期，也称孕中期。在这一阶段，孕妇孕早期各种不适症状逐渐减轻，胎儿进入快速生长发育时期。此阶段，需要孕妇规律产检、全面筛查孕期高危因素、胎儿畸形等问题。同时需要全面合理营养、适度运动、加强血压及体重增长的监测等。本章将学习孕中期产检的内容、各项产前检查的意义与目的，孕中期常见症状的居家照护等。通过介绍注意事项及孕中期常见并发症的居家照护等，提高孕妇自我管理能力，帮助其顺利度过孕中期。

第一单元
孕中期保健

小 案 例

刘女士,28岁,孕1产0,孕前BMI为23.5kg/m²,父亲为2型糖尿病患者。目前怀孕18周,随着孕周的增加,体重增加较快。刘女士是否需要尽早监测血糖、会发生妊娠期糖尿病吗?

跟 我 学

一、孕中期保健

怀孕13~28周为怀孕中期,也称孕中期。孕中期早孕反应逐渐减轻,多数孕妇会感觉胃口大开,食欲增加。此阶段胎儿生长发育加速,羊水量也在稳定增加,以保证胎儿在子宫内有足够空间活动和生长,子宫开始明显增大。孕妇腰背部负担逐渐加重,会给身体带来一些不适问题。孕中期保健重点为唐氏综合征筛查(年龄在35岁以下的孕妇)、胎儿超声排畸筛查和75g口服葡萄糖耐量试验。如有孕期高危因素的孕妇此阶段要进行产前诊断。

二、安全提示

1. 按时进行孕中期保健及各项筛查,怀孕13~28周每4周进行一次产科检查,高危孕妇遵医嘱增加产科检查次数。

2. 如孕妇出现异常阴道出血、阴道分泌物异常、血压≥140/90mmHg、头疼、水肿、视力模糊、胎动变化异常、饮食、睡眠、运动、体重增长速度过快等异常情况时,应及时到医疗机构或妇幼保健机构检查并评估。

三、孕中期保健内容

（一）健康指导

1. 孕 14~19^{+6} 周

（1）流产的认识和预防：了解流产的征象，如果出现少量阴道流血，同时伴有下腹坠痛、腰酸腹胀，需要警惕先兆流产的发生。从生活方式、饮食、运动、休息、用药及情绪管理多方面预防流产的发生。

（2）怀孕生理知识：了解生殖系统、乳房、循环系统、血液系统、泌尿系统、呼吸系统、皮肤及新陈代谢的变化，积极应对随着孕周不断增加带来的身体的各种变化。

（3）营养和生活方式的指导：了解孕期营养的重要性，科学均衡的补充营养不仅对胎儿的生长发育有益，还有助于孕妇产后的身体恢复。怀孕不同阶段，补充的营养素也不同，孕妇不可盲目补充。学习与母婴健康相关的生活方式，保持良好的卫生习惯，孕妇戒烟、戒酒，保持心境平和，避免接触辐射，预防疾病并在医生指导下用药等。

（4）孕中期胎儿染色体非整倍体异常筛查：了解本项筛查的意义，明确筛查试验提供的是风险度而不是诊断性结果。

（5）非贫血孕妇，如血清铁蛋白 <30μg/L，应每日补充元素铁 60mg；诊断明确的缺铁性贫血孕妇，应每日补充元素铁 100~200mg。

（6）开始每日常规补充钙剂 0.6~1.5g。

2. 孕 20~24 周

（1）早产的认识和预防：了解诱发早产的原因、正确预防早产的措施及居家照护的方法，以降低早产发生率。

（2）营养和生活方式指导：掌握本阶段孕妇营养管理的重要性，在科学指导下建立良好的孕期生活方式，保证胎儿宫内健康生长发育。

（3）胎儿系统超声筛查的意义：了解胎儿系统超声筛查的内容，以及可以筛查出的胎儿畸形种类，使孕妇高度重视本次超声检查。

3. 孕 25~28 周

（1）早产的认识和预防：掌握发生早产的征象和预防早产治疗的方法及居家照护的措施。

（2）妊娠期糖尿病（gestational diabetes mellitus，GDM）筛查的意义：妊娠期糖尿病对孕妇和胎儿存在严重的危害，及早诊断治疗非常重要。孕妇在孕中晚期对胰岛素的敏感性下降，若胰岛素代偿性分泌量不足，易发生妊娠期糖尿病，所以及早检出疾病，是十分必要的。筛查妊娠期糖尿病的常用方法是做 75g 葡萄糖耐量试验（oral glucose tolerance test，OGTT），其标准值为空腹血糖

5.1mmol/L，服糖后 1 小时血糖 10mmol/L，服糖后 2 小时血糖 8.5mmol/L，任何一次测量血糖值超过标准即诊断为妊娠期糖尿病。对确诊糖尿病的孕妇，应积极治疗，控制血糖在正常的范围内，以降低孕妇和胎儿并发症的发生率。

（二）产前检查内容

在孕中期每个月进行一次产前检查，医生会向孕妇了解阴道出血、饮食、运动等情况，孕 20 周后会了解胎动情况。测量血压、体重，评估孕妇孕中期体质量增加是否合理；测量子宫底高度，判断胎儿增长情况。测量胎心率了解胎儿宫内情况。在孕 14 周后，对高危孕妇进行无创产前基因检测（NIPT），筛查 3 种常见胎儿染色体非整倍体异常，即 21 三体综合征、18 三体综合征、13 三体综合征。胎儿染色体非整倍体异常的孕中期母体血清学筛查在孕 15~20 周，最佳检测孕周为 16~18 周。通过羊膜腔穿刺检查胎儿染色体核型在孕 16~22 周。孕 20~24 周，进行胎儿系统超声筛查，筛查胎儿的严重畸形。孕 24~28 周，进行 GDM 筛查，进行 75g OGTT 试验。

孕中期产前检查内容如表 2-1-1。

表 2-1-1 孕中期产前检查内容

	常规检查及保健	备查项目	健康教育
14~19⁺⁶ 周	1. 分析首次产前检查的结果 2. 血压、体重、宫底高度、腹围、胎心率 3. 孕中期非整倍体血清学筛查（15~20⁺⁰ 周）	羊膜腔穿刺检查胎儿染色体	1. 孕中期胎儿非整倍体筛查的意义 2. 血红蛋白 <105g/L，补充元素铁 60~100mg/d 3. 开始补充钙剂，600mg/d
20~23⁺⁶ 周	1. 血压、体重、宫底高度、腹围、胎心率 2. 胎儿系统B型超声（18~24周） 3. 血常规、尿常规	宫颈评估（B型超声测量宫颈长度，早产高危者）	1. 早产的认识和预防 2. 营养和生活方式的指导 3. 胎儿系统 B 型超声筛查的意义
24~27⁺⁶ 周	1. 血压、体重、宫底高度、腹围、胎心率 2. 75gOGTT 3. 血常规、尿常规	1. 抗 D 滴度复查（Rh 阴性者） 2. 宫颈阴道分泌物 fFN 检测（早产高危者）	1. 早产的认识和预防 2. 营养和生活方式指导 3. 妊娠期糖尿病筛查的意义

注：1. 抗 D 滴度检查：ABO 血型系统中，孕妇多为 O 型，父亲及胎儿则为 A、B 或 AB 型。胎儿的 A、B 抗原即为致敏源。Rh 血型中有 6 个抗原，分别为 C、c、D、d、E、e，其中以 D 抗原性较强，致溶血率最高，故临床上以抗 D 血清来检验。当母亲或新生儿红细胞与已知的抗 D 血清发生凝集，即为 Rh 阳性，反之则为阴性。

2. 宫颈阴道分泌物 fFN 检测：fFN 是胎膜分泌的细胞外基质蛋白。当宫颈及阴道分泌物内 fFN 含量 >0.05mg/L 时，胎膜抗张能力下降，易发生胎膜早破

加　油　站

孕妇如何进行葡萄糖耐量试验检查准备?

孕妇在进行葡萄糖耐量试验(oral glucose tolerance test,OGTT)检查前3天应正常进食,米、面类主食可少于150g。如果孕妇故意减少主食量,会使化验结果不准确,导致诊断错误。另外还要进行正常的体力活动,避免剧烈运动,保持情绪稳定。如检查前剧烈运动,可使交感神经兴奋,导致血糖升高。在OGTT检查当天要空腹,孕妇必须空腹8~14小时,才能真正反映空腹血糖水平。例如,孕妇预约早晨8点钟做葡萄糖耐量试验,应在前一天晚22点后禁食,可以饮水,但不可喝茶或咖啡。第一次空腹时的血液抽样被用来检测血液中的含糖水平,称为基础测试。试验过程中不可进食、喝水,可稍作走动,但需要避免早锻炼。

孕妇不要因多次采血而引起情绪波动,应尽力配合医务人员采好每一次血样。如果在检查期间出现面色苍白、恶心、晕厥等症状时,要及时联系医务人员停止试验。

划　重　点

通过规律进行孕中期保健项目评估与筛查,做好营养运动管理及孕中期生活方式的调整,为胎儿进一步生长发育奠定基础。同时使孕妇以及照护者了解孕中期每次检查项目的内容、目的及意义,健康平顺度过孕中期这一重要时刻。本单元重点描述了孕中期健康指导及相关检查内容,对孕妇进行血压、体重的监测,监测胎心率,同时通过对宫底高度、腹围的监测,判断胎儿大小与孕周是否相符,对胎儿染色体异常进行筛查,应用超声检测胎儿发育情况。

试　试　手

1. 孕妇出现哪些症状时,要警惕先兆流产的发生?
2. 孕期进行妊娠期糖尿病筛查有什么意义?

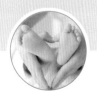

第二单元
孕中期常见症状护养

刘女士,28岁,孕1产0,孕24周。随着孕周增加,经常感到腰背疼痛,同时出现自解大便费力,2~3天解大便一次,大便偏干,刘女士是否可以使用开塞露通便,该如何缓解孕期出现的这些问题呢?

跟　我　学

一、孕中期常见症状

随着孕期进展,孕妇的生理和心理都会出现改变,胎儿和子宫的增大、膈肌上升,贲门抬高,孕妇受到反酸、烧心、消化不良的困扰;同时随着胎儿对营养物质需求的增加,孕妇体重也会增加。部分孕妇出现便秘、生理性贫血、小腿肌肉痉挛、腰背部不适等症状。通过了解孕中期相关不适症状出现的原因,以减轻孕妇生理上的不适与心理上的焦虑情绪;通过饮食、运动甚至膳食的补充来缓解不适症状,保证孕中期生理、心理健康,保证母婴安全。

二、孕中期常见症状护养

1. 胃区不适

(1)症状:孕妇常会出现反酸、烧心、上腹压迫感等症状。从怀孕14~28周子宫迅速增大,增大的子宫对胃挤压,酸性物质返回食管,引起咽喉部及食管胸段的不舒服烧灼感(因此称之为烧心)。当胎儿逐渐长大,由于孕激素作用,消化功能比正常情况下减缓了两倍,胃瓣膜松弛增加,食物易于从胃内返流到食管,烧心症状可能加重。

(2)照护方法:孕妇进食时要细嚼慢咽,以利于食物更有效地消化。帮助孕妇少量多餐,避免过多食用油炸食品加重烧心。选择苏打水、柑橘等食物,可有助于减轻烧心。饭后应避免立即卧床,当出现烧心时,坚持站立或从床上坐起来,不要躺下,以借助重力帮助消化系统运动。在孕期,服用含有镁、铝和钙的制酸剂是安全的。如果烧心感长期存在,建议及时就医。

2. 便秘

(1)症状:孕妇每周排便<3次,且出现排便费力与排便不尽感、粪便干燥、坚硬、颗粒小。便秘是孕中期最常见的不适症状,造成便秘的原因是肠蠕动及肠张力减弱,排空时间延长,水分被肠壁吸收,加之增大的子宫及胎先露部对肠道下段压迫,液体摄入及室外活动量减少,常会引起便秘。

(2)照护方法:建议排便习惯正常的孕妇可以每日清晨饮一杯开水,多吃易消化的、含有纤维素多的新鲜蔬菜和水果,并且每日进行适当的运动,养成按时排便的良好习惯。对于已经发生便秘的孕妇,要了解并且评估孕妇目前的饮食情况,指导孕妇少食多餐,多吃水果、蔬菜和富含纤维素的食物,并鼓励孕妇每天适当运动,促进胃肠功能蠕动。必要时应遵医嘱口服缓泻剂或外用开塞露、甘油栓等。

3. 痔疮

(1)症状:痔疮也称痔静脉曲张,可在怀孕期间首次出现,怀孕也可使已有的痔疮复发和恶化。主要由于增大的子宫或孕期便秘使痔静脉回流受阻,引起直肠静脉压升高。

(2)照护方法:建议在饮食方面多喝水、多吃富含纤维素的蔬菜、水果,如芹菜、油菜、西梅等,少吃辛辣食物。其次,冰敷、坐浴或磁疗可以减轻症状,居家照护时可以通过温水坐浴、服用缓泻剂可缓解痔疮引起的疼痛和肿胀感。用一个盛有热水的专用浅盆安全放置在坐便器上,臀部浸泡在热水中进行坐浴。

4. 腰背痛

(1)症状:怀孕期间关节韧带松弛,增大的子宫向前突使躯体重心后移腰椎向前突,使背肌处于持续紧张状态,随着乳腺组织重量增加和身体重心的移动,脊柱的生理弯曲增加,可能引起腰背痛。

(2)照护方法:孕妇在日常生活中要注意保持良好的姿势,避免过度劳累;盘腿坐姿也有助于预防背部用力。选择适宜的运动以增强背部肌肉强度,预防腰背酸痛,例如进行骨盆摆动运动体操可减少脊柱的曲度,有效缓解背痛。孕妇在卧床休息时可在腰背部垫枕头以缓解疼痛,局部热敷也能缓解酸痛。

5. 下肢及外阴静脉曲张

(1)症状:静脉曲张和水肿一般发生在下肢,静脉曲张也可发生在外阴部。原因是怀孕时子宫压迫盆腔静脉,影响下肢的静脉回流所致,孕晚期腹内压增加可使症状加重。

(2)照护方法:已出现症状的孕妇需要多卧床休息。居家照护时要协助孕妇坐位时尽可能将腿垫高,避免长时间站立及穿环形紧口袜子。可以选择下肢伸展运动锻炼,以减轻静脉曲张。如静脉曲张明显或加重,建议及时就医,遵医嘱正确穿着医用弹力袜。

6. 水肿

(1)症状:孕期水肿是由于增大的子宫压迫下腔静脉,下肢回流受阻,血管内的液体成分渗出血管,积聚在组织间隙中造成的。一般多发生在脚踝或膝盖以下,通常早晨起床时不明显,但经过白天久站,晚上睡觉前水肿症状会较明显。

(2)照护方法:对于下肢出现明显的凹陷性水肿的孕妇,建议睡眠取左侧卧位,下肢垫高 15° 能使下肢血液回流改善,水肿减轻。经休息后仍不消退者,应及时就医,警惕高血压、肾脏疾病等的发生。应适当控制每日食盐的摄入量,但不必限制饮水量。

7. 贫血

(1)症状:孕期贫血是由于怀孕后孕妇血容量增加,其中血浆的增加比红细胞增加相对多一些,因此血液被稀释,产生生理性贫血。如果是轻度贫血,孕妇一般没有特殊症状,可能会在站起时突然感到头晕,严重贫血时会出现面色苍白、心悸、疲乏无力、食欲减退等症状。

(2)照护方法:可以通过调整饮食补铁补血,多吃一些含铁丰富的食物,如动物内脏、鸭血、猪血、鸡血、红枣、木耳、瘦肉、鸡蛋等,用铁锅炒菜,必要时在医生指导下服用补铁剂。孕中、晚期由于孕妇对铁的需求量增多,单靠饮食补充明显不足,因此在孕 4~5 个月开始补充铁剂,如硫酸亚铁 0.3g,每日口服 1 次,预防贫血。在补充铁剂时可以吃一些富含维生素 C 的食物,如橙汁、草莓、番茄等,有助于铁的吸收。

8. 外阴阴道假丝酵母菌病

(1)症状:由于孕期阴道环境的改变,30% 孕妇的阴道分泌物中可培养出假丝酵母菌,孕妇可有阴道分泌物增多、外阴瘙痒伴疼痛和红肿表现。

(2)照护方法:孕妇应选择纯棉宽松内衣裤,保持个人卫生。症状严重者遵医嘱使用克霉唑栓剂放置于阴道内。

加 油 站

孕妇补充铁剂的注意事项

孕期补铁应严格遵照医嘱进行,切勿自作主张加大服药剂量,以免铁中毒。铁剂对胃肠刺激较大，不要空腹服用，应饭后服用，服用后立即漱口。牛奶及其他碱性物质会影响铁的吸收，应避免同时服用，或尽量少食用。另外铁剂不要与抗酸药物同服，否则抗酸药会影响铁质吸收。服用铁剂时可以适当补充维生素 C 或含维生素 C 丰富的水果，如樱桃、柑橘以促进铁的吸收。

划　重　点

　　孕中期，是指怀孕 13~28 周，是胎儿生长的重要阶段，增大的子宫及胎儿会造成孕妇诸多不适，如便秘、胀气、胃部不适、下肢水肿、小腿痉挛、贫血等，因此，孕妇对孕中期不适症状发生的原因进行了解十分必要，可以避免孕妇及家人的焦虑和心理担忧。同时，学习通过饮食、运动、生活方式的调节缓解孕期不适也是孕妇需要掌握的技能。本单元重点描述了孕中期常见不适症状出现的原因，如何通过营养指导、运动指导及生活方式甚至坐姿、运动、走路、睡眠姿势的调整缓解孕期不适，帮助孕妇顺利度过孕中期这一重要的时期。

试　试　手

　　1. 孕妇出现便秘时，是否可以使用开塞露呢？

　　2. 孕妇出现下肢水肿应如何照护？

　　3. 孕妇补充铁剂时要注意什么？

第三单元
居家自我监测

小 案 例

王女士,30岁,孕2产0,孕26周,第一次怀孕时在24周发生了流产。此次怀孕王女士该如何进行自我监测呢?

跟 我 学

一、孕中期自我监测的重要性

孕中期,由于胎儿的生长发育,母体的负担逐渐加重,容易导致孕期各种并发症的发生,因此,我们在照护孕妇时需要注意有无并发症的发生。孕妇孕期的自我监护是早期发现孕期并发症及监测胎儿发育是否异常的重要手段之一。孕中、晚期的自我监护主要包括胎儿和母体两方面。通过正确监测孕妇体重、宫高腹围变化和胎动计数,以了解胎儿在宫内生长发育情况。

二、安全提示

1. 定期产前检查,及时与医生进行有效沟通,及时发现妊娠期并发症,妊娠期高血压的风险于妊娠20周后增加;妊娠期糖尿病的风险于妊娠24周后增加。

2. 孕妇应注意活动与休息,控制体重,并采取相适应的姿势。

3. 孕16周后,药物对胎儿的影响主要表现为功能异常或出生后生存适应不良。因此,为保证孕妇及胎儿的安全,孕妇患病时决不能擅自用药,应在医生指导下正确使用。

4. 当出现不适或胎动异常,应及时到医院就诊。

三、自我监测的方法与注意事项

(一) 孕期体重的监测

1. 监测体重的重要性　孕妇体重的增长状况可直接反映其饮食结构的合理性。孕妇体重增长过多,会增加孕期的高危风险因素,如增加孕妇发生妊娠期糖尿病、妊娠期高血压疾病、先兆流产、剖宫产、产后母乳过早终止、产后持续肥胖等风险;增加宝宝发生巨大儿、新生儿低血糖、高胆红素血症、红细胞增多症、儿童肥胖等风险。孕妇体重增长过少,会使胎儿出现胰岛素抵抗的风险增加,发生糖代谢异常的风险增加。同时孕妇发生胎膜早破及胎盘早剥的比例也会增加。因此,孕妇在确认怀孕时,要有意识地关注体重,了解自己体重每周增长和孕期总增长的状况。

增重的情况要依据孕前的体重和身高来进行估算。对于孕前体重正常的孕妇,应根据BMI决定体重增长。单胎妊娠的孕妇,建议孕早期增重0.5~2kg,中、晚期每周增重0.36~0.45kg,整个孕期增重11.4~15.9kg最为合适,如表2-3-1。

表 2-3-1　单胎妊娠孕期体重合理增长标准

怀孕周数	根据孕前 BMI 推荐体重增长幅度			
	<18.5 偏瘦	18.5~24.9 正常	25~29.9 超重	≥ 30 肥胖
孕早期(12 周前后)	0.5~2kg	0.5~2kg	0.5~2kg	0.5~2kg
中、晚孕期(12 周后)	0.45~0.59kg/周	0.36~0.45kg/周	0.2~0.32kg/周	0.1~0.27kg/周
建议增长总值	12.7~18.2kg	11.4~15.9kg	6.8~11.4kg	5.1~9.1kg

注:BMI 的计算方法为体重(kg)除以身高(m)的平方

2. 体重的监测方法　固定一台体重秤,测量体重前孕妇排空大、小便后穿单衣测量体重。

3. 监测体重的注意事项

(1)固定体重秤,测量体重前校准体重秤。

(2)定时间段,清晨,排空膀胱。

(3)定着装,单衣、光脚。

(二) 监测宫高和腹围

1. 监测宫高和腹围的重要性　监测子宫底高度和腹围可以评估孕妇的孕周、胎儿大小及羊水量。子宫底高度根据孕妇的脐耻间距离、胎儿发育情况、羊水量、单胎、多胎等会有差异。在不同的孕周,宫底和腹围的增长速度不同,同时受孕妇营养、胎儿发育及羊水量的影响。正常情况下,子宫底高度在孕22~24周时增长速度较快,孕36~40周时增长速度减慢,孕满36周时最高,到孕足月时略有下降。不同孕周的子宫底高度及子宫长度,如表2-3-2。

表2-3-2　不同孕周的子宫底高度及子宫长度

孕周	手测子宫底高度	尺测子宫长度(cm)
12周末	耻骨联合上2~3横指	
16周末	脐耻之间	
20周末	脐下1横指	18(15.3~21.4)
24周末	脐上1横指	24(22.0~25.1)
28周末	脐上3横指	26(22.4~29.0)
32周末	脐与剑突之间	29(25.3~32.0)
36周末	剑突下2横指	32(29.8~34.5)
40周末	脐与剑突之间或略高	33(30.0~35.3)

2. 宫高腹围的监测方法

(1)监测宫高腹围前准备:测量前孕妇应排空膀胱,照护者准备皮尺。

(2)孕妇平躺在床上,头部稍抬高,露出腹部,双腿略屈曲分开,放松腹肌。

(3)照护者站在孕妇右侧。

(4)摸清宫底高度,用皮尺一端放在耻骨联合上缘,另一端贴腹壁沿子宫弧度到子宫底最高点,读出厘米数为所测得的宫高数,以厘米(cm)为单位记录,如图2-3-1。

(5)用皮尺绕腹部经脐一周,读出厘米数为所测得的腹围数,以厘米(cm)为单位记录,如图2-3-2。

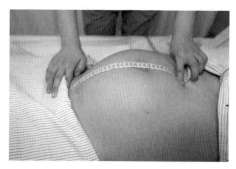

图2-3-1　测量宫底高度

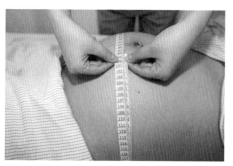

图2-3-2　测量腹围

3. 宫高腹围监测的注意事项

(1)注意腹形及大小,腹部是否出现妊娠纹和水肿。

(2)注意腹壁肌肉的紧张度,有无腹直肌分离。

(三)胎动计数的监测

1. 监测胎动的重要性 胎动是胎儿不规律的肢体活动,腹壁较薄的孕妇可在腹部看到胎儿的滑动,有时能感到胎儿肢体撞击腹部。正常情况下,孕 20 周左右孕妇便可感觉到有胎动,20 周后胎动次数逐渐增多,到 28~32 周时达高峰,32 周后又逐渐减少,过期妊娠(孕 42 周后)胎动次数减少更为明显。

胎动变化规律,具有"生物钟"的现象,在一天之内胎动次数有变化,上午 8~12 时胎动均匀,以后逐渐减少,下午 2~3 时减至最少,晚上 8~11 时又增加至最多。胎动计数每小时 3~5 次,12 小时一般为 30 次。如果胎动次数每小时少于 3 次或 12 小时少于 10 次,提示胎儿宫内缺氧。胎动受孕妇的敏感性、肥胖、羊水多少、是否分娩过等影响。

胎动次数的多少、快慢、强弱等,表示胎儿的安危。胎动计数是最简单、直接、真实、准确的自我监护办法。孕妇每天进行胎动自我监测,可通过胎动变化,了解胎儿在宫内情况。胎动正常表示胎盘功能良好,输送给胎儿的氧气充足,胎儿发育正常。胎动异常是因为病理情况和功能障碍,如脐带绕颈较紧、胎盘功能障碍或孕妇不正常用药及外界的不良刺激等,导致胎儿在子宫内缺氧。当胎儿的生命受到威胁时,胎儿便出现异常的胎动,不仅表现在次数上,还体现在性质上,如强烈的、持续不停地胎动。甚至是胎动次数明显减少或消失,这是胎儿宫内死亡的提前预警,这时需要立即到医院诊治,以免发生意外。

2. 胎动计数的方法

(1)监测胎动前准备:孕妇应取舒适卧位或坐位,精神集中,周围环境安静。同时可用一些小巧物品(如硬币或纽扣等)做标记或以"正"记录于纸上,以免遗漏。可使用手机、钟表、计时器等进行计时。

(2)监测胎动时,暴露腹部皮肤,把手放于腹部,感觉胎动,同时记录开始时间。胎动部位不同,孕妇的感觉也略有不同,分为以下几种。①全身性运动:整个躯干的运动,如翻身。这种运动力量比较强,而且每一下动作持续的时间比较长,一般为 3~30 秒。②肢体运动:伸伸胳膊、扭一下身子等等,每一下动作持续时间一般为 1~15 秒。③下肢运动:也就是我们常感觉到的胎儿的踢腿运动。这种动作很快,力量比较弱,每一下胎动持续时间一般在 1 秒以内。④胸壁运动:比较短而弱,一般孕妇不太容易感觉得到。

(3)计数方法:孕妇在每天早、中、晚相对固定时间内各测 1 小时胎动,将 3 次胎动数相加乘以 4 即得出 12 小时的胎动计数。

3. 胎动计数的注意事项

(1)胎儿会有连续性的翻滚性运动,可达 3 秒以上,为一次胎动,若胎儿长时间持续胎动,须警惕。

(2)胎动的强弱和次数,个体差异很大,有的 12 小时多达 100 次以上,孕妇自数一段时间后会得到一个常数,以后便可以此为标准,进行自我监测胎儿的安危。

加　油　站

胎　教

胎教是指对胎儿进行教育,它是以调节孕期母体的内外环境,促进胚胎发育,以改善胎儿素质为目的的一种科学方法。胎教是为了保障孕妇和胎儿健康而逐步形成的一门学问,目的是针对孕期的摄养,给予一定的指导和护理,可称之为妊娠调理或胎前摄养,并运用现代科学知识,控制孕期母体的内外环境对胚胎和胎儿的影响,使胎儿身心得到健康发育。胎教音乐能使孕妇产生平静、放松的情绪反应,伴随着情绪活动可发生一系列的生理变化。通过植物性神经的调节使副交感神经占优势,内分泌功能发生变化。这些生理变化都能保护母亲和胎儿更好地吸收营养和积蓄能量,为胎儿提供充足的营养。孕妇在孕期经常倾听胎教音乐,可改善血液供氧能力,增加对胎儿的氧供,对保护胎儿健康生长有积极的作用,可有效防止胎儿宫内发育迟缓、胎儿宫内窘迫的发生。音乐胎教只要达到胎儿的听阈,就有完整的神经反射途径,引起其运动器官、自主神经系统和内分泌的改变。文献显示,胎教音乐无论是对孕妇的健康,还是对胎儿生理和智力上的发育都是有益的,应该提倡孕妇在早、中、晚孕期接受音乐胎教。

轻音乐有利于胎儿的智力发育,准妈妈平时可以在一个放松的状态下多听听轻音乐。美好的音乐不仅能够让人放松,还能够让胎儿提前感受到世界的美好。我们在选择适合胎教音乐的时候,需要注意:①节奏不宜太快。胎儿需要放松,不喜欢听节奏感太快的音乐,准妈妈也需要放松。选择节奏太快的音乐,会让胎儿处于一个快节奏的环境中,会让胎儿觉得很不舒服。②音域不要太高。当一段轻音乐的音域太宽,对于胎儿的刺激就会比较大。容易影响胎儿的脑部神经发育。③音量要控制。在为胎儿选择音乐的时候,要学会控制好音量,音量太大,容易刺激胎儿。④尽量选择曲调比较温和的音乐,听起来能够让人觉得心情愉快和明朗,这样胎儿也会获得更好的感受。

在众多的胎教音乐中,受到很多准妈妈欢迎的音乐有罗伯特舒曼的《梦幻曲》《摇篮曲》《彼得与狼》《自新大陆》,贝多芬的《田园》等。

划　重　点

通过定期完成孕中期自我监测,孕妇可及时早发现妊娠期并发症及监测胎儿发育是否异常。同时通过胎教,可有效减少孕中期焦虑情绪的发生。本单元重点描述了孕中期孕妇自我监护内容,指导孕妇正确监测体重、宫高腹围变化和胎动计数,以了解胎儿在宫内生长发育情况。

试　试　手

1. 王女士,在孕 16 周产检时发现体重增长了 10kg,医生建议她要控制体重增长,并做好自我监测,体重增长过多会给王女士带来哪些风险?

2. 王女士,目前怀孕 30 周,应该如何对胎儿宫内情况进行自我监测呢?

第三章

孕晚期居家护养

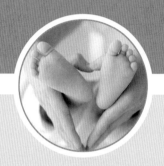

  孕 28~40 周称孕晚期。这一阶段孕妇身体各系统发生的变化最大，胎儿生长发育加快，孕妇要加强自我监护，做好体重控制，进行分娩前的心理准备。本章将通过学习孕晚期产前检查的内容与注意事项、常见的并发症居家照护及体重控制等进行指导。通过小案例，对知识目标、技能目标、人文目标、学习策略目标描述，掌握孕晚期保健内容、注意事项及本阶段常见并发症的居家照护，通过营养与运动指导进行体重控制等，提高孕妇居家自我管理的能力，使孕妇平安度过孕晚期。

第一单元
孕晚期保健内容

小　案　例

王女士,30 岁,孕 2 产 1,孕 34 周,随着孕周的增加,孕期检查的间隔时间与次数也发生了变化,在孕晚期保健方面有哪些相关注意事项呢?

跟　我　学

一、孕晚期保健

孕晚期是胎儿发育最快、体重明显增加的阶段。孕妇在做好自我监护的同时,还要注意监测胎动了解胎儿宫内情况,并做好准备选择合适的分娩方式。孕晚期保健进行检查的次数增加,28 周后每两周进行一次产前检查,36 周后每周进行一次产前检查,直到分娩发动。检查的重点内容包括:通过产科超声评估胎儿、胎位、胎盘、羊水等情况;电子胎心监护评估胎儿宫内情况;通过骨盆测量进行阴道分娩评估。根据胎儿的大小、胎位、骨盆情况、孕期并发症等判断孕妇是否能够自然分娩,孕妇可根据医生评估结果与建议,提前做好自然分娩或剖宫产的计划和准备。

二、安全提示

1. 按时进行孕晚期保健,孕 28~36 周每两周一次,36 周后每周一次。高危孕妇应遵医嘱增加孕期检查次数。

2. 如孕妇出现血压 ≥ 140/90mmHg、严重头痛、水肿、视力模糊;严重而持续的下腹痛;阴道流血、流水;胎动减少、消失或异常频繁等异常情况,应随时去医疗保健机构检查。

三、孕晚期保健内容

(一) 健康指导

进入孕晚期,可以指导孕妇开始学习分娩方式、母乳喂养、新生儿护理等相关知识,为分娩及产后新生儿的喂养与护理做准备。

1. 孕 29~32 周

(1)了解分娩方式:自然分娩是生理过程,而剖宫产则是为不适合自然分娩或是解决难产问题而出现的一项医疗措施。孕妇了解与分娩方式相关的知识,可以在医生的建议下提前做好分娩的准备。

(2)学习自我监测胎动:对于健康正常的孕妇28~30周以后开始数胎动,如果每天的胎动很明显和频繁,不需要每天数胎动,但是如果在孕晚期感觉到胎动减少,就需要每天认真监测胎动。监测胎动时,选择平卧位,保持周围环境安静,认真记录胎动。

(3)学习母乳喂养知识与技能:母乳喂养并不是一件先天就能够做得很好的技能,需要科学的学习以及正确的实践指导,孕妇提前掌握母乳喂养相关的知识与技能,在出现问题时,才不会手忙脚乱,丧失喂养信心。

(4)学习新生儿护理知识与技能:了解新生儿出生后的护理知识与技能,可以促使孕妇在分娩后快速转变母亲角色,主动参与新生儿的护理,建立亲密的母婴关系。

2. 孕 33~36 周

(1)学习分娩前生活方式:学习在临近预产期的运动、饮食、休息、情绪控制等知识与方法,为分娩做好准备。

(2)学习分娩相关知识:帮助孕妇对先兆临产和临产进行判断。先兆临产指在分娩发动前,往往出现一些预示即将临产的情况,主要包括:不规律宫缩、胎儿下降感和见红。临产是产妇进入产程开始分娩的状态,重要标志是规律而逐渐增强的宫缩、进行性的宫颈管消失、宫口扩张和胎先露下降。

(3)新生儿疾病筛查知识:新生儿出生后筛查先天性代谢病及内分泌病,包括先天性甲状腺功能低下(congenital hypothyroidism,CH)及苯丙酮尿症(phenylketonuria,PKU)。

(4)产后抑郁症的预防:了解引发产后抑郁症的相关因素,帮助孕妇改善产前焦虑情绪,关注孕妇的心理状态,预防产后抑郁的发生。

3. 孕 37~41 周

(1)学习分娩相关知识:临产的表现为有规律的子宫收缩,每隔5~6分钟出现一次宫缩伴下腹部疼痛,每次持续30秒以上;同时伴胎儿的下降及子宫颈口的扩张。根据医生的建议选择相应的分娩方式,对于自然分娩的孕妇了解分娩镇痛的方法,可应对产程中的宫缩疼痛。

(2)了解新生儿免疫接种知识:新生儿由于身体各个器官尚未发育成熟,对外界的抵抗力较弱,没有抵抗细菌和病毒的能力,很容易受到各种感染。因此从新生儿出生后的24小时之内就要开始接种乙肝疫苗、卡介苗等疫苗,了解新生儿免疫接种后的居家观察护理注意事项。

(3)了解产褥期护理知识:产褥期母体各系统变化很大,掌握产褥期科学护理知识,可以使产妇身体尽快恢复。家庭护理对产妇自我调适、身体恢复、母乳喂养、婴儿的发育至关重要。

(4)掌握胎儿宫内情况的自我监护技能:正确掌握自数胎动的方法,监测胎儿宫内情况。

(二)产前检查内容

怀孕28周后,正常孕妇每两周进行一次产前检查,孕36周后每周做一次产前检查。有高危因素的孕妇根据医生建议的产前检查时间完成。每次产前检查时医生都会向孕妇了解其胎动、阴道出血、宫缩、饮食、运动等一般身体情况。测量血压、体质指数,评估孕妇孕晚期体重增加是否合理;测量子宫底高度,判断胎儿增长情况。进行胎心率测定及胎位检查以及超声检查,了解胎儿生长发育情况、羊水量、胎位、胎盘位置等。如果为高危孕妇在孕33~36周开始进行电子胎心监护无应激试验(non-stress test,NST)检查,孕37周后每周监测NST检查1次至分娩,如表3-1-1。

(三)孕晚期保健注意事项

1. 孕晚期孕妇及胎儿可能会出现一些异常情况,所以孕妇要按时完成产前检查,同时要注意每一项检查结果,并遵照医生建议做好相关的居家观察备注。

表3-1-1　孕晚期产前检查流程

孕周	常规检查及保健	产检内容	健康教育
第5次检查 (28~31⁺⁶周)	1. 血压、体重、宫底高度、腹围、胎心率、胎位 2. 产科B型超声检查 3. 血常规、尿常规	B型超声测量宫颈长度或宫颈阴道分泌物fFN检测	1. 分娩方式指导 2. 开始注意胎动 3. 母乳喂养指导 4. 新生儿护理指导
第6次检查 (32~36⁺⁶周)	1. 血压、体重、宫底高度、胎心率、胎位 2. 血常规、尿常规	1. GBS筛查(35~37周) 2. 肝功能、血清胆汁酸检测(32~34周,怀疑妊娠期肝内胆汁淤积症孕妇) 3. NST检查(34周开始) 4. 心电图复查(高危者)	1. 分娩前生活方式指导 2. 分娩相关知识 3. 新生儿疾病筛查 4. 抑郁症的预防

续表

孕周	常规检查及保健	产检内容	健康教育
第 7~11 次检查 (37~41⁺⁶ 周)	1. 血压、体重、宫底高度、腹围、胎心率、胎位、宫颈检查（Bishop 评分） 2. 血常规、尿常规 3. NST 检查（每周 1 次）	1. 产科 B 型超声检查 2. 评估分娩方式	1. 新生儿免疫接种 2. 产褥期指导 3. 胎儿宫内情况的监护 4. 超过 41 周，住院并引产

注释：B 族链球菌（group B streptococcus GBS）学名无乳链球菌，是一种兼性厌氧菌阳性球菌。正常定植于人下生殖道及胃肠道，直肠为主要部位，可通过会阴上行至阴道，属于条件致病菌，所以健康人群感染 GBS 并不致病。分娩时孕妇生殖道或胃肠道 GBS 定植状态是新生儿感染的主要危险因素，且与新生儿 GBS 早发型感染密切相关

2. 孕晚期进行电子胎心监护时，为保证监测结果的质量，可以在做监护前 30 分钟吃一些食物，利于胎儿活动，并选取较舒适的姿势。

3. 孕妇及照护者要注意对产前检查时的一般情况进行收集，便于和医生沟通。

4. 根据孕周，把孕妇身体情况及居家照护方面存在的问题收集总结好，使医生了解除孕妇身体不适外的情绪或营养问题，并给予针对性指导。

加 油 站

胎儿电子胎心监护

胎儿电子胎心监护检查是利用超声波的原理对胎儿在宫内的情况进行监测，通过信号描记胎心变化所形成的监护图形的胎心基线曲线，以了解胎动时、宫缩时胎心的反应，可判断宫内胎儿有无缺氧。胎心基线在一定范围内变化，表示胎心中枢自主神经调节和心脏传导功能的建立。正常从孕 34 周开始做第一次胎心监护，如有妊娠并发症，从孕 30~32 周开始做。正常胎心率为 110~160 次 / 分，如果胎心率为 160 次 / 分以上或持续 110 次 / 分以下，表明胎心率异常，要进行针对性检查及处理。电子胎心监护无应激试验（NST）监测时，孕妇取坐位或侧卧位，一般为 20 分钟。由于胎儿存在睡眠周期，NST 可能需要监护 40 分钟或更长时间。其监测结果可以反映在胎儿不存在酸中毒或神经系统发育不完善的情况下，胎动时会出现胎心率的短暂上升，预示着正常的自主神经功能。

划 重 点

通过定期完成孕晚期保健,从生理、心理上为分娩做好准备,使孕妇及照护者了解到每次检查的项目及内容,可从容面对产前检查,减少孕晚期焦虑情绪的发生。本单元重点描述了孕晚期健康指导及相关检查内容,对孕妇进行身体检查,包括血压、体重,评估孕妇体重增长是否合理;测量宫高和腹围,评估胎儿体质量增长是否合理;胎心率测定,评估胎儿宫内情况;B 型超声检查,评估胎儿生长发育情况、羊水量、胎位、胎盘位置等发现孕妇及胎儿的异常情况。

试 试 手

1. 王女士,已怀孕 28 周,孕期顺利,胎儿正常,在产检时,医生告诉王女士,28 周后要两周做一次产科检查,王女士认为目前自己及胎儿一切正常,没有必要两周查一次,她这样想对吗?

2. 孕晚期通过 B 型超声检查,可以了解胎儿哪些情况?

第二单元
孕晚期保胎孕妇居家护养

小 案 例

王女士,30 岁,孕 2 产 1,孕 33 周,孕期诊断完全性前置胎盘。孕 32 周因出现阴道少量出血,住院治疗一周后出院回家,卧床休息,继续怀孕。王女士居家保胎照护过程中有哪些注意事项呢?

跟 我 学

一、孕晚期引发孕妇卧床休息保胎的原因

前置胎盘是引发孕晚期卧床保胎的原因之一,其他情况还有先兆早产、胎膜早破、妊娠期高血压、双胎等。前置胎盘是妊娠晚期出血的主要原因之一,是因胎盘附着于子宫下段,甚至胎盘下缘达到或覆盖于子宫颈内口处,其位置低于胎儿先露部。发生的原因可能与子宫内膜病变、宫腔异常、胎盘面积过大或受精卵发育迟缓有关。当前置胎盘有出血情况时,需要孕妇绝对卧床休息。

在孕妇卧床保胎休息期间,要注意指导孕妇选择正确的卧位,注意个人卫生,保持会阴部清洁、干燥,勤换内衣裤,避免感染;进行饮食指导,多吃富含蛋白质和铁的食物,保证孕妇、胎儿生长发育的需要。

二、安全提示

1. 保胎期间注意安全,包括卧床期间的隐私保护、环境光线和温度的调节,坐位时床、椅的稳定性以及适宜的衣物。

2. 根据孕妇身体状况及医源性限制活动的情况,给予适当的生活帮助与活动指导。

3. 注意孕妇卧床期间的不适主诉,掌握孕晚期身体常见的问题及应对

方法。

三、保胎孕妇卧床护理

（一）卧位护理

1. 安全提示

（1）孕晚期保胎孕妇避免长时间平卧而出现的孕期仰卧位低血压综合征。

（2）根据孕妇的情况指导舒适、适宜的卧位。

2. 舒适要点

（1）孕中、晚期，应采用左侧卧位睡姿，可使用枕头来支撑腹部和背部。

（2）根据孕晚期的体重增长情况，选择适宜的床垫，较硬的床垫可以给孕妇身体良好的支撑，缓解肩部和臀部的压力。

3. 卧位准备

（1）协助孕妇缓慢地仰卧在床上，靠近床头，孕妇慢慢移动身体选择舒适的位置，双手支撑好，转向左侧位。

（2）协助孕妇下方的腿微微弯曲并稍向后移，上方的腿跨向其前方，尽量使腹部贴于床面，使用靠枕垫在孕妇的后背处给予支撑，另外再取一个枕头夹在双腿之间，增加孕妇的舒适感。

（3）协助孕妇短暂变换不同的卧位，保持卧床的舒适感。

（二）清洁护理

1. 面部清洁

（1）安全提示

1）擦洗眼部时，遵循由内眼角向外眼角的原则，注意两只眼睛不可用毛巾的同一位置擦洗，避免发生感染。

2）擦洗面部，原则上不用香皂擦洗，避免皂液残留于面部，破坏面部的酸碱平衡。

（2）舒适要点

1）使孕妇面部清洁、头发整洁，感觉舒适。

2）擦洗颈部时，要将下颌抬起仔细擦洗，并擦洗颈后。

3）清洗双手时，指尖及指端要洗干净。

（3）操作方法

1）准备好面部清洁用品，脸盆内盛水 1/2~2/3，水温调节为 43~45℃。

2）协助孕妇取合适体位。

3）松开衣领向内反折，将大毛巾围于颈部固定。

4）毛巾缠于手上呈手套状，湿度适宜。

5）用清水毛巾由内眼角向外眼角擦洗双侧上下眼睑。

6)擦洗顺序为:双侧额→面部→颌部→鼻→双耳→耳后→颌部。

7)清洗双手及腕部。

2. 床上洗头

(1)安全提示

1)用指腹部揉搓头皮和头发,力量适中,避免抓伤头皮。

2)水温适宜,调节水温达到孕妇感觉舒适的温度。

3)清洗后,及时擦干或吹干头发,防止孕妇受凉。

4)使用吹风机时注意吹风机的温度,防止烫伤。

(2)舒适要点

1)洗头时注意让孕妇躺卧,避免疲劳。

2)按摩头皮,刺激头部血液循环,使孕妇感觉舒适。

3)操作中,多与孕妇互动,增进感情。

(3)操作方法

1)准备好洗发用品,脸盆内盛水 1/2~2/3,水温调节为 43~45℃。

2)铺防水垫单及浴巾于床头,协助孕妇取合适体位。

3)协助头部枕于洗头盆内,散开头发。

4)充分湿润头发,使用洗发水,用指腹充分揉搓头皮和头发。

5)洗净后用清水充分冲洗。

6)洗发完毕,解下颈部大毛巾包住头发。

7)协助用浴巾充分擦干、吹风机吹干头发后梳理整齐。

3. 足部清洁

(1)安全提示

1)清洁和擦干时,要注意趾间干燥。

2)足部擦洗过程中要观察足部有无水肿及其他异常情况。

(2)舒适要点

1)去除足部污垢,保持足部清洁,增加孕妇舒适感,也可促进睡眠。

2)视孕妇身体情况和足部清洁程度决定泡脚的时间,随时添加热水,保持水温适宜。

(3)护理方法

1)准备好足部清洁用品,足盆内盛水 1/2~2/3,水温为 40~42℃。

2)防水垫单铺于床尾,放置足盆。

3)协助孕妇脱去袜子,将双脚泡在水中,并在膝下垫一软枕,增加舒适度。

4)依孕妇喜好和足部清洁程度酌情泡脚。

5)将毛巾缠在手上呈手套状,按照清水、肥皂、清水的顺序清洗踝部、双足、趾间。

6)洗净后毛巾擦干踝部、双足,撤去足盆。

7)充分擦干踝部、双足、趾间。

4. 会阴清洁

(1)安全提示

1)会阴冲擦洗按照自上而下,由内向外的原则,具体顺序为:阴阜→小阴唇→大阴唇→会阴体→肛门。

2)由前向后擦洗阴唇部位,由上向下擦洗尿道口部位。

(2)舒适要点

1)室温适宜,注意为孕妇保暖。

2)保护孕妇隐私,减少暴露。

3)会阴冲洗的水温要适宜,水温为 38~40℃。

(3)护理方法

1)准备会阴冲洗用品,容器内盛 38~40℃的温水。

2)协助孕妇取仰卧位,臀下铺护理垫。

3)协助孕妇脱右侧裤腿,双腿屈曲、外展,适度暴露会阴部,臀下放置便盆。

4)照护者站在孕妇右侧,戴薄膜手套,左手持冲洗器,右手持小毛巾,边冲洗边用毛巾擦洗,冲洗顺序为:阴阜→小阴唇→大阴唇→会阴体→肛门。

5)用毛巾擦干会阴部、撤去便盆及护理垫,脱去手套。

6)协助孕妇穿好衣服,取舒适卧位。

四、运动指导

1. 安全提示

(1)踝泵运动的适宜人群为绝对卧床休息的孕妇。

(2)根据孕妇的病情和耐受程度决定练习的时长和组数。

2. 舒适要点

(1)正确的踝泵运动可促进血液回流,预防血栓形成,增加卧床孕妇舒适感。

(2)运动范围及时间以不引起腓肠肌酸痛为宜。

3. 运动方法　协助孕妇做主动踝泵运动。踝关节主动屈伸锻炼:踝关节用力、缓慢、全范围的跖屈、背伸活动。不仅可以促进血液循环,消除肿胀,对防止出现下肢深静脉血栓有重要意义。同时可以增强肌力,避免肌肉萎缩。对于卧床保胎的孕妇,踝泵锻炼是一项非常重要的锻炼。

(1)主动屈伸踝关节动作,用力、最大限度、反复地屈伸踝关节。10~30次/组,每天至少 5~8 组,一组动作完成为一次,稍加休息后可再次重复。

1）协助孕妇平躺或半卧于床上。

2）大腿放松，缓慢但用力地在没有疼痛或者只有微微疼痛的限度之内，尽量大角度地勾脚尖（向上勾脚，让脚尖朝向自己）

3）再向下踩（让脚尖向下），在最大位置保持 10 秒左右，然后放松。

（2）以踝关节为中心，脚趾作 360° 绕环，尽力保持动作幅度最大绕环，可以使更多的肌肉得到运动。

（3）膝关节屈伸运动促进血液回流，每天练 5~8 次，每次 10 分钟。运动方法如图 3-2-1。

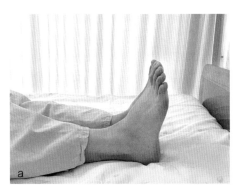 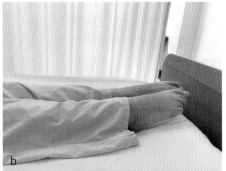
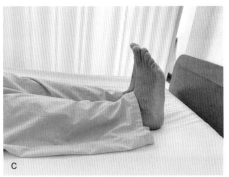

图 3-2-1 运动方法
a：第一步；b：第二步；c：第三步

五、孕晚期保胎孕妇照护注意事项

1. 照护者要协助卧床保胎孕妇经常变换体位、适当运动，促使下肢静脉回流，以改善血液循环，防止下肢深静脉血栓的形成。

2. 协助孕妇保持个人卫生，勤换内衣裤，每日房间通风，防止发生交叉感染。

3. 协助孕妇调整心态,排解不良情绪,鼓励家人多陪伴,并共同学习相关的分娩、育儿知识,减少产后抑郁状态的发生。

加 油 站

孕晚期心理调适

随着孕周的增加,孕妇身体日益笨重,增加活动日趋困难,身体功能也越来越失去控制感,许多怀孕后不适的症状日益明显,这些会使孕妇感到生活中的困难,所以会强烈渴望终止妊娠,以求能从怀孕的束缚中解脱。但由于对分娩的未知,会产生焦虑和恐慌。此阶段孕妇会觉得自己很脆弱且需要别人的注意和关心。所以孕妇会更多专注于自己的身体,注重穿着、体重、休息和一日三餐。这种专注可使孕妇更好地调节与适应,以迎接新生儿的到来。孕妇为迎接新生命,应做好充分的心理调适:①孕期孕妇为了确保自己和胎儿的健康,其注意力应集中在自己与胎儿的健康方面,为此孕妇会通过阅读有关书籍、咨询专家、定期产检等方式寻求母儿健康保健知识,并按照医生建议,补充维生素,摄取均衡饮食,保证足够的休息和睡眠,使整个孕期保持最佳的健康状态。②促使家庭重要成员接受新生儿,婴儿的出生会对整个家庭产生影响。最初是孕妇自己不接受胎儿,随着孕期的进展,孕妇逐渐接受了胎儿,并开始寻求家庭重要成员对胎儿的接受和认可。家人和照护者的支持,可使孕妇完成孕期心理发展任务和形成母亲角色的认同。③孕妇在孕期必须开始调整自己,发展自理与自制的能力,学会给予,延迟自己的需要以满足胎儿的需要,以适应胎儿的成长,并为产后承担照顾孩子的重任做好准备。④情绪上与胎儿连成一体,随着孕期的进展,孕妇和胎儿建立起亲密的感情,尤其是胎动出现以后,孕妇常借助抚摸、对着腹部讲话等行为表达她对胎儿的情感。比如幻想理想中孩子的模样,会使她与孩子更加亲近。这种情绪及行为的表现将为日后与新生儿建立良好情感奠定基础。

划 重 点

通过对卧床保胎孕妇进行卧位护理、清洁护理以及运动指导,使孕妇卧床保胎期间得到生活帮助与活动指导,使其情绪稳定。本单元重点描述了孕晚期卧床保胎孕妇卧位护理与清洁护理以及运动指导,在照护过程中注重护理过程的安全性与舒适性,满足生活需要。

试 试 手

1. 为什么孕晚期保胎孕妇要避免长时间平卧呢?
2. 卧床保胎的孕妇如何预防下肢静脉血栓的发生呢?

第三单元
孕晚期体重控制

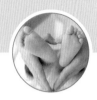

小 案 例

张女士,30岁,孕1产0,孕34周头位,妊娠期糖尿病,现无宫缩,孕妇主诉担心自己吃得不够,造成胎儿摄取营养不足,没有控制饮食,现入院治疗。那么,张女士应如何进行体重控制呢?

跟 我 学

一、孕晚期体重控制

孕晚期应在确保胎儿生长发育的基础上控制好体重增长.正确认知饮食营养与运动,合理进食,选择适当的运动,从而避免孕妇因营养过剩,使孕晚期体重增长过快而导致的胎儿生长过快过大,增加手术分娩的风险。适当的运动不仅可协助孕妇控制体重,还可使孕妇的肌肉、骨盆和关节等受到锻炼,能够增加腹肌的力量,防止因腹壁松弛造成的胎位异常及难产。运动可增强腹肌腰背肌、骨盆肌肉的力量和弹性,帮助孕妇在分娩时把握生产要领有助于分娩。

二、安全提示

1. 孕晚期要合理控制体重增长,避免过度限制营养的摄入,导致孕妇营养供给不足发生胎儿生长受限。

2. 孕妇应加强自我营养保健,避免孕晚期体重增长过多,导致孕前已经营养过剩、脂代谢异常的程度加重,使得新生儿出生体重较大,增加巨大儿的出生率。

3. 在医生的指导下选择适宜的运动形式,严格掌握运动禁忌证及终止运动的医学征象,确保安全。

三、体重控制的方法

(一)孕晚期营养指导

1. 营养控制　孕期由于特殊生理状态,摄入需求较高,但有很多孕妇及家属对营养摄取方面不够了解,认为多吃才会保证孕妇及胎儿的营养,在孕晚期胎儿处于快速的发育阶段,增加了巨大儿的发生率。此外胎儿过大还会引起产后出血、新生儿窒息、产伤等的不良结局,因此在孕晚期应注意在控制饮食的情况下保证足够营养的摄取。孕晚期的饮食和孕中期有所区别,能量需要量可增加 5 kcal/kg,即每日膳食总能量(kcal)= 标准体重(kg)× 能量需要量(35kcal/kg)。孕晚期对能量和三大能量营养素的增加需求,如 3-3-1。

表 3-3-1　孕晚期对能量和三大营养素的增加需求

孕期 (kcal/kg)	能量 (kcal/d)	蛋白质 (g/d)	脂肪 (占总能量 %)	碳水化合物 (占总能量 %)
孕晚期	增加 450	增加 30	25~30	55~65

2. 膳食选择

(1)孕晚期胎儿骨骼快速增长,需要从母体摄取大量钙,因此建议每日钙的摄入量在 1 000mg 左右(每 100ml 高钙奶中钙含量为 120mg 左右,需要每日饮用 840ml 以上的高钙奶才能达到需要量)。而对牛奶不耐受者,可以服用酸奶、羊奶、奶酪等奶制品。

(2)每日增加 75g 的鱼、禽、蛋和瘦肉类;深海鱼类含有较多的 n-3 多不饱和脂肪酸,其中二十二碳六烯酸(DHA)对胎儿脑和视网膜功能发育极为重要,建议每周食用 2~3 次。

(3)每日食用尽可能丰富的蔬菜,种类超过 5 种,选择高纤维素蔬菜。并注意适量饮水,有助于缓解便秘。

(4)多补充含铁、维生素 B_{12} 丰富的食物,每日补充铁 29mg,可预防贫血。可选择含铁较为丰富且收率较高的动物血、肝脏、红肉及黑色食物等。

(5)控制盐分摄入,保持水分合理摄入,预防妊娠期高血压疾病和严重水肿的发生。食盐摄入量每日不超过 6g,高血压患者每日少于 5g。

(二)孕晚期运动选择

孕妇进行适宜的运动,能刺激胎儿的大脑感觉器官、平衡器官以及呼吸系统等的协调发育。对胎儿的神系统发育有良好的影响。在孕晚期一直持续到分娩,督促指导孕妇坚持以散步、孕妇瑜伽或者爬楼梯为主要方式的适度运动,可以增加盆底肌肉张力,有助于自然分娩。通过散步和爬楼梯还可以帮助胎儿下降入盆。但在运动时还要根据自身的情况进行,避免过度劳累,如有不适,则立即停止运动,进行休息,休息后仍感不适应立即就医。

1. 运动前准备

(1)衣物准备:衣裤要舒适、透气性好、便于活动,鞋要轻便、软硬适中、具有防滑功能。

(2)身体准备:选择餐后 30~60 分钟,或在少量加餐后运动。先选择 3~5 分钟的低强度活动进行热身,再进入运动状态。

2. 运动的时间与强度:每天进行 20~30 分钟的中等强度锻炼,在运动过程中孕妇能感觉到心率加快、身体微微出汗,以孕妇能说话但不能唱歌作为最大运动强度的指征。如为妊娠期糖尿病孕妇无法坚持持续 30 分钟的运动,可选择每天运动 3 次,每次持续 10 分钟。

3. 运动中的注意事项

(1)有宫颈机能不全、胎盘位置异常、先兆早产及有心脏病等高危因素的孕妇,需要限制活动,孕妇应尽量减少运动,注意休息。

(2)不应剧烈运动,避免下蹲或上高的动作,自感劳累应该停止运动并进行休息。

(3)孕晚期外出及运动时尽量有人陪伴在身边,以防有突发事件发生。

(4)运动中出现阴道出血、胎膜早破等情况要及时就医。

(三)孕晚期体质量控制

在孕晚期胎儿发育已经比较成熟,本阶段胎儿和孕妇体重增长是很快的,在孕晚期合理安排孕期饮食,通过合理运动,适宜增重,可以降低孕期相关并发症及巨大儿的出生率,提升围产保健质量,促进优生优育。每周测量体重一次,并做好记录。建议晨起、空腹、排空大小便、穿着大致相同的轻薄衣物、使用同一个体重秤测量。根据孕前体质指数(BMI)不同监测孕晚期体重增长指标并控制在合理范围。孕晚期体质指数参考范围,如表 3-3-2。

表 3-3-2 孕晚期体质指数

孕前体质指数（BMI）	总体体重增长范围（kg）	孕晚期的体重增长率 平均（范围）（kg/周）
<18.5	12.5~18.0	0.51（0.44~0.58）
18.5~24.9	11.5~16.0	0.42（0.35~0.50）
25.0~29.9	7.0~11.5	0.28（0.23~0.33）
≥ 30.0	5.0~9.0	0.22（0.17~0.27）

加 油 站

巨 大 胎 儿

巨大胎儿是指出生时体重高于第 90 百分位体重的新生儿或胎儿，也被称为大于胎龄儿，胎儿的体重在任何孕周均超过 4 000g。近些年，由于营养过剩的孕妇逐渐增多，导致巨大胎儿的发生率也增长迅速，国内发生率大约为 7%，国外发生率为 15.1%，男婴多于女婴。发生巨大胎儿都会对母儿妊娠结局产生影响，母亲方面由于胎儿过大造成头盆不称发生率升高，会增加手术产的风险，新生儿出生后易发生新生儿低血糖。所以孕期要加强体重控制，减少巨大胎儿的发生。

划 重 点

孕晚期，是指孕 28 周至分娩结束，孕晚期是胎儿生长重要阶段，在孕晚期胎儿生长过快，各个器官都处于一个快速发育的增长阶段，因此孕晚期体重的控制以及营养的补充是非常重要的。在孕晚期一定要注意饮食的多样化，应注意在控制饮食的情况下保证足够营养的摄取，同时还要注意对孕妇进行运动指导，掌握适合的、正确的运动方法。本单元重点描述了孕晚期营养指导、孕晚期运动选择、孕晚期体质量控制，在对孕晚期孕妇的照护过程中使孕妇能认识到孕期合理控制体重的好处，提高孕期对运动安全性的认知，减少疾病的发生。

试 试 手

1. 孕妇王女士,怀孕 30 周,为妊娠期糖尿病,产检时医生建议要进行营养控制,王女士在膳食选择上应注意什么?

2. 孕妇王女士,怀孕 30 周,产检时医生建议要适当运动,王女士在运动时应注意什么?

第四章
分娩期陪伴与居家护养

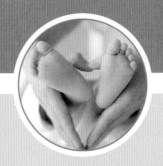

　　随着社会的进步,人们对自然分娩的认识也逐步提高,促进自然分娩不仅是医务工作者的责任,更需要得到社会与家庭的关注和重视。家庭照护者的情感支持、专业陪伴与生活照护不仅可以满足孕产妇舒适度方面的需求,更能提高产妇应对分娩的能力。因此在产程陪产照护过程中,孕产妇对照护者的相关专业知识及技能指导均有较高的需求。

第一单元
临产前居家护养

小 案 例

李女士,30岁,孕1产0,孕38周,随着预产期的临近,对于能否顺利分娩更加担心,不了解何时入院待产,那么,李女士需要做哪些临产前准备呢?

跟 我 学

一、先兆临产的表现

分娩正式发动前,会出现一些预示临产的症状,为先兆临产。在怀孕晚期,尤其足月临近预产期前后,产妇会感到下腹部有轻微的胀痛,强度不大,间隔时间不规律、持续时间不规则的子宫收缩,又称"假临产",这是正常的生理现象。随着胎儿的胎头下降,胎先露下降入骨盆,宫底随之下降,一些产妇会感到上腹部较之前舒适,进食也会增多、呼吸感觉轻快。此外,分娩发动前24~48小时(少数1周内)可出现咖啡色黏液或血性分泌物的"见红"症状,这些都属于先兆临产。

二、安全提示

1. 了解产妇焦虑情绪,对其进行分娩前心理疏导,避免出现产后不良情绪。
2. 分辨真假临产,掌握正确的临产征象,结合临产先兆及医生建议住院,出现异常情况时要及时就医。如产妇早破水,要选择卧位方式尽快入院。

三、临产前居家护养

(一) 分娩前物品准备
1. 根据医生建议的分娩方式,进行住院分娩物品准备,并分类放置。

2. 准备待产包,待产包是产妇为生产住院及坐月子而准备的各类物品的总称,包括孕产妇用品、新生儿用品、入院所需证件等。入院前把住院所需物品单独归类,一般孕 7 个月后开始准备,以免临产入院时慌乱。

(1)相关证件:夫妻双方身份证、产检病历及围产卡、准生证、医保卡、生育保险凭证等。

(2)产妇用物:个人洗漱用具(毛巾、漱口水等)、产妇卫生巾、成人护理垫、换洗的衣物(纯棉哺乳内衣、内裤、睡衣等)、餐具及吸管、可增加能量易消化的食物,如巧克力、功能型饮品等。

(3)新生儿用物:新生儿包被、衣服、帽子、纸尿裤、湿纸巾、婴儿护臀膏、婴儿专用润肤露、婴儿专用浴盆、水温计、婴儿专用指甲剪等。

(二)分娩前生理护养

1. 控制体重　很多人认为"产妇一人要吃两人的饭",预防早产要多吃少动,其实这些理念都是不科学的。体重增长过多或不足对准妈妈和胎儿发育都会有不良影响。整个孕期均应关注体重管理,适量适当运动,均衡营养,维生素补充,保证充足的休息和睡眠,将体重控制在合理区间。

2. 产前适当运动　无运动禁忌证的产妇可以做简单的家务、散步或孕期瑜伽等中等强度运动。在身体状良好且家人陪同的情况下,可以适量运动,如盘坐运动,即平坐于床上,两膝分开,两手轻放于两膝上轻轻压膝,配合深呼吸运动;骨盆与背部摇摆运动,即产妇平躺仰卧,双腿屈曲,两腿分开与肩同宽,用足部与肩部力量,将背部与臀部轻轻抬起同时并拢双膝,再分开双膝,将背部与臀部慢慢放下。适量运动可以增加身体柔韧性及肌肉力量,对自然分娩起到促进作用。

3. 注意休息保持体力　产前应注意劳逸结合,保持愉快的心态,保证分娩时能够精力充沛。这个时期,家人的关心和陪伴对产妇尤为重要。

4. 重视监测　孕妇及照护者可以居家远程胎心监测,进行胎动计数及体重监测等。重视产前检查,根据医生建议,结合自身情况选择住院时机。

(三)分娩前心理准备

孕妇及家庭成员的心理会随着孕期的进展有不同的变化。虽然怀孕是自然生理现象,但对妇女而言是一生中最重要的时期。孕晚期身体负担加重,行动不便,甚至出现睡眠障碍、腰背痛等症状。随着预产期临近,孕妇常因胎儿即将出生而感到愉快,也会因为对分娩的恐惧与未知而感到紧张与焦虑,担心分娩过程能否顺利、胎儿有无畸形等。生理和心理的变化,导致孕期情绪的起伏波动且易激动。

可以帮助孕妇选择适宜的方法来缓解紧张焦虑的心情。借助抚摸、对着腹部讲话等行为表达对胎儿的情感;通过孕妇学校及多种途径了解孕产知识,孕晚期参观模拟产房,了解分娩的过程以及可能出现的情况,书写分娩计划并进行分娩前的配合训练,听从医生的建议,保持分娩前的最佳健康状态。随着新生命的到来,准父母的心理需要重新适应和调整,家庭中角色重新定位和认同,孕期良好的心理适应有助于产后亲子关系的建立。了解孕期产妇及家庭成员的心理变化,有利于照护者为产妇提供更好的专业照护,共同迎接新生命的到来。

四、临产征兆的识别

(一) 先兆临产

1. 不规律宫缩　又称为假临产。随着孕周的进展,不规律子宫收缩的频率增多,并逐渐被产妇感知。其特点是:①宫缩频率不一致,持续时间短、间歇时间长且无规律;②宫缩强度未逐渐增强;③宫缩常在夜间出现而清晨消失;④不伴有宫颈缩短和宫口扩张等;⑤可被镇静药抑制。假临产是正常的生理现象,有助于宫颈的成熟,并为分娩发动做准备。但过频繁的假宫缩会影响孕妇休息,使孕妇在临产前疲惫不堪。通常在精神紧张的初产妇中比较多见。

2. 胎儿下降　由于胎先露下降,膈肌下降,孕妇感觉呼吸困难减轻,食欲增加,下降的先露部可压迫膀胱引起尿频。

3. 见红　在临近分娩时,部分孕妇可见阴道有少量的血性分泌物排出,称为见红。见红是分娩即将开始的可靠征象,是临近分娩时宫颈内口附近的胎膜与子宫壁分离,毛细血管破裂所致。如宫颈黏液排出则是宫颈开始扩张的信号。多数产妇在见红后24~48小时内发动宫缩。见红的出血量很少,如超过月经量应须急诊入院由专业人员进行病情判断。

(二) 临产

临产开始的标志是有规律且逐渐增强的子宫收缩,每次间歇5~6分钟,持续强度30秒,可伴有腰酸、腹痛、下腹坠胀感;伴随宫口扩张和胎头下降。

(三) 先兆临产照护注意事项

1. 孕妇出现规律宫缩、胎膜自破、见红、胎动异常等以上任何情况均应尽快入院。

2. 了解孕妇的身体状况、精神状态,有无过度疲劳等,照护者应在孕晚期陪伴过程中指导产妇适量运动、保持身心愉悦。

3. 照护者应了解产妇的心理状况,陪伴照护过程中时刻关注产妇的心理变化。主动沟通让产妇了解产科护理信息,与孕妇及家属交谈,观察产妇行为,了解其是否存在焦虑不安、恐惧等心理,多举正面案例,帮助产妇树立信心。

加 油 站

临近预产期须知

一般预产期是根据孕妇的末次月经计算,从末次月经的第一天算起,每位妇女的月经周期不太相同,因此预产期只是大概怀孕时间的预测。整个孕期约为 280 天,计 40 周。医学上认为,怀孕 37~42 周分娩为足月分娩。如果孕妇超过 42 周还未分娩为过期妊娠。随着孕周的增加,胎儿逐渐成熟,但如果超过预产期过长时间仍不能分娩,胎盘功能就会逐渐老化减弱,羊水量减少,胎儿颅骨过度钙化,胎儿不宜通过产道不易塑形,胎儿耐受分娩的能力变差,在分娩过程中容易出现缺氧症状,因此要及时将胎儿通过引产帮助的方式分娩出来,保障母婴安全。

医生通过检查孕妇骨盆情况、胎儿大小等给出分娩方式的建议。如果孕妇分娩方式是剖宫产,临近预产期时,医生会安排孕妇住院择期进行手术。如果有阴道分娩的条件,孕妇又愿意阴道分娩,可以等待自然临产。具备阴道分娩的孕妇要保持运动,做到劳逸结合,最好在孕末期参加孕妇学校分娩的相关课程,了解分娩的过程及注意事项。让自己建立分娩的信心,做好充分的思想准备。

划 重 点

分娩准备是在孕妇分娩前需要做好的各项准备工作,包括入院物品准备,孕妇生理及心理准备等。孕妇和照护者需要了解正确的产科相关知识,做好充分的身心准备,在孕期应提前做好功课,分娩前充分的准备是顺利分娩的必要条件。

试 试 手

1. 王女士,孕 38 周,当日下午发现内裤上出现少量的血性分泌物,家人要立即将王女士送到医院,王女士这种情况是否预示着即将分娩?

2. 先兆临产的表现有哪些?

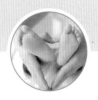

孕妇李女士,30 岁,孕 2 产 0,孕 39 周,临产进入产程,由产科病区转入分娩室待产,进入产程后由于李女士紧张,对宫缩痛难以忍受,因疼痛影响其进食,缺乏顺产的信心。照护者应该给予李女士提供哪些照护呢?

跟 我 学

一、产程分期

2018 年,世界卫生组织(WHO)发布了关于"产时管理改进分娩体验"的指南推荐。决定女性对分娩体验满意程度的因素,包括个人期望、支持鼓励的程度、医患关系的质量及决策制定中的产妇参与程度。安全的建设性的帮助措施,对产妇获得积极分娩体验至关重要。照顾者在整个产程中的专业照护对自然分娩起到积极促进作用。

分娩全过程称为总产程。从临产开始至胎儿胎盘完全娩出为止,临床上分为三个产程。第一产程又称宫颈扩张期,从临产开始至宫口开全。初产妇宫颈口扩张较慢,需要 11~12 小时,经产妇宫颈口扩张较快,需要 6~8 小时。第二产程又称胎儿娩出期,从宫口开全至胎儿娩出,初产妇 <3 小时,经产妇 <2 小时。第三产程又称胎盘娩出期,胎儿娩出后至胎盘胎膜娩出,需要 5~15 分钟,不应超过 30 分钟。产房里陌生的环境和人员、对分娩结局的未知、宫缩疼痛逐渐加强等因素均可造成产妇焦虑、紧张、恐惧。在整个分娩过程中产妇会反复询问产程进展及胎儿情况,或大声喊痛引起旁人注意。照护者在此时要与产妇多沟通,了解其心理状况、了解产妇睡眠、饮食情况有无改变,对疼痛的耐受,观察产妇面部表情,按摩疼痛的部位。记录宫缩时间、强度等,观察是否破水及阴道的出血情况。正常的破水多发生在宫口近开全时。发现破膜时第一时间通知医生,进行观察及相关的处理。重点观察其休息、饮食和大小便

等情况。指导产妇宫缩间歇休息、进食易消化、高能量的饮食保持体力。及时排空大小便，以免充盈的膀胱影响产程的进展。

宫口扩张是一个渐进的过程，产程持续时间的个体差异是很大的。在产程中医务人员会使用多普勒胎心听诊仪或胎心监护仪监测胎心，评估胎儿状况。一般2~4小时会检查宫口扩张情况判断产程进展。宫口尚未开全时产妇不可以用力，过早用力会造成宫颈水肿，体力消耗会影响产程进展。当宫口开全后，胎头下降到盆底，产妇会出现自发屏气、用力地感觉，正确指导产妇如何用力会加速产程进展。第一产程止痛的措施包括：自由体位分娩、拉玛泽生产呼吸法、使用分娩球、陪伴分娩、音乐冥想、按摩或热敷、药物镇痛（如硬膜外的麻醉镇痛）等。自然临产时，照护者应根据产妇实际情况、有无禁忌证等协助其自由体位分娩，给予导乐陪伴，并告知产妇会得到医务人员的帮助。"无痛分娩"是椎管内阻滞麻醉，可以减轻宫缩疼痛至可承受的范围，是由麻醉师完成的安全性比较高的操作技术。当宫口扩张 ≥ 2cm 时可以申请使用，是否适合使用需要麻醉师评估后决定。

二、安全提示

1. 了解产妇焦虑情绪，对其进行分娩心理疏导，避免出现产后不良情绪。
2. 重视产妇主诉，掌握临产后产程陪护技能，让产妇感受到爱和安全。

三、产程中陪护

临产后，产妇的胃肠功能减弱，宫缩也会引起不适，多数产妇不愿进食，有时还会出现恶心、呕吐等情况。临产过程中，长时间呼吸、运动和流汗，产妇体力消耗较大，为保证分娩的顺利进行，应鼓励产妇在宫缩间歇期，少量、多次进食高热量、易消化、清淡的饮食。应鼓励产妇在室内活动，采取站、蹲、走等多种方式，有利于产程进展。如产妇休息欠佳，短时间内不能分娩，可让其多休息。临产后要鼓励产妇每2~4小时排尿一次，以免膀胱充盈，影响宫缩及胎先露的下降。

很多妇女对分娩的记忆是痛苦的、负面的。产妇面对陌生环境、陌生医务人员缺乏安全感，因此从孕期应开始健康教育、分娩预演，改变产妇对分娩的负面认知，增强其自然分娩的信心。陪伴分娩和心理支持非常重要，整个产程中不能让产妇独处一室。自由体位待产过程中，丈夫起到重要的作用，让产妇感受到爱和安全。一个眼神、一次握手、一个拍背、一句鼓励赞扬的话，都可能改变产妇对分娩的认知，使分娩经历成为美好回忆。

（一）产程中的护养技能

1. 协助如厕/床上使用便盆 在产程中帮助产妇如厕，需要防止跌倒、坠床等意外。如产妇破水预防脐带脱垂,而采取被动体位者需要在床上使用便器,在协助过程中需保证产妇安全。

2. 安全提示

(1)照护者注意产妇安全,包括隐私保护、环境光线和温度调节以及适宜的衣物。

(2)根据产妇实际的认知情况、肢体功能情况、平衡能力、耐受力,调整协助的程度。

(3)产妇应在照护者看护下活动,不得擅自进行活动,以免出现意外。

3. 协助如厕 / 床上使用便盆的评估

(1)身体评估:产妇病情、意识、病情能否下地、有无引流管、伤口及其合作能力。

(2)环境评估:环境是否安全、能保护产妇隐私。

(3)用物评估:检查便器,表面有无破损、裂痕。

(4)协助如厕 / 床上使用便盆方法。

4. 协助如厕

(1)与产妇沟通,了解其感受及需求。根据产妇的自理能力,协助产妇坐起。

(2)协助 / 嘱产妇的头部面向照护者。

(3)协助 / 嘱产妇双臂抱住照护者颈部。

(4)照护者将一前臂从产妇颈下穿过,抱住产妇肩部,与另一臂形成合力,如图 4-2-1。

(5)嘱产妇头部枕于照护者前臂,照护者身体紧贴病床,缓慢将产妇扶起,如图 4-2-2。

(6)协助产妇双腿下垂坐立床边,为产妇穿鞋,如图 4-2-3。

(7)协助 / 嘱产妇双脚内收踩地,如图 4-2-4。

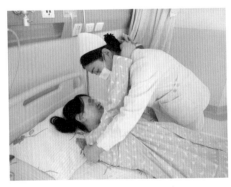

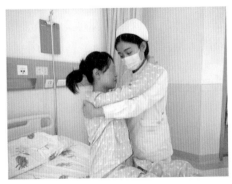

图 4-2-1 照护者将一前臂从产妇颈下穿过,抱住产妇肩部,与另一臂成合力

图 4-2-2 嘱产妇头部枕于照护者前臂,照护者身体紧贴病床,缓慢将产妇扶起

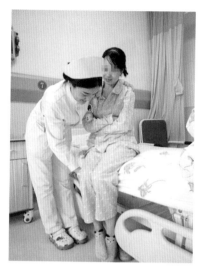

图 4-2-3 协助产妇双腿下垂坐立床边

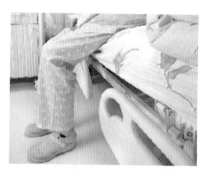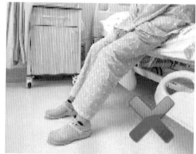

图 4-2-4 产妇双脚内收踩地

（8）照护者两脚前后分开站立，前脚放在产妇两脚之间，如图 4-2-5。

（9）嘱产妇双手抱住照护者肩部，照护者半蹲，抱住产妇腰部。

（10）照护者起立，协助产妇站立。

（11）照护者扶住产妇上肢或腰部，如图 4-2-6。

（12）照护者与产妇行走步幅保持一致。

（13）协助产妇坐在便器上，如图 4-2-7。

（14）确认产妇排便完毕，用手纸擦净会阴部。

（15）协助产妇站立，为其穿好裤子。

（16）观察排泄物的色、量、性状。

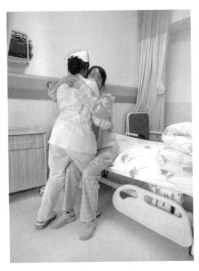

图 4-2-5　照护者两脚前后分开站
立,前脚放在产妇两脚之间

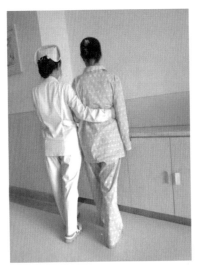

图 4-2-6　照护者扶住产妇上肢及腰部

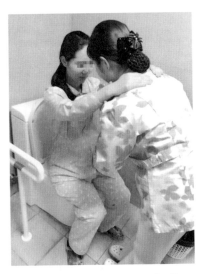

图 4-2-7　协助产妇坐于坐便器上

(17)协助产妇洗手。

(18)协助产妇回床位。

5. 床上使用便盆

(1)物品准备:大小适宜的橡胶单;便盆选用一次性床上使用便器,表面光
滑、无破损及裂痕;一次性手套;折叠 2~3 层的手纸;温毛巾。

（2）适度暴露产妇会阴部，臀下铺护理垫。

（3）产妇能配合时，嘱双腿屈曲，抬高臀部，做拱桥状动作，将便盆放于臀下，如图4-2-8。产妇不能配合时，托起其腰部及骶尾部，放置便盆。

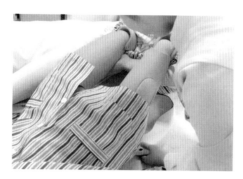

图4-2-8　有自理能力的产妇，配合做拱桥状动作

（4）嘱产妇排便，产妇使用便盆时，将手纸折成4层盖于会阴部，协助产妇压住手纸，防止尿液溅出。

（5）确认产妇排便完毕，用手纸擦净会阴部。

（6）观察排泄物的色、量、性状。

（7）撤去护理垫、脱手套，观察骶尾部位的皮肤有无破损。

（8）为产妇穿好衣服，取舒适体位。

（9）用温水毛巾为产妇擦净双手。

6. 协助如厕／床上使用便盆注意事项

（1）在护理过程中注意节力，尽量减少腰背部的负荷，必要时照护者可根据自身身高调节床面的高度。

（2）卧位到站位的转换，长时间卧床的产妇注意循序渐进，先半坐卧位，再延长时间逐步改为坐位。

（3）产妇长时间卧床站立时，可能会发生直立性低血压，照护者要密切观察产妇反应，若产妇主诉头晕、腿软、出虚汗等，要及时协助产妇上床。

（4）如使用便盆时，要协助产妇抬高臀部，不能强行取放，以免刮伤孕妇皮肤。

（5）排便过程中观察孕妇反应，排便困难时给予帮助。

（6）如大、小便污染了被单或衣服要及时更换。

（二）减轻分娩疼痛的照护指导

1. 呼吸方法

（1）呼吸技术概述：帮助产妇在分娩过程中使用呼吸技术，达到转移注意力、放松肌肉、减轻紧张和焦虑、提高产妇的自我控制感，有效减轻分娩疼痛的目的。呼吸技术在第一产程可增强腹部肌肉,增加腹腔容量,减少子宫和腹壁摩擦的不适感。在第二产程应用能增加腹腔压力,有助于胎儿娩出。

(2)安全提示

1)照护者注意孕妇安全,包括隐私保护、环境光线和温度调节以及适宜的衣物。

2)根据孕妇实际的认知情况、肢体功能情况、平衡能力、耐受力,调整协助的程度。

(3)呼吸方法

1)解释评估:评估产妇宫缩时产生疼痛的部位及强度。

2)呼吸方法训练如下。①第一产程(宫颈扩张期):廓清式呼吸。子宫收缩时,全身肌肉放松。廓清式呼吸即深呼吸,全身肌肉放松,用鼻子深吸气,用嘴慢慢吐出吸入的气体。宫缩缓解,恢复正常呼吸,全身放松。②第二产程:闭气式呼吸(胎儿娩出期)宫缩开始时,深吸一口气,闭口,屏气,向肛门方向用力。每次宫缩至少用力3次(吸气→憋气→用力)中间换气要快。③第二产程:哈气式呼吸(胎儿娩出期)张大口向外哈气,不用力。避免第二产程过快,胎儿娩出过快,造成软产道裂伤。

(4)呼吸方法训练的注意事项:全身肌肉放松,才能让足够的氧气输送到子宫供给胎儿。肌肉放松后,产妇才能集中精神,运用呼吸技巧,以达到减缓疼痛的目的。

2. 按摩

(1)按摩技术:是一种有效的分娩支持策略,因为触摸是重要的人际接触。按摩过程中产生的热,对于绝大多数孕产妇,可以减轻疼痛,促进产妇肌肉放松。同时抚摸和按摩会带来愉快的感受,帮助产妇增加自然分娩的信心。

(2)安全提示

1)产妇及照护者要注意安全:包括环境光线和坐位时床、椅的稳定性以及适宜的衣物。

2)根据产妇实际的认知情况、肢体功能情况、平衡能力、耐受力,调整协助的程度。

(3)按摩的评估

1)身体评估:产妇生命体征平稳,具有一定的认知,平衡能力好,肢体活动协调,产妇对触摸形式有需求。

2)产妇对按摩及肢体接触的接受程度。

(4)按摩方法

1)骶部按摩:子宫收缩时,照护者用手掌根部在产妇骶骨上按摩。照护者要询问产妇需要按摩的具体位置(疼痛最剧烈处)和用力大小。照护者用另一只手帮助产妇维持身体平衡。

2）双臀按摩：产妇趴在分娩球或倒坐在椅子上，照护者将两手分别放于产妇臀部两侧，在宫缩时整个手掌向内朝骨盆中心稳固地按摩。用力大小及部位由产妇决定。如产妇需要应给予持续按摩。

3）两人双臀按摩：有两位照护者时，两人分别站于产妇两侧，分别将张开的手掌置于产妇髋关节上，两只手交叠。宫缩时照护者集中力量按摩，保持力度稳定，宫缩间歇稍做歇息。

4）产妇坐位膝部按摩：产妇上身垂直坐位，双脚平放于地面，膝盖稍分开。照护者面向产妇保持舒适体位，双手握成空杯状放在产妇膝部，双肘靠近身体，利用上身力量向产妇膝盖施压。施压力度应逐渐增强和减弱，宫缩间歇放松休息。

5）产妇侧卧位膝部按摩：产妇双腿间用软枕支撑，产妇下肢弯曲与髋关节成90°。宫缩时，照护者一手握成空杯状放在产妇上侧膝部，垂直向产妇髋关节用力。施压力度应逐渐增强和减弱，宫缩间歇期放松休息。

（5）按摩注意事项

1）在施行按摩时，要确定产妇体位稳固，安全。

2）照护者必须征得产妇的同意或观察产妇是否有想要按摩的迹象。

3）照护者给予按摩后，若产妇感觉不舒服时，要停止按摩。

4）按摩/按压的力度需根据产妇需求而定。

加 油 站

导 乐 陪 伴

导乐分娩亦称舒适分娩，1996年始于美国，最初形式是让孕妇听着音乐，放松心情、减轻疼痛的分娩。现代导乐分娩是指医护人员和有分娩经验的导乐人员为产妇提供专业化、人性化的服务，使用非药物的方法，让产妇在舒适的状态下顺利自然分娩。

医护人员在产程中密切观察产程及母婴状况，选择适宜的助产技术，保障产妇分娩过程中母子安全。导乐人员需要由经过系统培训，且具有丰富经验和产科专业知识，富有爱心和耐心的专业人员组成。在产程中全程陪伴，给予产妇生理、心理、情感的支持，帮助和鼓励产妇建立自然分娩的信心。并根据产妇分娩镇痛的需要，选择适宜的方法。整个分娩过程中，由医护人员和导乐人员全程陪伴，使产妇全身放松、充满信心、保证产力充足，能正确屏气用力，全力配合分娩，使整个自然分娩过程更安全、更舒适。

划 重 点

每个孕妇都希望在分娩过程中能母婴平安。在产程中通过指导、帮助产妇调整呼吸,可以减轻子宫收缩的疼痛;通过按摩可以提高产妇的舒适性,提高对分娩的正性体验。分娩时的指导与陪伴、鼓励与支持,不仅使产妇感到温暖,还可以增加分娩的安全感。陪伴分娩为产妇提供了全方位和个性化的服务,产妇与家属的全程参与,加强了其对医护工作的理解与配合,增加了对医护人员的信任感,对提高产科服务质量起到积极的促进作用。

试 试 手

1. 在产程中,产妇要如厕时有哪些注意事项?
2. 在产程中如何指导产妇利用呼吸减轻疼痛?

第三单元
自由体位陪伴

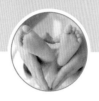

小 案 例

王女士,28岁,孕39周,现宫缩规律,宫口开大2cm,在产房待产。助产士告知产妇在产程中要多活动变换体位,那么照护者该如何协助王女士变换体位呢?

跟 我 学

一、自由体位分娩

孕晚期激素的变化使韧带、骨盆关节和软组织松弛,骶髂关节和耻骨弓有一定范围的活动度,骨盆形状和大小发生微妙的变化,可使胎头处于最有利的位置。目前常用体位大致可分为卧位、坐位、蹲位、站位等。每种体位都有各自的优点,选择的体位不同对分娩产生的影响也不同。

二、安全提示

1. 照护者要注意对产妇隐私的保护、调节适宜的环境光线和温度、注意变换体位时床、椅的稳定性以及适宜的保护。

2. 根据产妇实际的认知情况、肢体功能情况、平衡能力、耐受力,调整协助的程度。

3. 产妇应在照护者的看护下活动,不得单独进行活动,以免出现意外。

三、自由体位陪伴

(一)自由体位陪伴的评估

1. **身体评估** 产妇健康状况、认知情况、肢体功能情况、平衡能力、耐受力、有无管道及导线、伤口情况及合作能力。

2. 环境评估　环境是否安全。

3. 用物准备　毛巾、水杯，根据需求准备导乐椅、分娩球、导乐车等。

（二）自由体位陪伴的方法

1. 侧卧位与侧俯卧位　产妇侧卧于床上，双髋与膝关节屈曲。将软枕置于两腿之间（或将上面的腿置于腿架上支撑起来），侧俯卧位时产妇侧俯卧于床上，下面的腿伸直，上面的腿弯曲成90°，并将软枕置于膝盖下支撑。

采取侧卧位或侧俯卧位时胎儿重力方向与产道平面垂直，可以减轻胎头对宫颈和尾椎骨的压迫，减慢进展过快的分娩速度。也可减轻子宫对下腔静脉的压迫，增加回心血量，增加子宫胎盘供血。

2. 半卧位　产妇采取半坐卧位，抬高床头达45°。与仰卧位相比，半卧位能够更好地利用重力，可以增大骨盆入口平面，减轻子宫对下腔静脉的压迫。但子宫对骶尾关节产生一定压力，可能会影响骨盆出口的扩大。如伴有胎儿宫内窘迫、胎位呈枕后位或产妇伴有低血压，应避免该体位。

3. 站位　协助产妇站在床边或走廊，双手扶住护栏，双腿略微张开。站立位时，减轻子宫对骶尾关节的压迫，也减轻子宫对腹主动脉及下腔静脉的压迫，增加胎盘供血。

4. 蹲位　照护者协助产妇双脚平放于地板或床上，维持身体平衡。蹲位可以增加坐骨结节间径，可促进胎儿向下、向外的力量，产妇在分娩时更容易掌握用力技巧。

5. 前倾体位　分为前倾式站位、坐位、跪位。产妇站立、坐位或双膝跪在床上，身体向前趴在照护者身上或台面、横栏、椅背、分娩球上。该体位有助于借助重力优势，减轻骶尾关节疼痛，还可引发较强的宫缩，促进产程进展。

6. 膝胸卧位　产妇双膝和前臂着地，胸部紧贴床面或地板，双臀高于胸部，依靠前臂支撑身体重量。该体位可以使骨盆产生一定的倾斜度，减少子宫对骶尾部的压迫，缓解宫颈水肿或宫颈前唇持续存在。该体位须在照护者的陪伴下进行，避免产妇过于疲劳。

7. 使用分娩球　产程中使用分娩球可以帮助产妇保持舒适的体位。照护者协助产妇坐在固定的分娩球上，产妇保持竖直体位，通过有节奏的运动来获得最佳的分娩体位，同时可以增大骨盆入口，使胎轴与骨盆入口一致，有利于纠正胎方位，利用重力加速胎儿下降。分娩球可使骨盆放松，从而减轻对会阴部的压力。分娩时使用分娩球多采用坐位和跪式前倾位。

（1）坐位：将分娩球固定，照护者协助产妇坐在上面，双腿分开。利用分娩球带动身体顺时针及逆时针旋转或左右摇摆髋关节，身体可以随着分娩球上下震动，利用重力加速胎儿下降。

(2)跪式前倾位:分娩球放置于床或地面上,产妇依靠并用双臂环抱着分娩球,利用分娩球带动身体前后移动、旋转或者左右摇晃髋关节。产妇跪在软垫或者床上,利用分娩球作为支持,照护者可配合给予按摩或者骨盆挤压。

(三)自由体位陪伴的注意事项

1. 在进行自由体位陪伴时,要根据医生建议,结合产妇的分娩进展决定自由体位是否适宜。

2. 产妇出现宫缩时,自理能力下降。在实施自由体位陪伴时,要密切观察产妇反应,保证其安全,若主诉不适要及时通知医生帮助。

3. 鼓励产妇要不断尝试,没有任何一种体位适用于任何情况,因此不要总是停留于一种体位。

加 油 站

母 体 运 动

产妇自由选择舒适体位,在没有产科禁忌证的情况下也鼓励产妇通过步行或活动频繁改变骨盆形状和大小,促使胎头以合适的位置入盆。运动有助于解决胎头位置异常,纠正不良胎方位,帮助产妇减轻分娩疼痛,增加分娩的控制感和舒适度,缓解精神压力。

母体运动的骨盆摆动有助于改变胎头位置,促使枕后位的胎儿旋转。骨盆摆动常用方法有摇摆臀部,产妇也可借助分娩球做向前向后或做画圆运动。骨盆摆动中,产妇也可取直立位,臀部沿顺时针或逆时针方向做画圈运动。照护者协助产妇分别尝试两侧的弓箭步,并选择较为舒适的一侧反复进行弓箭步,陪伴并帮助产妇维持身体平衡,防止跌倒。爬楼梯时,产妇的骨盆关节会发生轻微的变化。如果产妇感到爬楼梯负担过重,可以选择平地步行。

划 重 点

所有产妇都希望在分娩过程中获得照顾、支持性陪伴,帮助她们应对分娩带来的挑战,包括疼痛、恐惧、疲劳及不确定因素。分娩陪伴是经验丰富的女性在分娩时给产妇提供的一对一支持,为产妇提供情感和身体上的抚慰。采用简单的方法给分娩中的产妇信心并且帮助减压,为产妇提供全方位支持。

试 试 手

1. 产妇王女士,孕40周,目前在产房待产中,助产人员建议王女士多活动,待产时可采用自由体位,那么王女士可以选择哪些体位呢?

2. 王女士在产程中要使用分娩球,那么在使用分娩球时有哪些注意事项呢?

第五章
产褥期居家护养及运动指导

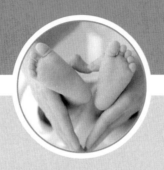

　　怀孕与分娩是女性一生中特殊的时期,给女性的身心带来了极大的影响。对于新妈妈来说"怀胎十月,一朝分娩",从生理到心理都经历了巨大的改变,特别需要产后修复、调养、重塑。若产后修复不良,会导致各系统、器官复位缓慢,发生压力性尿失禁、内脏脱垂、产褥感染等疾病的概率也会显著增加。

第一单元
产褥期生理恢复观察与居家护养

小 案 例

赵女士，26 岁，自然分娩后 5 日，鲜红色恶露逐渐减少、无异味，产妇在耻骨联合上方经常可以摸到一个较硬的包块，产妇在分娩后出现这种情况是否正常，产妇身体会发生哪些变化呢？

跟 我 学

一、产褥期生理变化

从胎盘娩出至产妇全身各器官（除乳腺外）恢复至正常未怀孕状态所需要的时期，称为产褥期，一般为 6 周。产褥期是全身多系统包括体形、腹壁等逐渐复原的时期。除乳房开始泌乳外，子宫复原及身体的各个系统要逐渐恢复正常。通过排汗、排尿的增加来减少多余的血容量。胃酸增加，胃肠道张力及蠕动恢复，使消化能力恢复正常。不哺乳或部分哺乳的产妇可有月经回潮。产褥期家庭护理及产妇自我调整对于身体的恢复、母乳喂养、婴儿发育都是至关重要的。

二、安全提示

1. 了解产妇的焦虑情绪，对其进行产褥期心理疏导，避免出现产后不良情绪。
2. 掌握正确的子宫复旧及恶露特点，出现异常情况时要及时就医。

三、产褥期生理变化观察

(一)子宫复旧的观察照护

1. 子宫复旧　怀孕后子宫重量增大至非孕期的数十倍,胎儿从母体娩出后,子宫进入恢复期。产后子宫复旧对于产妇非常重要。胎盘娩出后子宫逐渐恢复至未孕状态的过程称为子宫复旧,通常为 6 周。胎盘娩出后,子宫逐渐缩小,于产后 1 周缩小至约孕 12 周大小,产后 6 周恢复至怀孕前的正常大小,子宫重量由产后约 1 000g 恢复至 50~70g,如图 5-1-1。

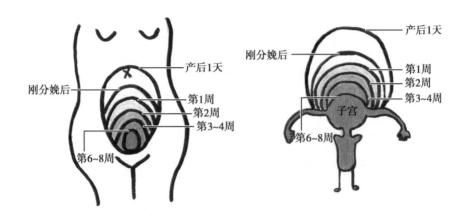

图 5-1-1　子宫复旧的过程

2. 观察照护　观察子宫复旧及恶露,应于每天同一时间手测宫底高度,了解子宫复旧情况。测量前协助产妇排尿,平躺在床上测量耻骨联合上缘至宫底的距离,评估子宫每天下降的程度,产后 10 天左右子宫下降到盆腔内。同时每日观察恶露量、颜色及气味。当子宫复旧不良时血性恶露量多且持续时间长、恶露有臭味且有子宫压痛,照护者应建议产妇及时就医。

(二)恶露的观察与跟我学

1. 产后随子宫蜕膜脱落,含有血液、坏死蜕膜等组织经阴道排出,称为恶露。恶露有血腥味,但无臭味,持续 4~6 周,总量为 250~500ml。因其颜色、内容物及时间不同,恶露分为三个阶段,不同阶段的恶露具有不同的特点,如图 5-1-2。

(1)血性恶露:恶露中含有大量血液,色鲜红、量多或有小血块。血性恶露持续 3~4 天。

(2)浆液恶露:此阶段恶露中含浆液、呈淡红色。浆液恶露持续 10 天左右。

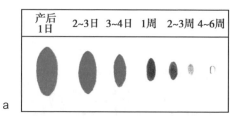

图 5-1-2　不同阶段的恶露

（3）白色恶露：此阶段恶露含大量白细胞，色泽较白、质黏稠。白色恶露可持续 3 周左右。

2. 恶露的观察照护　产后恶露异常的原因主要为子宫收缩不良、部分胎盘和胎膜残留、产后合并感染、产后内分泌失调，导致子宫内膜增生又剥落。另外休息不足、不当的食补，如服用过量的生化汤等也会导致产后恶露异常。当出现血性恶露持续不断或量比较多大于平日月经量、恶露有臭味且有子宫压痛、恶露超过 42 天没有干净等情况时，应提醒产妇及时就医。

（三）产褥汗的观察照护

产妇在产后 1 周内皮肤排泄功能旺盛，排出大量汗液，在夜间睡眠和初醒时更为明显，往往满脸汗珠、衣衫湿透。这是正常现象，不属于体虚的表现，也不是病态，无须特殊处理，习惯称为"褥汗"。需要帮助产妇及时补充足够的水分，勤换衣物，避免着凉。应建议产妇选择宽松纯棉、吸汗、舒适的衣服，保持皮肤清洁干爽。

（四）排尿的观察与跟我学

孕期潴留在产妇体内的大量液体，在产褥早期主要经肾排出。产后第 1 周为多尿期。但是，分娩过程中膀胱受压，黏膜充血水肿对尿液刺激导致敏感性下降，加之外阴疼痛使产妇不愿用力排尿，可能会出现一过性尿潴留。在产后 6 小时内，照护者应鼓励和 / 或协助产妇多喝水尽早排尿，并可以使用诱导排尿的方法,如热敷、按摩等,不要憋尿。

四、产褥期生理变化观察与护养的注意事项

1. 产妇居住环境应保持温湿度适宜。
2. 产妇选择宽松纯棉、吸汗、舒适的衣服,保持皮肤清洁干爽。
3. 产褥期应注意休息,保持与婴儿同步睡眠。
4. 如恶露超过42天没有干净时,或有任何不适症状要及时就医。

加　油　站

产后性生活与避孕

产妇经过怀孕及分娩的创伤,生理和心理都发生了极大的变化,必须经过一段时间才能恢复正常。因此,产后性生活的恢复要根据产妇的心理、生理状况而定。一般来说,产后6周产妇的身体各器官(除乳腺外)可恢复至未孕状态。产后42天复查无异常,即可恢复性生活。有会阴侧切的产妇,如会阴伤口处瘢痕造成不适,可在洗澡时以温热水冲洗、按摩会阴部,促进伤口愈合及疤痕软化。

产后初次排卵和月经的时间有很大的差别,首次排卵常在首次月经前发生,因此不能将恢复月经作为开始避孕的可靠标志。在正常情况下,哺乳时可使月经周期暂停,但这种作用并不是绝对的。产妇一旦恢复性生活就应该坚持避孕,不要以延长哺乳的方法避孕。应该根据产后具体情况和医生建议选择适当的避孕方式。

划　重　点

为了孕育新生命,子宫容量扩张至非孕期的500~1 000倍。经历十月怀胎、分娩,子宫及阴道的创伤需要时间慢慢恢复,在身体的恢复阶段,产妇抵抗力相对较弱,容易引发多种不适症状。产褥期的恢复情况决定产妇未来的生理健康,所以产妇有充足的睡眠来保证体力的恢复,解除疲劳后适量活动、均衡营养以及良好的个人卫生对于产后生理康复都至关重要。

试 试 手

1. 产妇赵女士,足月分娩,产后第 3 天,发现在喂奶时小腹部经常会触摸到一个圆而硬的包块,这是正常现象吗?

2. 产妇李女士,足月分娩,产后第 3 天,夜间醒来喂奶时,经常会出很多汗,这是产后身体虚弱的表现吗?

第二单元
日常生活护理

小 案 例

赵女士,28 岁,剖宫产术后 1 日,意识清醒,因腹部切口疼痛活动受限,日常生活护理及活动需要协助,家庭照护者如何帮助产妇完成日常生活护理?

跟 我 学

一、产褥期日常生活照护的重要性

产褥期母体各系统变化很大,虽属生理范畴,但子宫内有较大创面,乳腺分泌功能旺盛,容易发生感染和其他病理情况。要帮助产妇加强产褥期护理,做好个人清洁卫生,使身体尽快恢复。

二、安全提示

1. 产妇及照护者应注意安全。包括隐私的保护、环境光线和温度的调节、坐位时床、椅的稳定性以及穿着适宜的衣物。

2. 根据产妇实际的认知情况、皮肤情况、生活自理能力、个人卫生习惯,调整产褥期日常生活照护程度。

三、产褥期日常生活照护

(一)产褥期休息与活动照护

1. **居室环境** 产妇居住房间阳光要充足,室温保持在 20~25℃,湿度为 50%~60%。每天定时开窗通风。天气过于炎热时,为避免产妇中暑,可用电风扇或空调来降低室温,要注意不可以直吹产妇和新生儿,温度也不可降得过低。

2. 产妇休息与活动　产褥期应注意休息,保证充足的睡眠。照护者应协助产妇与新生儿保持同步睡眠,有利于身体恢复,并可促进乳汁的分泌。自然分娩的产妇,根据身体恢复情况,可由照护者协助下床活动,如去卫生间等。24 小时后可在照护者看护下恢复正常活动、学习简单的新生儿护理知识。

(二) 产妇清洁护养技术

产妇在产后分解代谢旺盛,照护者应协助产妇保持皮肤、会阴部清洁,促进舒适。

1. 口腔清洁　产妇分娩后,因体力消耗很大,体质下降,抵抗力下降,口腔内的条件致病菌容易侵入机体致病。不及时清洁口腔会导致食物残渣长时间地停留在牙缝间和牙齿的空隙中,使口腔内的致病菌乘虚而入,导致牙龈炎、牙周炎和多发性龋齿的发生。产妇必须加强口腔护理和保健,做到餐后漱口,早、晚用温水刷牙。还可用清洁、有消毒作用的含漱剂,在漱口或刷牙后含漱,每次 15ml,含漱 1 分钟,每日 3~5 次。含漱后 15~30 分钟内不要再漱口或饮食,以充分发挥药液的清洁、消炎作用。

(1)口腔评估:口腔的色泽、湿润度、有无干裂、出血及疱疹等;口腔黏膜的颜色、完整性,是否有溃疡、疱疹,是否有不正常的渗出液,如血液、脓液等;有无口臭或异常气味。

(2)用物准备:牙刷、纱布牙刷、剔牙线、牙膏、温水、漱口液、牙杯、唇膏毛巾等。

(3)口腔清洁

1)将准备用物置于易取处。

2)协助产妇舒适体位(术后当日不能活动的产妇取侧卧位),将干毛巾围与颈部。

3)协助产妇用温水漱口,挤适量牙膏在牙刷上。

4)嘱产妇依次由内向外沿牙缝纵向刷洗上牙列外侧面、内侧面、咬合面,下牙列外侧面、内侧面、咬合面,再弧形刷洗颊部,同法刷洗对侧。

5)术后当日不能活动的产妇,照护者用纱布牙刷蘸温水,依次由内向外沿牙缝纵向擦洗上牙列外侧面、内侧面、咬合面,下牙列外侧面、内侧面、咬合面,再弧形擦洗颊部,同法擦洗对侧。

6)擦洗硬腭部、舌面及舌下,最后再擦洗口唇。

7)刷 / 擦洗完毕,帮助产妇漱口,用毛巾拭去口角处水渍。

(4)口腔清洁注意事项

1)擦洗时动作要轻缓,以免碰伤黏膜及牙龈。牙垢较多处可再取一个棉球擦洗,直至擦净。

2)如产妇有活动的假牙,应先取下再进行操作。

2. 温水擦浴　分娩过程中产妇出汗、产后恶露、产褥汗,会成为滋生细菌的温床。产后不注意清洁卫生,不仅可以造成会阴伤口和剖宫产切口感染,也会影响哺乳卫生,造成新生儿鹅口疮、腹泻等。

(1)温水擦浴前准备:了解产妇身体情况、生活自理能力、皮肤完整性、有无引流管、伤口及合作能力等。将室温调节至24℃以上,水温为50~52℃,根据产妇的个人喜好选择润肤乳、沐浴露、干净衣裤等。

(2)温水擦浴技术

1)照护者携用物至床旁,摆放位置方便取用。

2)告知产妇操作时的注意事项,取得配合。

3)为产妇清洁面部。

4)为产妇脱去上衣的一侧衣袖,适度暴露擦洗部位,擦洗部位下铺浴巾。

5)毛巾呈手套状向心方向擦洗一侧上肢,按外侧→内侧→腋窝→手的顺序擦拭,如图5-2-1。

6)从胸骨向外顺时针擦洗一侧胸部,如图5-2-2。

7)从脐周顺时针擦洗腹部,如图5-2-3。

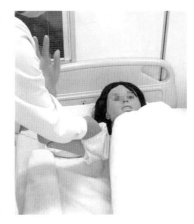

图 5-2-1　毛巾呈手套状向向心方向擦洗一侧上肢

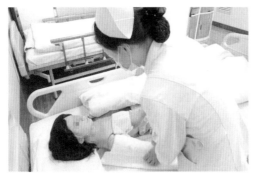

图 5-2-2　从胸骨向外环形擦洗一侧胸部

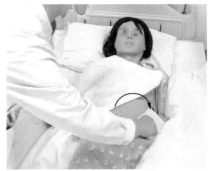

图 5-2-3　从脐周顺时针擦洗腹部

8)穿好干净上衣的一侧衣袖。

9)擦洗腰背部:产妇翻身侧卧,背向照护者,背下铺浴巾,先擦洗脊柱,右侧背部顺时针向下边按摩边擦洗,左侧背部逆时针向下边按摩边擦洗,如图5-2-4。

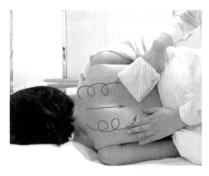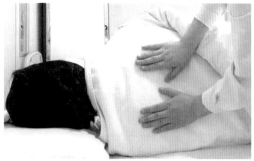

图 5-2-4　边按摩边擦洗背部,擦干颈背部

10) 擦洗臀部。

11) 同法擦洗对侧上肢及胸部。

12) 为产妇整理上衣。

13) 为产妇脱去裤腿,适度暴露擦洗部位,擦洗部位下铺浴巾。

14) 依"会阴护理法"冲洗会阴部。

15) 更换热水。

16) 毛巾呈手套状向心方向擦洗一侧下肢,按前侧→外侧→内侧的顺序擦拭,同法擦洗另侧下肢,如图 5-2-5。

17) 脱去袜子,将双脚泡在水中(卧床产妇进行足部清洁时,双膝屈曲,并将膝下垫一软枕,使产妇舒适,依产妇喜好和足部清洁程度酌情泡脚),如图 5-2-6。

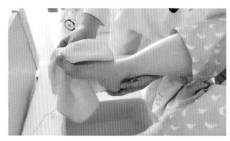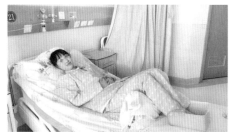

图 5-2-5　向心方向擦洗下肢　　图 5-2-6　产妇半坐卧位,膝下垫一软枕,将
　　　　　　　　　　　　　　　　　　　　防水布铺于床尾,双足泡于盆内

18) 将毛巾缠在手上呈手套状,按照清水→肥皂→清水的顺序清洗踝部、双足、趾间,如图 5-2-7。

19) 洗净后用毛巾擦干踝部、双足,撤去足盆,趾甲长者给予修剪。

20) 必要时涂润肤乳。

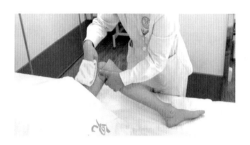

图 5-2-7 毛巾缠绕在手上呈手套状,照护者一手
托起产妇足跟,一手清洗踝部及足面

21)帮助产妇采取舒适体位,观察产妇反应。

(3)温水擦浴注意事项

1)护理过程中注意保护伤口,观察产妇的反应,如出现寒战、面色苍白、呼吸急促时,应立即停止擦浴,给予适当的处理。注意观察皮肤有无水肿、出血点等,为医师提供动态信息。

2)擦浴完毕,地面上的水滴要擦洗干净,防止地面湿滑。

3)为产妇擦浴时,温水毛巾的温度应该在 40~42℃,为了保证毛巾温度,盆里的水温应保持在 50~52℃。

3. 会阴护理 会阴护理可以保持产妇会阴部清洁,使产妇舒适,利于会阴伤口愈合,预防和减少生殖系统、泌尿系统的逆行感染。产妇分娩后要保持会阴清洁,每天清洁护理 1~2 次,必要时可以增加清洁的次数。

(1)会阴护理准备:了解产妇情况、意识状态、活动能力、会阴部情况、有无大小便失禁、留置尿管情况及合作能力等。室温调节至 24℃以上,水温 40~42℃,有隐私保护措施。

(2)会阴护理

1)照护者携用物至床旁,摆放于方便取用的位置。

2)遮挡产妇,保护产妇隐私。

3)臀部铺护理垫。

4)适度暴露会阴部,戴手套,放置便盆。

5)边冲洗边用毛巾擦洗会阴部,如图5-2-8。

6)涂护理液擦洗会阴部。

7)再次边冲洗边用毛巾擦洗会阴部。

8)毛巾擦干会阴部。

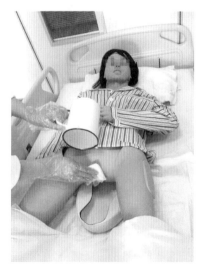

图 5-2-8 边冲洗边用毛巾擦洗会阴部

9)撤去护理垫,脱去手套。

10)为产妇穿好衣服。

11)帮助产妇采取合适体位,撤去遮挡物,如屏风、拉帘等。

(3)会阴护理的注意事项

1)采取由前向后,由内向外的原则擦洗会阴部。

2)擦洗的方向从污染最小的部位至污染最大的部位,防止细菌向尿道口传播。擦洗不同部位需更换毛巾。

加 油 站

产褥期心理变化

产后 24 小时,产妇体内激素水平急剧变化,可能会导致一些情绪上的变化,当产妇没有很好的适应角色转换,在缺乏照顾新生儿的信心、睡眠不足的情况下,平均有 50% 的产后妇女会感到情绪低落,为产后心绪不良。这种情绪通常在产后 3~5 天出现,症状包括情绪不稳定、易哭、失眠和烦躁。

产后抑郁又叫产褥期抑郁症,是指产妇在分娩后出现以抑郁、悲伤、沮丧、哭泣、易激怒、烦躁,甚至有自杀或杀婴倾向等一系列症状为特征的心理障碍,是产褥期精神综合征中最常见的一种类型。通常在产后 2 周出现,其病因不明,可能与遗传、心理、分娩及社会因素有关。产后抑郁症的主要临床表现是抑郁心境,患者显得很悲伤,表情苦闷,唉声叹气,甚至常常哭泣;愉快感缺乏,患者自称高兴不起来,没有任何事情能使她们高兴;其他表现还有失眠、思维迟钝、自罪自责等。产后抑郁会导致母乳喂养率降低,与婴儿的亲密度也会降低。

产妇照护者应随时关注产妇的情绪变化,了解其心理状态,为产妇提供良好的休养环境,养成良好的睡眠习惯,帮助产妇照料婴儿,耐心倾听产妇的忧虑和苦恼,并给予积极回应。当产妇出现抑郁症状时,应建议及时就医。

划 重 点

产褥期康复需要专业的知识及技能。产后照护技能包括:清洁护理、乳房护理、产妇食谱、心理指导等。这就需要产妇及照护者掌握基本的护理常识,安全、科学地开展各项照护工作,保障母婴健康,促进产后康复。

试 试 手

1. 产妇赵女士,产后第 3 天,因正值夏季,室内温度 30°,产妇感到烦热,这时应如何处理?

2. 产妇李女士,产后第 3 天,因婆婆说产妇不能刷牙,感到口腔内非常不舒服,此时应如何处理?

第三单元
产后运动指导

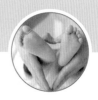

赵女士,32岁,自然分娩后15天,有会阴侧切伤口。出院后每日卧床拒绝活动,自觉咳嗽、打喷嚏时有不自主漏尿现象,站立时自觉腹腔脏器下垂。赵女士的这种情况应该如何康复?

跟　我　学

一、产后运动的意义

产妇骨盆出现松弛、变形,不仅影响身材,而且会引起阴道松弛、产后腰痛、臀部疼痛、便秘等一系列问题。分娩后的自然恢复是一个漫长的过程,产后适度运动对分娩后体力恢复和器官复位均有促进作用。围产期是盆底功能障碍性疾病比较集中发病高峰时间段,而产后是防治盆底功能障碍性疾病发生的重要阶段和理想时机。

1948年,凯格尔医师发明了伟大的"凯格尔运动"。凯格尔运动是一系列收紧肛门及阴道盆底肌肉群的动作,是盆底肌肉锻炼的经典方法,可在站立、坐、躺时进行。建议在医生指导下学会正确收缩盆底肌群。将凯格尔运动与日常生活结合起来,有助于预防产后盆底问题,如缓解大小便失禁、改善性生活质量等。

二、安全提示

1. 产妇及照护者要注意安全,包括隐私的保护、环境光线和温度的调节、坐位时床、椅的稳定性以及适宜的衣物。

2. 根据产妇实际的认知情况、肢体功能情况、平衡能力、耐受力,调整训练的项目和程度。

三、产后运动

运动前评估包括产妇病情、意识、能否下地、产妇的分娩方式及合作能力等。室温达到 24℃，准备毛巾、水杯，可根据产妇喜好播放舒缓轻松的背景音乐。

(一) 产后康复操

运动前　协助产妇躺在硬板床上，全身放松

1. 仰卧，全身放松，双手放在腹部。

2. 深吸气，腹部肌肉尽量收缩，腹壁下陷，坚持 3~5 秒，然后缓慢呼气，尽量放松。重复 8~16 次。

第一节　深呼吸运动(促进血液循环)

1. 仰卧，全身放松，双手放在腹部。

2. 吸气时收缩肛门括约肌，呼气时尽量放松。重复 8~16 次。

第二节　缩肛运动(促进肛门、尿道括约肌的缩复，防止松弛)

1. 仰卧，全身放松，手臂置于身体两侧，手心朝上。

2. 吸气同时手臂向左右两侧伸直。

第三节　上肢运动／乳房运动(增加肌肉收缩力，减少乳房下垂)

1. 呼气同时上举直到双掌合十。

2. 吸气同时向后举过头，拇指朝下触床。

3. 呼气同时，手掌向两侧打开，手心朝上，手背贴床，从最远径线回身体两侧，重复 8~16 次。

第四节　颈部运动／抬头运动(增加腹肌张力，缓解喂奶时头、颈、肩部的压力)

1. 仰卧，全身放松，双手放平。

2. 吸气时下巴尽量上抬，呼气时下巴尽量向胸部靠拢，重复 8~16 次。

第五节　下肢屈伸运动／臀部运动(促进腹肌收缩和子宫复旧)

1. 仰卧，全身放松，两手放平。

2. 吸气同时将一侧下肢向腹部屈曲，尽量使大腿靠近腹部，小腿贴近臀部；呼气同时伸直腿放平。左右腿各做 8~16 次。

第六节　下肢伸举运动(促进子宫复旧和腹部收缩)

1. 仰卧，全身放松，双手放在两侧。

2. 将一只腿举高，脚尖伸直，膝部保持平直，然后将腿慢慢放下，再换另一只腿举高。如此交替操作 8~16 次；再将双腿同时抬高放平，重复 8~16 次。

第七节　腰背运动/产道收缩运动(促进阴道收缩,防止松弛)

1. 仰卧,全身放松,双手放在两侧。

2. 双腿张开与肩同宽,屈膝收腿(小腿与床面垂直成直角)。

第八节　子宫收缩运动(避免子宫位置异常、腰酸背痛)

1. 臀部抬高,身体完全用脚踝与肩部支撑着。

2. 双膝靠拢紧缩臀部和阴道肌肉,可重复 8~16 次。

3. 跪姿,两膝分开与身体同宽,腰部伸直,胸部下伏至床面。腿部与平面成 90°(膝胸卧位)。

第九节　全身运动

跪姿,以前臂支撑床面,左右腿交替向背部高举,头上仰,重复 8~16 次。

第十节　腹部运动/仰卧起坐(收缩腹肌)

平卧,两腿伸直,两手平伸于身体前方,坐起、躺下,重复 8~16 次。

(二)盆底康复操

运动之前,找到"凯格尔肌"的准确位置。在排尿过程中有意停止排尿几秒钟,然后继续排尿,感受到舒缩运动的肌肉就是盆底肌。做以上练习时,要保持背部、腹部、大腿等肌肉松弛。收缩时排尿中断,放松后又能继续排尿,即找到正确盆底肌群。不建议反复去中断尿流,这样会引起括约肌纤维损伤。用手指找到"凯格尔肌"如果仍然找不到,可以将戴清洁手套的手指放入阴道,按摩阴道壁的肌肉,这时会感到肌肉紧缩和骨盆上移,放松后骨盆会回落,手指感受到肌肉收缩的肌群就是盆底肌。

四、产后运动的注意事项

1. 根据产妇的具体情况,正常产妇一般产后第二天开始产后康复操,循序渐进,逐渐增加。

2. 运动前要排空膀胱。

3. 盆底功能训练时,需要深呼吸并感到身体放松。确保胸部、腹部、臀部和大腿的肌肉没有收紧。

4. 盆底功能训练每天 1~3 组即可,切勿过度运动。

5. 不正确或过度用力进行凯格尔运动可能会导致阴道肌肉过紧。阴道肌肉过紧可能会导致性交时疼痛。

6. 即使症状已改善,仍需要坚持锻炼,并有意识地训练情景反射。盆底功能训练可以贯穿于女性整个生命周期。

加 油 站

科学使用骨盆带

骨盆矫正带又称骨盆带,是一种利用物理原理矫正骨盆的方法,主要用于产后骨盆的恢复,对产妇骨盆快速恢复、保持身材极有帮助。合适的骨盆带可以将因怀孕、分娩而外扩的骨盆合拢,帮助骨盆复位,缓解怀孕坐骨神经痛或假性坐骨神经痛。

绑骨盆带时,要固定合适的位置,一定要佩戴于胯部,既可环绕骨盆,也不会对腹部造成压力。不宜太紧或太松,太紧影响血液循环,太松起不到收缩骨盆的作用。

使用骨盆矫正带要坚持,尤其是做产后运动时,要及时佩戴。此外,每天使用骨盆矫正带的时间不宜过长,一般8小时左右即可,夜间睡眠时不需要使用。

划 重 点

盆底功能障碍是孕产妇及高龄妇女常见的疾病,主要为盆底肌力下降,可导致盆底器官脱垂、压力性尿失禁。怀孕和分娩是导致盆底肌松弛,盆腔器官支撑薄弱的高危因素。故产妇应及时进行盆底康复训练,提高盆底肌力,预防盆底功能障碍性疾病。

试 试 手

1. 产妇赵女士,在产后出现大笑、打喷嚏时尿液不自主流出的现象,赵女士可以通过什么运动促进盆底肌恢复?

2. 产妇进行产后运动时要注意哪些方面?

第六章
母乳喂养指导

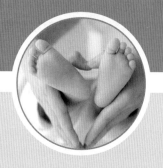

　　母乳喂养对婴儿、产妇、家庭以及社会都具有其他喂养方式无可比拟的益处。哺乳过程是一种潜在的母子心灵沟通的过程,通过母乳喂养,可促进婴儿的感知功能和智力发育,同时婴儿频繁地与母亲进行皮肤接触,有利于母婴情感关系的建立,帮助母亲顺利适应角色转换。这种愉快的心情不仅有助于母亲身心健康,减少抑郁症状和不良情绪的发生,还能促进母亲有信心继续哺乳婴儿,形成一种良性循环,有助于纯母乳喂养的成功。母乳喂养是一种需要学习和支持的易变行为,母乳喂养的启动需要正确的、持续性的指导和支持,形成母乳喂养的良好氛围。做好母乳喂养的技术与心理支持,是我们居家照护人员的责任。

　　本章通过典型案例导入,对知识目标、技能目标、人文关怀和学习策略目标进行描述,突出正确的乳房护理、母乳喂养姿势及母乳喂养常见问题的解决,是促进母乳喂养成功的关键。

第一单元
乳房护理技术指导

李女士,30岁,孕1产1,孕40周,自然分娩后第3天,双侧乳房充盈,产妇自觉乳房胀痛,照护者观察产妇乳房充盈,皮肤温度正常,手挤奶时乳汁通畅,呈滴答滴答状,新生儿每次吸吮时间短且不能吸空乳房,使用吸奶器吸出乳量不多,产妇担心会发生乳腺炎,这种情况应如何处理?

跟 我 学

一、乳房泌乳分期

(一)泌乳过程

孕期及哺乳期的乳汁分泌分为五个阶段:泌乳准备期、泌乳Ⅰ期、泌乳Ⅱ期、泌乳Ⅲ期和复旧期。每个时期乳房经历不同的变化,需要我们有针对性的护理。

1. 泌乳准备期　怀孕期和哺乳期是女性乳房再次发育的重要时期。女性怀孕后体内经历着复杂的内分泌变化,雌激素、孕激素、泌乳素、胎盘泌乳素等协同作用,使乳腺组织再度发育,包括乳腺腺泡和导管。乳头变得更加凸出,乳晕颜色变深,乳房表面可以看到青色条索状静脉。不少女性在孕早期就感到乳房胀满,但也有女性感觉不明显,甚至没有感觉。

2. 泌乳Ⅰ期　泌乳Ⅰ期从孕中期开始到产后两天。乳腺细胞在孕16周就已具备合成乳汁的能力。由于孕期维持怀孕的需要,高水平的孕激素抑制了泌乳素的作用,乳汁并不会大量分泌。少数孕妇从16周开始发现乳头上有少量液体渗出,或者能够看到分泌物干燥后的结痂,有些孕妇在26周后有较多的分泌物出现。如有母亲对乳头分泌物感到紧张,应告知这是正常现象。

要注意乳头的清洁。泌乳Ⅰ期持续到产后 1~2 天,此时母亲泌乳量不大,乳房没有十分充盈,有利于新生儿在母亲乳房上吸吮吞咽,母亲找到舒适的哺乳方式,可建立良好母乳喂养关系。

3. 泌乳Ⅱ期　产后胎盘娩出触发泌乳Ⅱ期。乳腺细胞间隙关闭,乳汁大量分泌。泌乳Ⅱ期为产后 3~8 天。目前认为泌乳Ⅱ期的触发和内分泌密切相关。产后胎盘娩出,是泌乳Ⅱ期的触发因素,此时血浆中孕激素水平大幅度下降,泌乳素大量释放并维持高水平,乳腺细胞分泌活跃,乳房进入产乳期。产妇可能感到乳房温热胀满,乳汁溢出,民间俗称"下奶"。产后乳房不会即刻分泌大量乳汁,从泌乳Ⅱ期开始,到可能被观察到或产妇感受到乳汁大量分泌,需要一定的时间,这是正常的泌乳生理。符合新生儿早期的需要,不应视为泌乳不足。

4. 泌乳Ⅲ期　泌乳Ⅱ期之后,乳汁量从急剧增加变为缓慢增加并到达平稳状态,这个时期为泌乳Ⅲ期。一般认为泌乳Ⅲ期开始于产后 9 天,也有人认为开始于产后 5 天。泌乳Ⅲ期整个过程可持续到新生儿最后一次喂养。

5. 复旧期　分泌乳汁的乳腺上皮细胞因为离乳而变得多余,从而凋亡然后被脂肪细胞取代的过程。

(二)泌乳期乳房护理

根据乳房泌乳的不同阶段对乳房进行针对性护理。

1. 泌乳准备期　因乳房在激素水平的作用下再次发育,产妇会感到乳房胀痛,在此时可以采用热敷、按摩等方式来缓解乳房的不适感。每天按摩乳房,促进乳腺发育。按摩时注意力度要轻柔,热敷和按摩时应避开乳头,以免引起宫缩,造成流产。需要选择舒适的支撑式胸罩,松紧度合适。挑选胸罩时,罩杯最好深一些,肩带宽一些,最好选择棉制胸罩。在睡眠时取下胸罩,有利于血液循环。

2. 泌乳Ⅰ期　在此期清洁乳房不仅可保持乳腺管的通畅,还有助于增加乳头韧性,减少哺乳期乳头皲裂等并发症的发生。在初乳出现阶段,初乳易在乳头处形成结痂,应该先以软膏加以软化,然后用温水拭除。如果产前使用肥皂水或酒精清洗乳头,除去了乳头周围皮脂腺所分泌的可保护皮肤的油脂,乳头过于干燥,很容易发生皲裂而受损害。所以不主张使用肥皂和酒精来清洁乳房。

3. 泌乳Ⅱ期　产妇可能感到乳房温热胀满,乳汁溢出,此过程为"下奶"。此时应鼓励新生儿勤吸吮,随着有效吸吮和乳汁排出,此过程很快就可缓解。在肿胀严重时,可以进行乳房轻柔的按摩。

二、安全提示

1. 不限哺乳或吸乳,24 小时内 8~12 次,采取正确的哺乳姿势、含乳和吸吮动作。避免使用人工奶嘴或母乳代用品。

2. 鼓励产妇尽早地、频繁地哺乳,排空乳汁。

3. 哺乳前热敷、按摩乳房,促使引流通畅。

4. 如果婴儿不能有效地吸吮,应用吸奶器将奶吸出。

5. 喂奶后冷敷减少充血和肿胀。

三、乳腺按摩及挤奶方法

（一）评估乳房问题

1. 生理性乳胀　也称乳房充盈。激素分泌引起乳房内血液、淋巴液增加。其特点为,产后 2~4 天出现,发生于双侧乳房,偶尔出现温度升高,极少不舒服,乳房由软变硬,乳房没有触痛,体温 <38℃,产妇感觉良好。

2. 缓解生理性乳胀

（1）乳房按摩与挤奶的方法,如图 6-1-1。

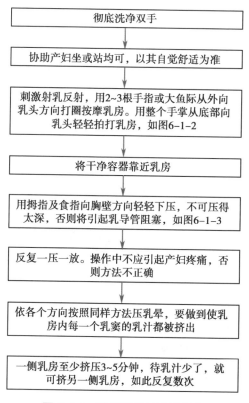

图 6-1-1　乳房按摩与挤奶方法

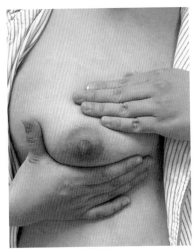

图 6-1-2　乳腺按摩

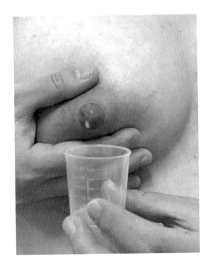

图 6-1-3　挤奶

（2）根据涨奶的程度给予乳房温热敷或冷敷

1）温热敷：乳房充盈的生理性乳涨情况下，评估乳房通畅，无严重疼痛，在挤奶或喂奶前可采用温热敷。将毛巾浸泡在 38~40℃的温水中，拧干不滴水，用毛巾包裹乳房，避开乳头，温敷 5~10 分钟，促进血液循环，促进喷乳反射，有利于泌乳，如图 6-1-4。

2）冷敷　乳房肿胀明显，疼痛明显，使用冷敷。把凉毛巾拧干，温度产妇感觉舒服即可，不滴水，用毛巾包裹乳房，避开乳头。也可使用圆白菜敷乳房缓解疼痛，如图 6-1-5。

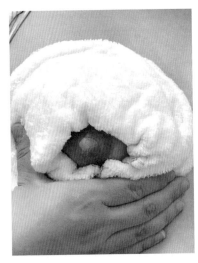

图 6-1-4　温敷或冷敷

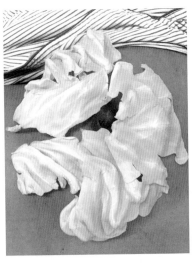

图 6-1-5　卷心菜冷敷

（二）乳腺按摩及挤奶的注意事项

1. 乳腺按摩应从外向乳头方向进行按摩。按摩乳房一圈，每个方向都要按摩到。

2. 按摩时不应引起产妇很强烈的疼痛感。

3. 按摩前根据情况进行热敷或冷敷，缓解疼痛。

4. 挤奶时要挤压乳晕，不可挤压乳头。距离乳头 1~2cm。

5. 挤奶时要轻柔，不可引起剧烈的疼痛。

6. 挤奶前应先刺激喷乳反射，如喝热饮、洗热水澡、按摩后背等。

加 油 站

建立喷乳反射

喷乳反射是指通过婴儿吸吮或者吸乳器吸乳时引发催产素释放，催产素与乳腺腺泡上皮细胞结合产生收缩，使乳汁从乳导管流出的过程。只有出现喷乳反射，乳汁才能顺畅流出。所以在母亲挤奶前应帮助母亲建立喷乳反射，可以减少产妇挤奶的困难。首先帮助产妇建立信心，尽量减少疼痛和焦虑。让母亲单独一个人或有一位支持她的好友陪伴她，安静地坐好，抱着婴儿，尽可能进行皮肤与皮肤的接触。挤奶时可把婴儿放在腿上，或者挤奶时看着婴儿。如果做不到，至少看着婴儿的照片，也是有帮助的。让产妇适量喝一些温热的饮料，如牛奶、汤类，不要喝咖啡和浓茶。协助热敷乳房，可用热水袋、热毛巾。用热水淋浴，刺激乳头或按摩乳房。指导产妇用手指轻轻拉动或揉搓乳头。轻揉按摩或拍打乳房。用指尖从乳房上方向乳头轻轻叩打或用梳子梳理。

背部按摩可以刺激泌乳反射，增加乳汁分泌，缓解乳房肿胀。具体做法为产妇裸露上身，弯曲坐稳，乳房松弛自然下垂，照护者双手握拳，双拇指点压在脊柱两侧做小圆周按摩，顺脊柱下移循环进行，用时 2~3 分钟或更长，产妇应感到舒服、轻松。

划 重 点

通过本单元了解乳房泌乳的原理，熟练掌握生理性乳涨的表现及缓解乳房肿胀方法。掌握建立喷乳反射的方法，让母亲保持愉悦放松的心情，有利于喷乳反射的产生有利于乳汁排出乳房,缓解乳房肿胀。

试 试 手

　　1. 产妇李女士自然分娩后第 5 天,产妇自觉乳房胀痛,皮肤温度正常,新生儿只能吸吮一侧乳房,另一侧乳房依然有胀痛感,这种情况应如何处理?

　　2. 为产妇实施乳腺按摩及挤奶时有哪些注意事项?

第二单元
母乳喂养姿势与新生儿含接指导

小 案 例

李女士,孕1产1,孕40周,自然分娩后第5天,双侧乳房大且充盈,乳头突出,婴儿吸吮时不能将大部分乳晕含进口中。婴儿哭闹严重,吸吮欲望强。产妇因乳头疼痛将乳汁吸出后再进行哺喂婴儿,每天8~12次,虽然产妇母乳喂养意愿强烈,但还是担心婴儿吃不饱,非常焦虑。母婴家庭照护员小赵,如何帮助产妇持续母乳喂养?

跟 我 学

一、正确的母乳喂养姿势及婴儿含接

要使母乳分泌顺畅,除了帮助母婴尽早做到"早接触、早开奶、早吸吮"以及按需哺乳外,母亲喂奶时的正确姿势及婴儿正确含接也是十分重要的。如果产妇开始哺乳时,能够采用正确舒适的喂奶姿势,让婴儿很好的含接乳房并进行有效吸吮,有利于母乳喂养的建立及日后成功持续哺乳。

二、安全提示

1. 母亲坐位时要紧靠椅背,抱婴儿时应感觉到舒适,身体不能紧绷。
2. 婴儿身体要与母亲贴近,搂抱婴儿的位置不能过高或过低。
3. 母亲乳房过大时应注意不要堵到婴儿。
4. 婴儿腹部应朝向母亲腹部,颈部不能扭曲。

5. 母亲卧位哺乳时不能遮挡婴儿头部。

三、指导母乳喂养姿势及婴儿含接姿势的方法

（一）正确的哺乳体位指导

1. 婴儿的身体成一条直线并且贴近母亲。

2. 婴儿下巴紧贴乳房，使婴儿鼻尖对着乳头。

3. 婴儿头部不仅要得到稳妥支撑，又可保证其自由活动。

4. 母亲还应托住其臀部。

（二）婴儿含接姿势

1. 嘴尽量张大。婴儿下颌贴在乳房上，将乳头及大部分乳晕含在口中。

2. 下唇向外翻。婴儿下唇向外翻，嘴上方的乳晕比下方多。

3. 舌头呈勺状环绕乳晕。

4. 面颊鼓起呈圆形。

5. 婴儿口腔上方可见到更多的乳晕。

6. 婴儿慢而深的吸吮，有时突然暂停。

7. 能看到吞咽动作或听到吞咽声音。

（三）常用的哺乳姿势指导方法

根据产妇及婴儿身体状况，协助产妇选择适合的哺乳姿势，并在哺乳时"C"字形托起乳房，即示指支撑乳房基底部，靠在乳房下的胸壁上，大拇指放在乳房的上方，两个手指可以轻压改善乳房形态，使婴儿容易含接。常用的哺乳姿势有摇篮式（图 6-2-1）、交叉式（图 6-2-2）、环抱式（图 6-2-3），侧卧式（图 6-2-4）。

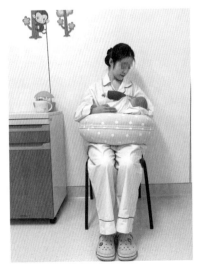

图 6-2-1　摇篮式哺乳

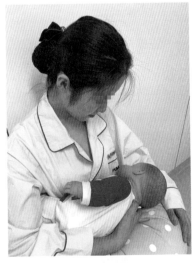

图 6-2-2　交叉式哺乳

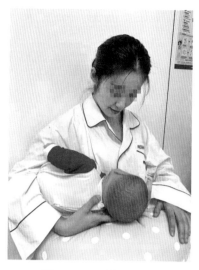

图 6-2-3　环抱式哺乳

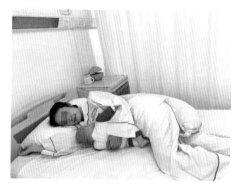

图 6-2-4　侧卧式哺乳

1. 摇篮式哺乳姿势指导　适合足月婴儿或者产妇喜欢这种体位,方法如下。

(1)协助母亲取舒适坐位,臀部及后背靠近椅背,双脚可自然踏地。

(2)将婴儿横抱在身前,婴儿头躺在母亲臂弯处,使用前臂托住婴儿颈部及肩部,如是新生儿还要托住其臀部。

(3)婴儿腹部朝向母亲并且贴近,保证婴儿的身体呈一条直线,下巴紧贴在乳房,使其鼻尖对着乳头。

(4)左臂托抱时吃左侧乳房,右臂托抱时吃右侧乳房。

(5)指导母亲将示指支撑着乳房基底部,靠在乳房下的胸壁上,大拇指放在乳房的上方,呈"C"字形,两个手指可以轻压,改善乳房的形态。

(6)用乳头刺激婴儿的口周围,当婴儿的口张到足够大时,将乳头及大部分乳晕含在婴儿口中。

(7)婴儿下颌应紧贴于母亲乳房,头微微抬起,含接时嘴巴张大,下唇外翻,外露的乳晕上部分比下部分多。

(8)婴儿吸吮良好时面颊鼓起,呈圆形,开始时为快速吸吮,启动喷乳反射,当乳汁流出并充满婴儿口腔时即为有节奏、深而慢地吸吮,时有停顿后再快速吸吮;在吸吮过程中可听到吞咽的声音。

2. 交叉式哺乳姿势指导　适合非常小的婴儿、患儿、伤残儿或者产妇喜欢这种体位,方法如下。

(1)协助母亲取舒适坐位,臀部及后背靠近椅背,双脚可自然踏地。

(2)产妇用乳房对侧的胳膊抱住婴儿。用前臂拖住婴儿的身体,婴儿的头枕在产妇的手上。

(3)产妇的手在婴儿的耳朵或更低一点的水平处拖住婴儿的头部、颈部和肩部,用枕头帮助托着婴儿的身体。

(4)用乳房同侧的手托起乳房,不要将婴儿的头推向乳房。

(5)协助婴儿含接及吸吮的方法同摇篮式哺乳姿势。

3. 环抱式哺乳姿势指导　适合双胎、婴儿含接有困难、产妇乳腺管阻塞或者产妇喜欢这种体位,方法如下。

(1)协助母亲取舒适坐位,臀部及后背靠近椅背,双脚可自然踏地。

(2)协助产妇将婴儿放在手臂下环抱,用枕头托住婴儿的身体和头部。

(3)产妇的手托住婴儿的枕部、颈部和肩部。

(4)指导母亲将示指支撑着乳房基底部,靠在乳房下的胸壁上,大拇指放在乳房的上方,呈"C"字形,两个手指可以轻压,改善乳房的形态。

(5)用乳头刺激婴儿的口周围,当婴儿的口张到足够大时,将乳头及大部分乳晕含在婴儿口中。

(6)协助婴儿含接及吸吮的方法同摇篮式哺乳姿势。

4. 侧卧位哺乳姿势指导　适合剖宫产术后,或者产妇喜欢这种体位,方法如下。

(1)协助产妇侧卧位躺着,身体舒适、放松,头枕在枕头的边缘,一只手臂放在枕头旁。

(2)婴儿侧卧位,头不要枕在产妇手臂上。产妇不要用手按住婴儿的头部,婴儿的头能自由活动,避免乳房堵住婴儿的鼻部,引起呼吸不畅。

(3)产妇的另一只手搂住婴儿的臀部。

(4)指导母亲将示指支撑着乳房基底部,靠在乳房下的胸壁上,大拇指放在乳房的上方,呈"C"字形,两个手指可以轻压,改善乳房的形态,如图 6-2-5。

(5)协助婴儿含接及吸吮方法同摇篮式哺乳姿势。

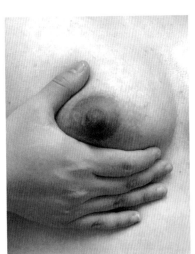

图 6-2-5　"C"字形托乳

(四) 哺乳过程中注意事项

1. 如果母亲采取坐位哺乳,母亲坐椅的高度要合适,若椅子过高可放一个脚凳在脚下,避免母亲膝盖抬得过高,并用一个靠垫放在背后,必要时身前可放哺乳枕,增加母亲的舒适度。

2. 如果婴儿的头和颈是扭曲的或者歪的,婴儿就不能轻松地吸吮和吞咽。

3. 喂养过程中,母亲容易将婴儿抱得过高,则婴儿的嘴对着母亲的腋下,导致其不能正确的含接乳房。

4. 托乳时避免手指靠乳晕太近或捏着乳头往婴儿口中放,这样做会影响婴儿含接。

5. 避免"剪刀"或"雪茄"式或用大拇指和示指紧夹乳头或乳晕,使婴儿不能很好地含接和有效吸吮。

6. 观察婴儿含接姿势不正确的表现有:口未张大,下唇向内翻;只含接乳头,大部分乳晕在口外,下颌未接触母亲的乳房,鼻子被乳房组织阻塞影响呼吸;吸吮时面颊内陷,不鼓起;婴儿一直快而浅地吸吮;吸吮时有"咂咂声"。

7. 注意母亲的反应,可使用母乳喂养观查表,如表 6-2-1。婴儿吸吮时,如果母亲感觉很舒服、放松,表明婴儿含接良好;如果母亲感觉不舒服或疼痛,表明婴儿含接不良。

表 6-2-1　母乳喂养观察表

母乳喂养进行良好的征象	可能出现困难的征象
体位: □母亲放松觉得舒适 □婴儿身体贴近母亲,面向乳房 □婴儿的头及身体在一直线上 □婴儿的下颌碰到乳房 □婴儿的臀部被托着 反应: □若饥饿,婴儿接近乳房 □见婴儿觅食反射 □婴儿用舌头探找乳房 □婴儿在乳房部位很安静、很机敏 □婴儿含接于乳房 □有射乳征象(乳汁漏出,子宫收缩痛) 感情联系: □安全自信的抱着婴儿 □母亲面对面注视着婴儿 □母亲常常抚摸婴儿	□肩部紧张倾向婴儿 □婴儿身体远离母亲 □婴儿颈部扭曲着 □婴儿下颏未贴到乳房 □仅肩及头被托着 □对乳房无反应 □未见到婴儿觅食反射 □婴儿对乳房不感兴趣 □婴儿烦躁啼哭 □婴儿滑离乳房 □无射乳征象 □紧张或无力地抱着婴儿 □无母婴目光的接触 □几乎不抚摸或摇晃及抖动婴儿

续表

母乳喂养进行良好的征象	可能出现困难的征象
乳房外观： □哺乳后乳房变软 □乳头突出伸长 □皮肤表现健康 □在哺乳时乳房看起来圆形 吸吮： □嘴张得很大 □下唇向外翻 □舌头呈勺状环绕乳晕 □面颊鼓起呈圆形 □婴儿口腔上方有较多的乳晕 □慢而深地吸吮，有时突然暂停 □能看到或听到吞咽 吸吮所用时间： □婴儿松开乳房 　婴儿吸吮　　分钟	 □乳房肿胀 □乳头扁平或内陷 □乳头皲裂或皮肤发红 □乳房被牵拉或拉长 □口未张大和向前伸 □下唇向内 □看不见婴儿舌头 □面颊紧张或凹陷 □婴儿口腔下方有较多的乳晕 □仅是急促地吸吮 □能听到咂嘴及弹响声 □母亲把婴儿抱开乳房

加　油　站

生物哺育法

　　生物哺育是一种新的开启母乳喂养的神经行为方法，是一种由婴儿主导的半躺式哺乳法。其优点在于减少母乳喂养中的含乳问题。躺式的生物哺育法与侧卧位和摇篮式哺乳法比较，可以让婴儿自主调整口腔与母亲乳头的位置关系，帮助纠正乳头混淆；利于使乳房塑形；利用婴儿的本能主导，避免不必要的干预，婴儿能够释放更多的先天反射，母亲释放本能行为，使母婴更好地实施母乳喂养。

　　半躺式体位适合产妇乳头条件欠佳、乳房大、哭闹的宝宝，是使用更广泛的哺喂姿势。半躺式对产妇柔嫩的会阴部肌肤没有压力，产妇完全放松，婴儿可以通过重力更好、更深、更容易进行含接，如图 6-2-6。

　　半躺式体位姿势要点：产妇背后放柔软的靠垫，身体和床或沙发成 30°~45°，产妇是放松的，婴儿趴在产妇身上，产妇手臂要抱住婴儿的臀部和腰背部，保证婴儿安全。

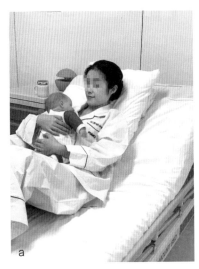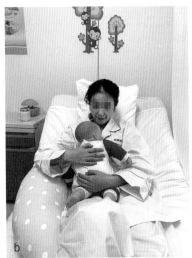

图 6-2-6a、b　半躺式

划　重　点

　　母乳喂养对婴儿、产妇、家庭以及社会都具有其他喂养方式无可比拟的益处。母乳喂养的启动与持续需要正确的、经常性的指导和支持,形成母乳喂养的良好氛围。本节重点讲解了母乳喂养的体位,正确的托乳方法以及帮助婴儿掌握正确的含接技巧,同时讲解了如何正确评估母乳喂养效果,促进母乳喂养的成功。

试　试　手

　　1. 产妇赵女士,产后第 6 天,选择坐位母乳喂养,但是婴儿含接乳头时困难,照护者小王该如何帮助赵女士?

　　2. 在帮助母亲给婴儿喂母乳时,都要注意哪些事项?

第三单元
母乳喂养常见问题及人工喂养

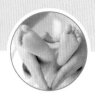

小 案 例

李女士,36 岁,孕 2 产 1,孕 39^{+6} 周,自然分娩。产后第三天,晨起发现乳房又热又重又硬。右侧乳头表皮发红,轻度破损,因乳头疼痛,婴儿哭闹不愿吸吮乳房,母亲拒绝继续哺喂婴儿,同时因乳房胀痛,拒绝别人触碰乳房,李女士的这种情况是否正常? 应给予李女士哪些帮助?

跟 我 学

一、母乳喂养中乳房问题概述

产后母乳喂养中最常见的问题是婴儿乳汁摄入不足、乳房肿胀及乳头疼痛。发生乳房肿胀时,母亲会感到双乳肿大、坚硬、皮温升高和疼痛。婴儿可能会难以"含乳"。若孩子能衔住乳头,母乳喂养会将乳房中的乳汁排出,从而缓解乳房肿胀。在每次母乳喂养的第 1 分钟内,发生一定程度的乳头疼痛是正常的。但在一次哺乳过程中持续存在乳头疼痛则通常是不正常的。其原因可能是乳头有开裂、水疱或擦伤等损伤。乳头疼痛可由不同的原因导致,如婴儿没有正确含乳或婴儿舌系带过短,使其舌头不能正常地自由活动,也可引起母亲乳头疼痛。因此无论是乳房肿胀还是乳头疼痛,预防及处理最有效的方法是确保母亲哺乳姿势正确及婴儿的含乳方式正确。

二、安全提示

1. 母乳喂养过程中注意观察婴儿反应及母亲的感受。
2. 当出现以下母乳喂养方面的问题时应及时寻求医务人员的帮助。
(1)乳管堵塞且 3 日后没有好转。

（2）发热且乳房区域发硬、发红和肿胀。

（3）乳头渗血。

（4）一次哺乳过程中存在持续疼痛。

三、常见乳房问题预防与照护方法

（一）乳房肿胀

1. 症状　乳房肿胀为乳房充盈过度，部分是由于乳汁过多，部分是由于组织液和血液的增加，后者可干扰乳汁的流出。乳房肿胀导致乳房充盈、坚硬，伴有疼痛和压痛，可累及乳晕或外周区域。乳晕肿胀会影响婴儿含乳，继而加重肿胀。乳房充盈肿胀时，乳头变得扁平，乳头、乳晕部分看起来皮肤变薄发亮，又红又肿，同时母亲不愿意别人触碰乳房。因为皮肤被牵拉得太紧导致婴儿很难含接好并将乳汁吸出，婴儿吸吮时表现出拒绝或哭闹。挤压乳房乳汁流出困难，偶尔会出现皮肤发红，体温升高，但一般不超过 24 小时，发热一般为中等发热，如表 6-3-1。

表 6-3-1　乳房充盈与肿胀的区别

乳房充盈	乳房肿胀
皮肤温度升高（热）	疼痛
乳房沉（重量增加）	水肿
硬	乳房皮肤绷紧，乳头部分发亮或发红
乳汁流出顺畅	乳汁流出不畅
不发热	可能发热

2. 预防及照护方法

（1）常见原因：①大多数乳房肿胀都是因为未及早、及时进行开奶。②母亲没有让婴儿在乳房上进行频繁吸吮（24 小时内至少吸吮 8~12 次）。③产妇"下奶"，突然出现乳汁过多。④婴儿在乳房上吸吮时始终是吸吮乳头，即为无效吸吮。⑤母亲喂奶时没有让婴儿吃空一侧乳房再吃另一侧乳房，而是频繁地两侧更换乳房进行喂养，导致乳房没有充分排空。⑥母亲没有做到按需哺乳，而是人为的限定了喂奶时间。⑦母亲乳房大，乳房下部的乳腺导管角度大，不利于引流，造成局部肿胀。⑧母亲穿紧身衣或哺乳胸罩过小，造成乳腺导管受到挤压。⑨母亲睡觉时体位不当使乳房受到挤压造成。⑩母亲哺乳时有不良习惯，如用手指压或夹在乳房上，防止婴儿鼻子被堵。

（2）预防要点：①分娩后或剖宫产术后应尽快地将新生儿与母亲进行皮肤接触，婴儿出现觅食行为时应帮助新生儿含接乳房进行早吸吮，强化在乳房上的吸吮行为。在婴儿吸吮乳房时,要密切关注新生儿一般情况,保证新生儿安全,同时告知母亲和家属注意事项。②认真观察婴儿吸吮情况和母亲主诉,如婴儿无效吸吮或母亲主诉吸吮时疼痛,可能是无效吸吮,应指导正确的含接技巧,纠正无效吸吮。③一侧乳房产生的乳汁分前奶和后奶,所含成分不同,前奶含蛋白质、水等较多,后奶含脂肪较多,婴儿应在一次哺乳中吃到前奶和后奶,这样才能营养均衡,同时能将乳房充分排空,避免乳房肿胀发生。④让母亲及婴儿24小时在一起,保证母亲做到按需哺乳,让母亲了解吸吮的次数,加强夜间哺乳。

(3)照护方法:缓解乳房肿胀的有效方法是让乳汁充分排出,要确保母亲掌握良好的喂养技巧,即理想的含乳方式和最佳哺乳姿势。①如果乳晕受累,在喂养前可协助母亲用手挤出少量乳汁以软化乳晕利于婴儿含乳。同时在婴儿吸吮时母亲也可以有节奏地挤压乳房促进乳汁排出。②如果婴儿不能吸吮,母亲可用吸奶器将乳汁吸出。但要注意的是应仅在即将哺乳前使用吸奶器以软化乳房,因为过度使用吸奶器会刺激乳汁生成,从而加剧肿胀。③挤奶前可刺激喷乳反射,利于乳汁排出,如图6-3-1。

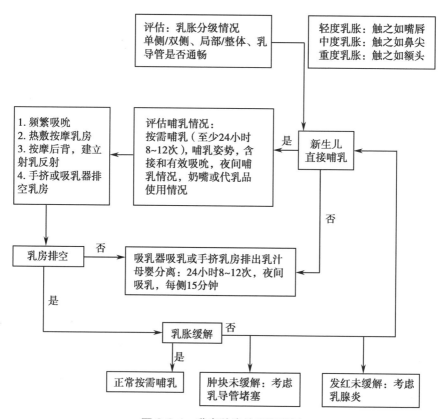

图 6-3-1　乳房肿胀处理流程图

3. 注意事项 缓解乳房肿胀的方法是及时排空乳房,哺乳或挤奶前可进行喷乳反射刺激帮助排出乳汁,可采取以下方法。

(1)热敷或洗热水澡可促进排乳,并有助于通过手挤奶或吮吸排出乳汁。

(2)按摩颈部及背部使产妇充分放松。

(3)轻轻按摩、抖动、拍乳房。

(4)母亲可以喝一些热饮,注意不要喝浓茶和浓咖啡。

(5)哺乳间期或哺乳之后,冷敷可减轻肿胀和不适感。

(6)冰凉的卷心菜叶外敷可减轻不适。

(7)必要时使用镇痛药,如布洛芬和对乙酰氨基酚。

(二)乳头疼痛

1. 症状 乳头疼痛是产后早期母亲最常见的主诉之一。应将乳头损伤所致疼痛与乳头敏感相区分,后者通常在怀孕期间增加,并大约在产后第 4 日达到高峰。根据发生时机和发展过程的不同,可区分为正常的乳头敏感与乳头创伤所致疼痛,乳头创伤是乳头疼痛的最常见原因。正常的乳头敏感通常在吸吮开始后 30 秒~1 分钟后消退,并在产后第 4 日后减轻,在产后约 7 日完全消失。相反,创伤所致的乳头疼痛在整个母乳喂养过程中会维持在同一水平或不断加重。严重疼痛或产后第 1 周之后仍存在疼痛则更可能是由乳头损伤所致。

2. 预防及处理的方法 乳头疼痛的处理原则是对因及对症处理,关键是找到原因。一般处理方法包括预防乳头损伤和治疗受伤的乳头。

(1)乳头疼痛及损伤的原因:婴儿不恰当的喂养体位和乳房含接姿势、以及舌系带过短、感染、乳量不足、乳腺炎、乳头扁平或凹陷、血管痉挛和婴儿腭的结构异常等也可造成乳头疼痛及损伤。其中,婴儿不恰当的喂养体位和含接姿势不良是导致乳头疼痛的最常见原因,占所有乳头疼痛原因的 90%。

(2)预防要点:①预防乳头创伤最有效的方法是采用恰当的哺乳姿势和婴儿正确的含乳方式。根据母亲乳头发育异常的不同类型予以个体化指导。若婴儿口腔解剖方面存在异常,应在儿科医生指导下进行喂养。②指导母亲预防乳房肿胀。乳房肿胀会影响婴儿正确的含乳,从而造成乳头损伤。反之,乳头疼痛又可造成乳汁排出不良,从而导致乳房肿胀。我们应鼓励母亲亲喂婴儿,尽量避免使用吸乳器等哺乳辅助设备,若确实需要使用,则根据乳房的特点、乳头的大小选择合适的吸乳器罩杯,避免乳房尤其是乳头的损伤。③日常护理中应避免乳头过度潮湿和使用刺激性清洁物品。母乳喂养后,母亲应让乳头在空气中慢慢风干,同时可以采取哺乳后乳汁、羊毛脂外涂的方法预防乳头皲裂。

(3)照护方法:①评估母亲的哺乳姿势和婴儿含接乳房情况,纠正不正确的哺乳技巧,应先在未受累侧进行哺乳。如果母亲无法采用恰当的含乳方式和哺乳姿势,从而使哺乳继续造成对乳头的损伤,应考虑用吸乳器吸乳后将吸出的母乳喂养给婴儿,直到婴儿的喂养问题减轻。②对于受伤的乳头,应该采用湿润伤口愈合原则进行治疗。如果乳头有开裂或擦伤,则应涂抹抗生素软膏,并在受损区域覆盖不粘垫预防乳头感染,并防止乳头擦伤开放区域与乳房垫和乳罩粘连。如果怀疑乳头发生感染,则需要找乳腺专科医生进行处理。

3. 注意事项

(1)正确的母乳喂养技巧,尤其是哺乳姿势或含乳方式可有效缓解乳头疼痛及破损。

(2)做好乳头日常护理。

四、人工喂养

(一)人工喂养定义

在婴儿不能母乳喂养的情况下以配方奶或动物乳(牛乳、羊乳、马乳等)完全替代母乳喂养的方法。人工喂养与母乳喂养并不冲突,可以混合进行,也可以单独进行。

(二)安全提示

1. 使用奶瓶喂奶时让奶汁完全充满奶头,如图 6-3-2。

2. 喂完奶后,最好让婴儿趴在照护者肩上,用手轻拍婴儿后背,拍出嗝来再把婴儿放下,如图 6-3-3。

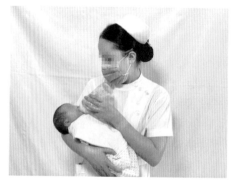

图 6-3-2　使用奶瓶喂奶时让奶汁完全充满奶头

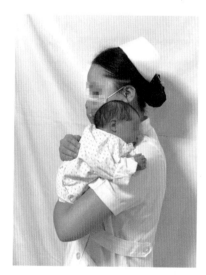

图 6-3-3　用手轻拍婴儿后背

3. 婴儿放下后头最好偏向一侧,这样即便吐奶也不容易呛咳,避免呕吐物吸入气管。

（三）操作过程

人工喂养操作过程,如图 6-3-4。

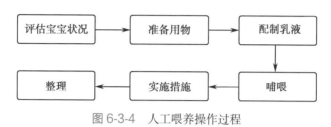

图 6-3-4　人工喂养操作过程

1. 乳液配制

（1）准备用物:奶瓶（有刻度）、奶嘴、奶粉或所需乳液等。

（2）方法:①洗净双手。②按乳液配方取所需奶粉、温开水,混合后摇匀。配方奶粉现配现喂,不得存留,以免变质。③奶粉每次取用后,罐装奶粉必须盖紧盖子;袋装奶粉要扎紧袋口,为便于保存和拿取奶粉,袋装奶粉开封后,最好存放于洁净的奶粉罐内。④配奶用具用毕以清水洗净,按用具使用说明消毒待用。

2. 哺喂宝宝

（1）评估婴儿腹部情况。

（2）洗净双手后配制好温度适宜的配方奶。

（3）哺喂步骤:①选择合适的奶头套在奶瓶口上。②抱起婴儿,头枕在照护者肘窝处,呈头高足低位,照顾者坐在椅子上。③将小毛巾围于婴儿颈部。④再次检查奶嘴孔的大小是否合适。⑤将奶瓶倾斜,奶嘴头内充满乳液,滴1~2滴于手腕内侧试温。⑥用奶头触及婴儿嘴唇,婴儿张开嘴时将奶头放在其舌面上,使婴儿含住奶头吸吮,如吸吮过急或有呛奶时,应取出奶头,轻拍婴儿后背并使其休息片刻后再喂。⑦喂奶时,注意力要集中,观察婴儿吸吮情况。⑧喂奶后用毛巾一角轻擦婴儿口角旁的乳汁。⑨喂完奶竖抱婴儿,将其头部靠与照护者肩部,轻拍背部,驱除吞咽的空气。⑩将婴儿放回床上,头偏向一侧,或右侧卧位并使床头抬高 30°。

（四）注意事项

1. 选用适宜的奶嘴　奶嘴的软硬度与奶嘴孔的大小适宜,孔的大小以奶瓶倒置时液体呈滴状连续滴出为宜。

2. 测试奶液的温度　喂哺前先将乳汁滴在成人手腕掌侧测试温度,若无过热感,则表示温度适宜。

3. 避免空气吸入　喂哺时持奶瓶呈斜位,使奶嘴及奶瓶的前半部充满乳汁,防止婴儿在吸奶同时吸入空气。喂哺完毕轻拍婴儿后背,促进其将吞咽的空气排出。

4. 做好奶具卫生　在无冷藏条件下,乳液应分次配制,每次配乳所用奶具等应洗净、消毒。

5. 及时调整奶量　在初次配乳后,要观察宝宝食欲、体重、粪便的形状,随时调整奶量。婴儿吃奶良好的标志是吃奶后安静,大小便正常,发育良好。

加　油　站

发生乳管堵塞怎么办

乳管堵塞是指乳导管内乳汁瘀滞于局部区域,导致乳腺组织肿胀。常表现为因乳腺导管阻塞导致的一种有敏感触痛并可触及包块,无全身表现。除了乳腺导管堵塞外,也可能发生乳头孔导管堵塞,表现为乳头末端的白点或水疱,通常称为奶泡。其发生的主要原因,包括喂养技巧不佳、衣服穿着过紧或文胸不合身、突然减少哺乳次数、乳房肿胀及导管内细菌感染。喂养技术不佳(如婴儿含乳和母亲哺乳姿势不良)可导致乳汁不能充分排空而瘀积,从而出现乳管阻塞。

其他有乳腺炎症压痛区域的疾病(乳腺炎和乳房脓肿),通常伴有全身表现,如发热 >38.3℃、肌痛、寒战、不适和流感样症状,而乳管堵塞没有局部发红和全身症状。发生乳管堵塞后居家照护重点在于协助产妇疏通堵塞的乳管,并引流堵塞后方的区域。协助产妇提高喂养技巧是疏通堵塞和引流受累区域的最有效方法。通过频繁有效地喂养来排空乳房。喂养过程中要随时评估婴儿的哺乳姿势及含乳方式,必要时应进行纠正。鼓励母亲变换哺乳姿势,以确保整个受累乳房得到完全引流。采取婴儿下颌靠近受累区域的哺乳姿势,可有效疏通受累部位。哺乳后进行人工吸奶或手工挤奶来改善堵塞乳管的引流。鼓励母亲不要随意停止母乳喂养,因为停止母乳喂养会导致乳房肿胀,从而加重乳管堵塞问题。协助热敷或洗热水澡,以及进行乳腺按摩,有利于疏通堵塞的乳腺管。对于乳头上有奶泡(白色水疱)的母亲,可以使用消毒针头轻柔地刺破水疱,从乳头孔中挤出白色干酪样物质,从而缓解乳管堵塞。

划　重　点

产后母乳喂养中最常见的问题是婴儿乳汁摄入不足、乳房肿胀及乳头和乳房疼痛,这些问题通常源于母乳喂养技巧不正确,尤其是婴儿不能正确含乳及不能排空乳房。对于缓解上述症状,主要干预方法是识别和纠正所有不恰当的喂养技巧或习惯,以保证婴儿能正确含乳并能规律、频繁地完全排空乳房,同时给予正确的日常乳房护理。

试　试　手

1. 产妇李女士,产后第 5 天,感到乳房肿胀,乳房出现红、肿、热、痛情况,挤压乳房乳汁流出困难,这种情况该如何处理?

2. 产妇张女士,产后第 4 天,母乳喂养时经常感到乳头疼痛,这种情况应如何处理?

第七章
新生儿期居家护养

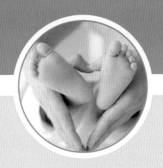

　　新生儿是从脐带结扎到生后 28 天的婴儿，这是人生命的第一个月。新生命的诞生给每一个家庭带来无尽的欢乐，但同时也给家庭出了一道考题！我们是否做好了照料宝宝的准备？家人在宝宝的喂养、皮肤护理、日常照料及亲子关爱等方面都应该了解哪些知识？掌握哪些技能？如何才能更好地帮助宝宝逐渐适应外界环境，使新生儿健康安全的成长。本章主要从宝宝常用照料，如新生儿的日常更衣、沐浴、抚触、脐部护理、臀部护理、光疗等护养技能和黄疸、生理性体重下降、尿布性皮炎等特殊情况护养知识与技能等方面，为宝宝的照料者及家庭成员提供安全的新生儿居家护理方法，指导照护者科学正确地实施居家照护。

第一单元
新生儿日常照护

小 案 例

依依,女,出生4天,体重3 600克,出院后居家由1~2名照护者进行照顾。照护者应如何为宝宝准备生活环境?如何为宝宝选择合适的衣着、物品?又如何为宝宝进行沐浴、脐带护理、臀部护理、抚触等操作呢?

跟 我 学

一、新生儿生活环境

(一) 房间朝向

房间最好选择朝南的,这种房间日照好阳光充足,较容易达到居室的温度要求。当宝宝太小不能抱到室外晒太阳时,在朝南的房间中隔着玻璃或打开玻璃窗,让阳光照射进来就可以晒太阳了。

(二) 室温

房间应保持中性环境温度,室温保持在22~24℃左右(除外夏季)。在这样的温度条件下,宝宝不会因寒冷而消耗过多能量,甚至引起体温不升,导致硬肿症等严重疾病,也不会因室温过高导致脱水热,造成体温过高,甚至出现惊厥等严重并发症。注意房间通风,但要避免穿堂风直吹宝宝。室温过高时,可用电扇吹墙壁、湿布拖地、开空调等来调节。夏季室外温度高达37~38℃,甚至更高时,可以开空调使室温控制在28~30℃,室内外温差不超过10℃。空调不必24小时连续开机,一般在白天间断开几次,夜晚开窗通风既可。冬季如室温过低可加用电暖器等方式协助取暖。

(三) 湿度

房间其湿度应保持在50%~60%。冬天室内干燥,改善室内空气湿度,可以采取以下方法。首先,每天至少用干净的湿拖把拖两次地,这样既能除尘,又可以有效增加室内空气湿度。还可以在屋里放盆水,在暖气上搭湿毛巾,都可以增加空气湿度。有条件的可以在暖气上放个水槽,在卧室、客厅中使用加湿器,这样可以快速起到增加空气湿度的作用。

（四）光照

室内的光亮最好能调整,当宝宝睡眠时,光亮应适当地调暗一些。对婴幼儿来说开灯睡觉尤其不好,任何人工光源都会产生一种很微妙的光压力,这种光压力若长期存在,会使婴幼儿表现得骚动不安、情绪不宁,影响睡眠质量。同时,让婴幼儿长久在灯光下睡觉,可使婴幼儿每次的睡眠时间缩短,尤其是深睡眠减少,睡眠深度变浅而容易惊醒,造成生长激素分泌不足,从而影响生长发育。长久在灯光下睡眠,婴幼儿的眼球长期暴露在灯光下,光线会对眼睛造成持续不断地刺激,眼球和睫状肌不能得到充分休息,极易造成婴幼儿视网膜损害,影响其视力的正常发育。所以,宝宝出生后妈妈便要开始培养关灯睡觉的良好习惯。除喂奶、换尿布需要开灯外,不要宝宝一哭就马上开灯。宝宝如果害怕黑暗,妈妈可以用温暖的怀抱来安抚,等宝宝睡着以后再关灯。或者在远离睡眠区的地方,亮一盏小灯。

（五）婴儿床

小小的宝宝也是一个独立存在的人,因此要给他提供一个独自生活的场所。最好是在妈妈看得见,便于照料的位置放置一张属于宝宝的小床。如果房间实在太小,也可以放一个摇篮,少占用一些空间。小床首先要结实、安全。其次要有栅栏围绕四周,栅栏间距小于 6 厘米,让宝宝拳头可以伸出,但头绝不能伸出,栅栏要比床垫起码高出 50 厘米。床垫不可过于松软,且大小要适合床的尺寸,以免宝宝滑落到床垫与床的缝隙中。新买的床垫,要将包裹的塑料膜全部去掉。床头床尾的隔板不要有镂空的设计,四角也不要有复杂的装饰,防止刮伤宝宝。为避免风直吹宝宝头部,可以在床头侧摆放大毛巾挡风。床栏上,在宝宝容易看到的位置挂一些颜色鲜艳的玩具,在宝宝醒来时逗他玩。

（六）安全

对宝宝来说,给他提供一个舒适又安全的环境,对其生长、发育、心理健康所起的作用是极其深远的。所以家长们要格外注意环境安全的重要。

1. 噪声污染　过大的声音对于宝宝来说无异于恶性刺激。美国环境健康儿童委员会建议,宝宝生活的环境噪声水平应保持在小于等于 45 分贝。因此,如果周围环境嘈杂,隔壁人家在装修,都不适宜宝宝居住。家长应在宝宝出生前就对这一点有所了解,以免宝宝出生后措手不及。

2. 环境污染　现在很多家庭都装修得富有现代气息,而忽视了新家中很多地方会造成环境污染,如油漆、大型板材、大理石、水泥中含有超标的甲醛、苯、氨、放射性氡等等。建议在居住前请专门的检测机构检测后再入住。此外，家中如有人吸烟，烟雾中的各种有毒元素对宝宝都会造成伤害。因此，在有宝宝的房间中绝对不能抽烟。此外，宝宝居室中也不宜铺地毯。地毯看似高雅，实为藏污纳垢之处。它里面往往有很多灰尘和螨虫，不但会致病还会致敏，成为引发宝宝哮喘的根源。

二、新生儿衣着

（一）衣服

早在 2007 年 4 月 1 日，我国就对婴幼儿服饰做出了明确的规定和要求，参照《中华人民共和国纺织行业标准：婴幼儿针织服饰（FZ/T 73025-2006)》将宝宝的衣服分为内衣、外衣两种。宝宝肌肤娇嫩，在内衣的选择上一定要选柔软、吸湿、排汗功能比较好的天然纤维，棉制布料等作为首选。而外衣则在功能上比较讲究保暖、抗风等实用性，但都遵循让宝宝舒适的原则。服饰上不应有扣子，是因为怕扣子损伤宝宝娇嫩的肌肤，所以改用系带的方式。这就提醒大家不要为了好看而在宝宝的衣服上放一些不必要的装饰品或者是选择一些有配饰的服饰，避免对宝宝造成伤害。同时最适合宝宝的领子是圆领，不会让衣物摩擦婴儿脖子而感到不舒服。夏天，领口要放低加大，较易透气；而冬天则相反，要缩小、加高，方便保暖。根据宝宝的皮肤特点，在服饰缝制工艺上，为防止线头缠绕对婴幼儿的手指与脚趾造成伤害，应将线头去除干净，而且应避免童装内面的耐久性标识直接与宝宝皮肤的接触。必要时可以采取反面穿的办法。此外婴儿的视觉神经还没有发育完善，服装不宜采用大红大绿等刺激性颜色。衣服面料上的有害物质主要为甲醛和染料，色彩浓艳的服装一般甲醛含量偏高，而素色服装和无印花图案的童装甲醛含量则较低。

（二）其他服饰

包括袜子、帽子、围兜、肚围、睡袋、包巾、床上用品等应选用柔软、吸湿、排汗功能比较好的普通纯棉或天然彩棉织物。色彩花式尽量选择简单素雅的。在这里要特别提醒的是，宝宝日常不需要戴手套。

（三）枕头

新生儿期的宝宝是不适合使用枕头的。刚出生的宝宝头部几乎与肩同宽。平躺时，背部和后脑勺在同一平面上，侧卧时头和身体也在同一平面上。因此，可以不用枕头。为了预防宝宝偏头的发生，有些家长为宝宝选择定型枕，由于宝宝颈部平直，用枕头对宝宝的颈椎反而有压迫，婴儿定型枕有一个凹坑，正好对宝宝的头部和颈部有很好的保护作用，适合宝宝使用。宝宝一般在 3 个月后开始学习抬头，脊柱就不再是直的了，脊柱颈段开始出现生理弯曲，同时随着躯干的发育，肩部也逐渐增宽。为了维持睡眠时的生理弯曲，保持身体舒适,就可以开始给宝宝使用枕头。一般选用4厘米高的枕头就可以了,这个高度可以使宝宝躺在枕头上时,头和身体保持平衡,没有下沉和抬高的不舒服状态。枕头的长度和宝宝的肩宽相等,宽度和宝宝的头高差不多就可以。

三、新生儿喂养

母乳是宝宝的最好食物,母乳喂养是全球范围内提倡的婴儿健康饮食的重要方式。研究显示,母乳喂养的婴儿发育更为健康,在增强免疫力、提升智力、减少婴儿猝死症的发生、减少儿童期肥胖、减少罹患过敏性疾病等方面均有显著作用。近年来,越来越多的证据表明母乳喂养对健康有益,世界卫生组织认为,母乳喂养可以降低儿童的死亡率,它对健康带来的益处可以延续到成人期。建议宝宝出生后的最初6个月采用纯母乳喂养方式。

母乳喂养、人工喂养具体方法详见第六章第二单元、第三单元。

四、新生儿沐浴

(一)新生儿沐浴概念

完整的皮肤具有保护机体、调节体温、感觉、吸收、分泌及排泄等功能。维持皮肤清洁是保障人体健康的基本条件。宝宝皮肤娇嫩,角质层薄而富于血管,局部防御能力差,易受损伤;而且此时的宝宝,陈代谢旺盛,易出汗,排尿、排便次数多,娇嫩的皮肤很容易受到排泄物的刺激,如不及时清洗,就会给细菌繁殖提供机会,最终导致皮肤感染。沐浴可以清除皮肤表面的污垢,保持皮肤清洁,帮助皮肤排泄和散热,预防皮肤感染及损伤。如果家庭条件允许,可以每天给宝宝洗澡。

(二)安全提示

防止沐浴过程中婴儿受凉、滑脱受伤、烫伤、窒息等。

(三)操作过程

1. 评估　睡眠2小时以上;距上次哺乳时间≥1小时;皮肤颜色和完整性;脐部是否干燥、无渗出、无红肿。

2. 准备

(1)环境准备:环境整洁,关闭门窗,调节室温至26~28℃。

(2)物品准备:浴盆、水温计、热水、无刺激性新生儿浴液(皂)、新生儿衣服、尿布、大小毛巾、包被、消毒棉签、75%酒精、爽身粉、护肤霜等。

3. 操作方法

(1)浴盆内备温水,水温为38~39℃,或用手腕掌侧测试温度,若无过热感,则表示温度适宜。

(2)洗手,脱去宝宝衣服,解尿布,快速检查宝宝头、面部及全身皮肤情况,用毛巾包裹宝宝全身。

照护者以左手掌托住头颈部,拇指与中指分别将宝宝双耳廓折向前按住(防止水流入耳朵),左前臂托住宝宝背部,左臂将宝宝臀部及下肢夹于腋下。

(3)头部移至盆边,用小毛巾蘸水轻拭宝宝双眼(由内向外眦),接着清洗面部(注意耳后皮肤皱褶处),用洗发液清洗头部、清水洗净,毛巾擦拭。

(4)取下包裹躯干的毛巾,抱起宝宝,左手握着宝宝左肩及腋窝处,使头部枕于操作者左前臂;右手握住宝宝左腿靠近腹股沟处,轻放宝宝于水中。

(5)保持左手的握持,用右手涂抹浴液,按颈下→胸→腹→腋下→上肢→手→会阴→下肢的顺序清洗,边洗边冲净浴液。

(6)以右手从宝宝前方握住其左肩及腋窝处,使其头颈部俯于操作者右前臂,左手涂抹浴液清洗宝宝后颈部、背部、臀部及下肢,边洗边冲净浴液。

(7)按放入水中的方法将宝宝从水中抱出放至大毛巾上,迅速用大毛巾包裹全身轻轻沾干全身,用两根75%酒精棉签擦拭脐带根部。

(8)在颈下、腋下、腹股沟处涂抹婴儿爽身粉(女婴注意遮盖会阴部),臀部涂擦护臀霜。包尿裤(纸、布)、穿衣服,将宝宝放回婴儿床内舒适卧位。

(四) 操作注意事项

1. 沐浴过程中,保持室温、水温恒定,不可中途加热水,防止烫伤。环境无风,避免受凉。

2. 沐浴过程中,注意观察宝宝面色、呼吸,如有异常,须停止。

3. 操作时沐浴露不要直接倒在宝宝皮肤上,防止洗澡水进入耳、鼻、口、眼内,防止宝宝滑落。涂抹爽身粉时,防止爽身粉吸入窒息等。

4. 注意保护未脱落的脐带残端,避免脐部被水浸泡或污水污染,可使用脐带贴保护脐部。

5. 照护者动作轻柔,注意保暖,避免受凉及损伤。

五、新生儿臀部护理

(一) 臀部护理概念

臀部护理是保持臀部、会阴部皮肤清洁、干燥的方法。宝宝皮肤娇嫩,受到刺激容易发生炎症或皮肤破损,因此要及时更换污、湿的纸尿裤,保持臀部皮肤清洁干燥。

(二) 安全提示

整个护理过程,不能离开宝宝,以防发生坠落现象。

(三) 更换纸尿裤方法

1. 评估

(1)查看臀部皮肤有无发红、皮疹、破溃。

（2）查看纸尿裤污湿的情况，判断是否需要更换。如排便或纸尿裤湿得较多，需要立即更换，如果仅湿了一点点，无排便，可暂时先不换。

（3）环境评估：居室温暖，避免对流风。

2. 准备

（1）洗手。

（2）准备纸尿裤并展开、温水、小毛巾或婴儿湿巾。

3. 更换方法

（1）将纸尿裤取出展开，婴儿湿巾打开，放置床旁备用。

（2）将宝宝平卧，动作轻柔地打开污湿的纸尿裤。

（3）一手握住宝宝的两脚轻轻抬起，露出臀部，另一手用湿巾将臀部及会阴部擦洗干净。

（4）握住的手轻轻提起宝宝双脚，使其臀部抬高，取出污湿的纸尿裤，暂放一旁。

（5）将干净纸尿裤的后端垫于宝宝腰骶部，放下双脚，由两腿间拉出纸尿裤前端并覆盖于腹部，裹好纸尿裤，设法让腰贴位置贴合宝宝体型。

（6）整理宝宝衣服及床铺。

（7）查看大小便颜色、性状、量等。

（8）把用过的纸尿裤叠小，用腰贴粘紧，扔于垃圾桶或污物袋内，洗手。

（四）注意事项

1. 最好在喂奶前更换纸尿裤，防止因喂奶后更换引起吐奶。如更换尿布期间宝宝发生溢奶，即刻让宝宝侧卧位，及时清理口周，避免窒息。

2. 纸尿裤更换过程中动作应快速轻柔，避免长时间暴露，防止受凉。

3. 如果用温水为宝宝清洁臀部，应用手蘸水清洗，不能用毛巾直接擦洗。清洗后用柔软的小毛巾或干纸巾将水轻轻蘸干 / 吸干。

4. 更换纸尿裤全过程手应始终扶着宝宝，防止在更换过程中从床上滚落造成伤害。

5. 如发现大便异常，暂时保留，以便就医化验。如宝宝皮肤出现异常，应及时到医院看医生。

6. 换纸尿裤的过程注意和宝宝的交流，使宝宝感到亲切和愉悦。

六、新生儿脐部护理

（一）脐部护理概念

脐带是胎儿在母体内由母亲供给胎儿营养和胎儿排泄废物的通道。内有两条动脉、一条静脉，胎儿出生后，医务人员会将脐带切断、结扎，留下脐带的残端。正常情况下断脐后，脐带残端 24~48 小时自然干瘪、结痂，3~4 天开始脱落,10 天至半个月自行愈合。脐带脱落的时间与宝宝出生后结扎脐带的方法有关,如残留端很短,则生后 3~4 天很快脱落。反之,则须 5~7 天才脱落。如果 7 天以上,甚至更长时间不脱落,应到医院做进一步检查并进行处理。如果残留的脐带变为干黑色,可用 95% 的酒精轻轻擦洗,干黑的脐带即可脱落,如仍不脱落,应到医院进行处理,决不可盲目处理。

脐部是病原微生物入侵的特殊门户,若脐部处理不当,细菌可经脐残端侵入、繁殖引起急性炎症,严重者可致败血症,甚至危及宝宝的生命。因此,脐部护理是护理宝宝的重要内容之一。

(二)安全提示

脐带脱落前,照护者给宝宝更换尿布、沐浴时都要注意保护,避免污染脐部引起感染。进行脐部护理操作中注意采取有效的保暖措施。

(三)操作过程

1. 评估　宝宝日龄和反应。

2. 准备用物　消毒棉签、75% 酒精或碘伏溶液、医用纱布、胶带。

3. 操作步骤

(1)洗净双手:一只手轻轻提起脐带的结扎线,另一只手用 75% 乙醇或碘伏棉签仔细在脐窝和脐带根部环形细细擦拭,使脐带不再与脐窝粘连。再用新的 75% 乙醇或碘伏棉签从脐窝中心向外转圈擦拭消毒。

(2)消毒完毕后把手提过的结扎线也用碘伏消毒。

(3)脐带脱落后,仍要继续护理肚脐,每次先消毒肚脐中央,再消毒肚脐外围,直到确定脐带基部完全干燥。

(四)注意事项

1. 为宝宝进行脐部护理时,要仔细观察脐周有无红肿、脐带部位有无渗血、脓性分泌物、特殊气味,发现异常及时就医。

2. 脐带未脱落前,勿强行剥落,也不要随意涂抹各种药物。

3. 脐带没有脱落前,要保持脐带干燥,注意不能有湿衣服、纸尿裤或布捂盖在脐部。纸尿裤上边低于脐部并保持脐部干燥。

4. 脐带部位每日护理一次,直至脱落。如果覆盖脐部的敷料潮湿须及时更换,更换敷料时打开纱布用 75% 酒精棉签,轻轻地从脐带根部向周围的皮肤擦拭(不可来回擦),以免将周围皮肤的病菌带入脐根部,而发生感染。

5. 脐带脱落后,正常情况下是干燥的,不必再做任何处理。每次沐浴后用消毒棉签蘸 75% 酒精轻轻擦净,保持干燥。

6. 如果发现脐部有脓性分泌物而且周围的皮肤红肿,或长出白色肉芽等异常现象,须及时到专科医院进行处置,以防病情加重。

七、新生儿五官护理

（一）五官护理的概念

五官护理是保持宝宝眼、耳、口、鼻清洁免受感染的方法。应注意宝宝口腔、外耳道口、鼻孔等处的清洁，以防细菌由此处进入体内而引起全身感染症状等。

（二）安全提示

动作轻柔，避免皮肤黏膜完整性受到影响。口腔护理时，预防误吸的发生。

（三）操作过程

1. 口腔护理

（1）评估：观察口腔黏膜有无白膜、溃疡、出血、感染等。

（2）准备用物：棉签、生理盐水、手电筒、小碗。

（3）口腔清洁步骤：宝宝头偏向一侧，将小毛巾垫于颌下，清洁双手，用棉签蘸生理盐水湿润并清洁口唇、口角。左手将患儿口腔分开，另取棉签蘸生理盐水，顺序从口腔右侧颊部→上颚→左侧颊部→上下内唇→齿龈→舌面→舌下，依次擦拭，取下小毛巾，擦净口腔及面部。

2. 眼部护理

（1）评估：观察眼部有无分泌物、红肿、结膜充血等。

（2）准备用物：棉签、生理盐水、小碗。

（3）眼部清洁步骤：清洁双手，一手固定宝宝头部，另一手用蘸生理盐水的棉签从眼内眦向外眦轻轻擦拭，一根棉签只能擦1次，然后更换另一根擦拭，直至清洗干净。

3. 耳部护理

（1）评估：观察耳廓和外耳道清洁度，有无分泌物、红肿等。

（2）准备用物：棉签、生理盐水、小碗。

（3）耳部清洁步骤：清洁双手，宝宝头偏向一侧，一手固定宝宝头部，另一手用蘸生理盐水的棉签轻轻地清洁一侧耳廓及外耳道，一根棉签只能擦拭1次，然后更换另一根擦拭，直至清洗干净；宝宝头转向另一侧，同法清洁，直至清洗干净。

4. 鼻部护理

（1）评估：鼻部有无分泌物等。

（2）准备用物：棉签、生理盐水、小碗。

（3）鼻部清洁步骤：清洁双手，一手固定宝宝头部，另一手用蘸生理盐水的棉签依次清理两侧鼻孔内的分泌物，一根棉签只能擦拭1次，然后更换另一根擦拭,直至清理干净。

(四) 注意事项

1. 口腔护理

(1)每次吃完奶后,照护者可在宝宝口中滴几滴温开水以清洁口腔。

(2)如果难以喂水,可用消毒棉棒蘸水轻轻擦拭宝宝的口腔,每天早晚各一次。

(3)宝宝口中的"马牙"和形如"螳螂嘴"的脂肪垫均是宝宝特殊的生理状态,无须处理,随着宝宝的长大会自然消失。自行处理不当会增加感染的风险。

2. 眼部护理

(1)宝宝的毛巾、脸盆要专用,并常洗晒,以防与成人交叉感染,引起沙眼及结膜炎。

(2)保持宝宝手的清洁,以防上肢活动触碰到眼部时,污染到眼睛。

(3)宝宝的房间不要使用瓦数太大的灯泡,晒太阳时应注意遮盖眼睛,避免强光刺激。

3. 耳部护理

(1)勤给宝宝翻身,左侧、右侧轮换卧,促进耳道内残留的羊水流出。

(2)洗脸或洗澡时避免耳道进水,用干净棉签轻轻彻底地为宝宝擦净外耳。

(3)不要随便给宝宝掏耳朵。发现大块耳屎、外耳道红肿或流脓应及时到耳鼻喉科请专科医生处理。

4. 鼻部护理

(1)及时清理鼻腔内的分泌物,以免结痂。清理时可将消毒纱布一角按顺时针方向捻成布捻,轻轻放入宝宝鼻腔内,再按逆时针方向边捻动边向外拉,将鼻内分泌物带出。

(2)不要用硬物为宝宝挖鼻孔。

(3)尽量少用滴鼻剂。

八、新生儿抚触技术

(一) 新生儿抚触概述

新生儿抚触是通过抚触者的双手对宝宝的皮肤进行有次序的、有手法技巧的科学抚摸,让大量温和的良好刺激通过皮肤传到中枢神经系统,以产生积极的生理效应。每天进行科学和系统的抚触,可以非常有效地促进婴儿的生理、情感和神经系统的发育,加快食物的消化和吸收,减少哭闹,增加睡眠,提高机体的免疫力。

(二) 安全提示

1. 室温适宜,注意保暖。

2. 操作区域无杂物等安全隐患。

3. 操作中不能离开宝宝,以防坠床。

(三) 操作过程

宝宝出院后,照护者就可以在家为宝宝进行抚触按摩了。在抚触中,可以与宝宝进行交流,每做一个动作,都可以告诉宝宝。

1. 评估身体状况　是否安静,有无发热等异常情况。全身皮肤有无破损、红斑、红疹、干燥脱皮,肤色是否红润、有无黄疸。最近一次进食、进水的时间,是否有大小便。

2. 环境准备　关闭门窗,调节室温至26~28℃,确保进行抚触期间不受干扰,可播放柔和的音乐做背景。

3. 物品准备　平整的操作台面、温度计、润肤油、清洁的婴儿尿布、衣服及包被,音乐播放器1个。

4. 操作者准备　开始抚触前剪短指甲,洗净双手。

5. 操作步骤　整个抚触操作过程为亲子互动式,要有语言和目光的交流,每个部位的抚触动作重复4~6次。

(1)解开包被和衣服。

(2)将润肤油倒在手中,揉搓双手温暖后进行抚触。

(3)开始抚触,抚触顺序:头面部→胸部→腹部→上肢→下肢→背部;动作要轻柔,慢慢增加力度,每个动作重复4~6次。

(4)面部(舒缓脸部紧绷):两拇指指腹轻触眉间,两拇指指腹从眉间向两侧推;两拇指从下颌部中央向两侧向上滑行至耳前,让上下唇形成微笑状。一手托头,用另一手的指腹从前额发际抚向脑后,避开囟门,最后食、中指分别在耳后乳突部轻压一下,换手;同法抚触头部另一半。

(5)胸部(顺畅呼吸循环):两手分别从胸部的外下方(两侧肋下缘)向对侧上方交叉推进,至两侧肩部,在胸部划一个大的交叉,避开乳头。

(6)腹部(有助于肠胃活动):按顺时针方向按摩腹部,用手指尖在宝宝腹部从操作者的左边向右按摩。可做"I LOVE YOU"亲情体验,用右手在左腹由上往下画一个英文字母"I",再依操作者的方向由左至右画一个倒写的"L",最后由左至右画一个"U"。在做上述动作时要用关爱的语调说"我爱你",传递爱和关怀。避开胃部、脐部和膀胱。

(7)上肢(增加灵活反应):双手交替,从上臂至腕部轻轻地挤捏宝宝的手臂,双手挟着手臂,上下轻轻搓滚肌肉群至手指,从近端至远端抚触手掌,依次抚触每个手指,同样方法抚触另一侧上肢。

(8)下肢(增加运动协调功能):双手交替握住宝宝一侧下肢,从近端到远端轻轻挤捏;双手挟着下肢,上下轻轻搓滚肌肉群至脚踝;从近端至远端抚触脚掌,逐趾抚触、捏拿脚趾;同样方法抚触另一下肢。

(9)背部(舒缓背部肌肉):双手与脊柱平行,以脊椎为中分线,双手分别平行放在脊椎两侧,运动方向与脊柱垂直,从背部上端开始移向臀部。用示指和中指从尾骨部位沿脊柱向上抚触到颈椎部位;双手在两侧臀部做环形抚触。

(10)包好尿布、穿衣。将宝宝放置婴儿床,舒适卧位。

(11)整理用物,洗手。

(四)注意事项

1. 根据宝宝状态决定抚触时间,避免在饥饿和进食后 1 小时内进行,最好在沐浴后进行,每天 1~2 次为佳,一般时间为 10~15 分钟。

2. 抚触中注意观察宝宝的反应,若出现哭闹、肌张力增高、皮肤颜色改变等,应暂停抚触,反应持续 1 分钟以上应停止抚触。

3. 力度适当,避免过轻或过重。过轻没有起到刺激肌肤感受器、按摩的作用;过重可能损伤皮肤,引起疼痛等不适刺激,因此要把握好抚触的力度,可先由轻入手,根据宝宝情况逐渐稍加力至适度。

4. 抚触时保持环境安静,房间温度为 26~28℃,光线柔和,可以播放音乐,注意与宝宝进行语言和目光交流。

九、新生儿睡眠照护

睡眠是人的基本需求,特别是刚初生的宝宝,充足、良好的睡眠有助于健康成长,是保证健康的先决条件之一。

(一)新生儿睡眠照护概念

运用各种方式,培养宝宝良好睡眠习惯的技能。

(二)安全提示

宝宝睡眠时,家长须定时观察宝宝的睡眠状态,避免任何阻碍宝宝呼吸的环境因素发生。

(三)操作过程

1. 评估环境 睡眠环境不需要过分安静,白天光线柔和,夜间熄灯睡觉。有固定的睡眠场所,无风(不要把宝宝放在空调、暖气、打开的窗户等通风设备旁),无杂物,避免物品遮盖口鼻造成窒息。

2. 准备用物 舒适的婴儿床,薄厚适中的盖被,此外还可以准备固定的乐曲,小抱枕等。

3. 将宝宝轻轻安置在准备好的睡眠区域,一般不建议使用枕头,如备枕头,高度不宜超过 1cm。

4. 盖好被子,注意不要遮盖口鼻。

(四)注意事项

1. 床上切忌放置纸尿裤、小毛巾等日常用品,也不要放置靠垫、毛毯、毛绒玩具等柔软的物品,以免遮盖宝宝口鼻,导致窒息。

2. 吃完奶后,如果睡着了,要放置侧卧位,以防吐奶吸进气管发生窒息,最好有照护者在旁边守护。

3. 夜间哺乳后不能含奶头入睡。

4. 宝宝睡觉时喜欢把头转向有光亮的地方,这样很容易变成偏头,所以每天照护者要把睡眠姿势改变一下。

5. 睡眠习惯养成后,不要轻易破坏固定的睡眠时间。

(五) 所需的睡眠时间

整个新生儿期睡眠时间不完全一样,早期(出生 1 周以内)新生儿睡眠时间相对较长,每天约 20 小时,晚期(出生 2~4 周)新生儿睡眠时间有所减少,每天在 16~18 小时。随着日龄增加,睡眠时间会逐渐减少。一般出生一个月内的宝宝尚未建立昼夜生活节律,早期睡眠时间大多不分昼夜,而晚期如果妈妈有意在后半夜推迟喂奶,一次睡眠时间可延长到 5~6 小时。宝宝夜晚突然睡醒,可能是要吃奶,也可能是拉了、尿了需要换尿布了,也有可能是需要您的陪伴。

加　油　站

纸尿裤的选择及保存

一次性纸尿裤能将尿液迅速吸收并防止回渗,使其与尿便隔开,可有效减少因尿便污染而引起的尿布疹,保持皮肤干爽、健康。同时纸尿裤可以使婴儿保持整夜安睡,有利于宝宝大脑的发育。

1. 怎么选择适合宝宝的纸尿裤?

(1)根据宝宝发育的情况选择尺码适宜的纸尿裤:选择适合宝宝的纸尿裤尺码非常重要,除了关系到穿着的舒适度以外,也关系到尿液的吸收。尺寸过大或过小,除了可能导致宝宝不舒服以外,也容易发生漏尿或者漏便的情况。纸尿裤的尺码从 NB、S、M、L、XL 到 XXL 共 6 个型号,适合不同年龄和体重的婴幼儿。NB 初生号,适合出生 0~5Kg 婴儿使用;S 小号,适用于 5~8kg;M 中号,适用于 6~11kg 婴幼儿;L 大号,适用于 10~14kg 婴幼儿;XL、XXL 加大号,适用于 13kg 以上婴幼儿。

纸尿裤包装上有选购指南,应根据宝宝的生长适时更换型号。但使用时不能仅仅根据婴儿的体重来选择,还应考虑婴儿腿围的实际大小。

(2)纸尿裤的款式:分男女款,是根据男宝女宝不一样的身体结构设计制作的,男款纸尿裤的前部较为宽松,而且里面的吸收层也较靠前,女款纸尿裤的吸收层较靠后。

(3)类型:分为普通纸尿裤和拉拉裤两种类型。

2. 纸尿裤的保质期及存放注意事项

(1)不同品牌的纸尿裤保质期不同。每包纸尿裤上面都印有在某某日期前使用的建议。要通过正规渠道购买比较新鲜的纸尿裤。

(2)开封的纸尿裤应放置清洁干燥通风处,不能放置在暖气旁,注意不要让灰尘或小虫等进入。最好两个月内用完,遇潮湿气候或环境需要尽快用完,避免时间长滋生细菌。所以不要一次囤积过多。

(3)纸尿裤要放在宝宝不能拿取的地方,避免宝宝抓取纸尿裤或包装袋玩耍,造成误食或掩盖口鼻造成窒息。

划　重　点

本单元重点描述了如何为宝宝提供日常居家生活的环境,新生儿期各项生活护理的技能,包括衣着的选择、沐浴、抚触、脐带护理、臀部护理、五官护理和睡眠照护等等。用理论知识指导实际操作,为宝宝提供舒适、安全的环境和正确、适宜的护理,促进宝宝健康苗壮地成长。

试　试　手

1. 怎么给脐带未脱的宝宝洗澡?洗澡后又如何进行脐带护理呢?
2. 怎么给新生宝宝做抚触呢?

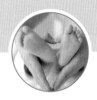

第二单元
新生儿特殊情况照护

小 案 例

丫丫,女,出生4天,体重3 600 g(比出生时下降了120 g)四肢和颜面部皮肤略黄,丫丫发生体重下降的原因是什么? 该怎么办? 丫丫的皮肤黄染会加重吗? 该如何护理? 是否需要看医生呢?

跟 我 学

一、生理性体重下降

(一) 概述

几乎所有新生儿在出生后2~4日,由于摄入量相对不足、胎粪及小便的排出、肺及皮肤水分的蒸发、羊水的排出等,出现体重下降,低于出生体重的现象。体重下降程度占出生体重的6%~9%,一般不超过出生体重的10%。大多数新生儿在出生后4~5天体重开始回升,7~10天可恢复到出生时的体重。并非因疾病导致,属于新生儿的特殊生理现象,称为新生儿生理性体重下降。这种生理性的体重下降,对小儿的正常生长发育没有任何不良影响。随着产妇乳汁的增多,小儿吸吮本领的增强,很快在出生一周后,体重会以20~30 g/d的速度增长。

(二) 出现体重下降照护者应该做些什么

1. 评估宝宝体重下降程度及每日吃奶及大小便情况　判断体重下降是否超过10%。查看进食情况,了解是否按照按需哺乳的原则。记录每天排泄的次数及大便的性质,判断出入量是否平衡。

2. 评估产妇的乳头形状及泌乳情况　鼓励所有的新生儿母亲给予母乳

喂养。促进母乳喂养的成功,弥补入量相对不足的现象。

3. 加强喂养　建议产妇可以将母乳喂养的次数增加到每日 10~12 次,每次持续 30 分钟以上。反复讲解母乳喂养和体重下降的相关知识,减轻新生儿母亲的焦虑。

4. 评估外环境对宝宝体重的影响　新生儿出生后由于肺及皮肤水分的蒸发,经过呼吸道和皮肤的不显性失水,使体内组织和体液丢失也可造成体重下降,相应的护理措施主要包括保暖,如穿好褓裤、头部戴好帽子,身体不强行展开,尽量选在朝向、光照好,室温适宜、整洁、空气清新的居室内。在给宝宝沐浴、抚触时,保证室温在 26℃ 左右。

二、生理性乳腺肿大

(一) 概述

男女新生儿均可发生,在生后 3~5 天出现,乳房肿大如蚕豆鸽蛋大小,甚至可挤出少量乳汁。这是因为出生后的新生儿不能继续得到母亲经胎盘传递的雌激素,催乳素的作用致使其乳腺肿大及分泌乳汁。

(二) 护理要点和措施

1. 认真观察乳房的变化　一般不必特殊处理,在生后 2~3 周自行消退。亦有少数新生儿可见乳晕色素加深,有乳汁分泌,乳量自数滴至数毫升不等,待 2~3 周后也可自行消失,不必做特殊处理。

2. 加强宣教　要将相关知识讲给家长听,讲明利害关系消除紧张情绪。

3. 保持乳房周围皮肤的完整　不要强力挤出乳汁,以免导致乳腺继发感染,引起化脓性乳腺炎。错误处理将会使女婴乳腺功能受损,乳头扭曲退缩,影响以后的美观和做母亲时的哺乳。

三、大便的特点和变化

宝宝在生后 10~12 小时开始排胎粪,若超过 24 小时还未见胎粪排出应检查肛门部位有无异常,如有异常须尽快到儿童专科医院就诊。

(一) 胎便的定义

出生后肛门排出的墨绿色或者黑褐色粪便就是所谓的胎便,也称胎粪。胎粪由肠道分泌物、胆汁及咽下的羊水等组成,较黏稠,油性大,2~3 天内排完。

(二) 特点和变化

出生后排出墨绿色或者黑褐色大便,随着进食,3 天后逐渐由黑褐色变得稍浅或是黑褐色中掺杂着黄色的过度便。5~6 天以后,就会变成普通的土黄色的酸性大变。但新生儿的排便情况不稳定,如果入量不足,也会排绿色的大便,俗称饥饿便。所以通过观察排便颜色的变化,就能判断出宝宝的入量是否达到新生儿生长的需求。

（三）护理要点

1. 第一次排便要观察胎粪排出是否在正常的肛门口的位置，如果异常须及时到儿童专科医院，请专科医生评估。

2. 胎便比较黏稠，不易清除干净，应使用油纸巾擦拭，既保护皮肤又容易清洁。

3. 每次更换尿布要观察大便的颜色、性状及量，以判断宝宝的乳量是否充足，大便性状、颜色异常时须保留大便，以便就诊时进行化验。

4. 每次大便后都要清洗臀部并涂抹护臀霜，以保护臀部皮肤。

（四）不同喂养方式下大便的特点

1. 母乳喂养的婴儿　大便呈金黄色，膏状，带有少量黄色颗粒，有时也带绿色。每天 3~4 次，不臭。如遇突然次数增多，有腥臭味，水分增多，应考虑为病态。

2. 人工喂养的婴儿　大便呈淡黄色或灰色，比较硬，有蛋白质分解的臭味，每天 1~3 次。

3. 混合喂养的婴儿　大便呈淡黄色或淡褐色，软，有臭味，每天 1~3 次。

四、小便的特点和变化

宝宝绝大多数在 24 小时内排第一次尿，如果 48 小时未见到排尿，须及时到儿童专科医院，请新生儿专科医生评估。

（一）小便的特点

早期宝宝小便次数和量相对少，随着充足的哺乳，1 周后排尿次数增多，可达 10~20 次。由于新生儿泌尿系统发育不成熟，膀胱容积较小，在出生最初的几周里，小便的次数很多，量却很少。大约一个月以后，每次小便的量会渐渐增多，而次数会慢慢减少。

（二）护理要点

1. 注意观察小便的色泽和量。正常尿液为淡黄色透明液体。

2. 及时更换纸尿裤，保证外阴清洁，每次更换纸尿裤时应用湿纸巾从前向后擦净臀部皮肤，防止尿液中胺等物质的不良刺激而引起臀红。

3. 每日用清水清洗臀部及会阴 2~3 次。

五、啼哭

（一）概述

新生儿啼哭是一种本能反应，由于不会讲话，啼哭则是他们语言表达的一种形式，是与父母交流的方式和对内外环境刺激与要求的反应，是正常现象，也是主要的活动和锻炼方式。哭有利于肺部的扩张，可以使胸廓和腹部的活动加大，使喉部发育加快。新生儿啼哭分为生理性和病理性两种。生理性啼哭可表达"冷、热、饿、尿、便、困、怕"等自然反应。病理性啼哭指异常的啼哭，如感染，疼痛等某种疾病情况。

（二）特点和应对

1. 对寒冷的反应　哭声低，乏力，皮肤出现花纹或发绀，严重时表现为皮肤苍白、干燥，全身蜷曲，动作减少。此时，照护者可将新生儿抱在怀中或加盖小被子。

2. 对热的反应　哭声响亮、有力，皮肤潮红，额面部可以看到轻度出汗，四肢出现活动多，严重者可出现轻度发热。此时，需要将所盖或包裹的小被子松解或移开，出汗多者需要擦汗换衣，还可以为新生儿沐浴增加其舒适感。

3. 对饥饿或口渴的反应　新生儿的胃容量小，喂奶频率要高，距离前次喂奶2~3小时后，容易饥饿。这时哭声洪亮，音调高，而且有规律，同时头部左右转动找寻，口唇出现吸吮、伴伸舌和吞咽动作。此时，应立刻给予新生儿喂奶。如果喂完奶后仍啼哭，表明没吃够量，再多喂点奶，如果天气热，可适当喂些水。

4. 对尿湿或解便后的反应　哭声常突然出现，有时很急，下肢的活动比上肢的活动要多。解便前有时有面色涨红呈用力状。此时应不用着急，稍等片刻待排便完成后，可更换尿布，并注意小屁股的清洁与润肤，以防止尿布疹的发生。

5. 对困乏的反应　如果新生儿累了，却又不容易入睡，会出现啼哭，哭声响亮，双手揉搓面部，尤其是鼻子和眼睛。此时，照护者可轻拍新生儿，注意拍打的节律，可稍慢于心率，并随着新生儿哭声的时有时无，越来越轻，拍打的节律也越来越慢，直至新生儿睡着。

6. 对惧怕的反应　对突然出现的声音或体位变化或其他外界刺激的反应，先出现受惊吓的表现，如双臂举起，拥抱状，或哆嗦一下等，哭声随后立即出现，哭声急，面部涨红，此时照护者如给予搂抱或轻声安慰，啼哭一会儿就会消失。

7. 新生儿吃奶时边吃边哭，需要注意是否有母乳过少或奶嘴开口过小。此时，可见新生儿吸吮几口才吞咽，数分钟后即出现啼哭，哭几声后再吃，反反复复。出现这种情况时，照护者可在母乳后加喂牛奶，或适当将奶嘴开口开大，以挤压后奶汁流出顺畅为合适。母乳过多或奶嘴开口过大时，新生儿也会啼哭。此时，新生儿每次吸吮后马上吞咽，偶有呛咳，这时，妈妈可用拇指和示指轻轻捏住乳头，使乳汁流得慢些或换奶嘴。

8. 其他生理性啼哭　也可见于肚子胀气，衣服过紧，蚊虫叮咬，异物夹入衣物(如细线,小刺等)摩擦,体位不适等,照护者可仔细观察,找出原因,及时帮助调整,可以使啼哭停止。

六、新生儿黄疸

(一) 新生儿黄疸的概念

由于新生儿出生时红细胞较成人数量相对多,寿命相对短,生后 7 天内红细胞破坏较多,所以胆红素产生的量多。新生儿肝脏系统发育尚不成熟,肝脏清除胆红素的能力较差,又由于新生儿肠肝系统的特点,肠壁吸收胆红素也较多,因而胆红素积存于血液,血清胆红素浓度增高引起皮肤、巩膜等的黄染。新生儿黄疸可分为生理性和病理性两种。

1. 生理性黄疸　约 60% 的足月儿和 80% 以上的早产儿会出现生理性黄疸。足月儿常于生后 2~3 天出现,4~5 天达高峰,5~7 天消退,最迟可延迟到 2 周,宝宝一般情况良好,血清胆红素浓度一般不超过 205μmol/L(12mg/dl),早产儿多于生后 3~5 天出现,5~7 天达高峰,7~9 天消退,最迟可延迟到 3~4 周。血清胆红素浓度不超过 256.5μmol/L(15mg/dl)。这种特殊的生理现象对小儿的正常生长发育没有任何不良影响。

2. 病理性黄疸　黄疸出现早(生后 24 小时内)、程度重,主要表现为全身黄染明显甚至手心、脚心、巩膜部位也非常黄。大便排除少或延迟,颜色较浅;尿色深黄,同时伴有纳奶差、厌食、拒乳、呕吐、体重不增、精神萎靡、反应差、体温升高或下降等症状。

足月儿血清胆红素超过 205μmol/L(12mg/dl),早产儿超过 256.5μmol/L(15mg/dl),或病情发展快,胆红素每日上升超过 85μmol/L(5mg/dl);黄疸消退延迟,足月儿超过 2 周,早产儿超过 4 周,或黄疸退而复现;血清结合胆红素超过 26μmol/L(1.5mg/dl),均考虑为病理性黄疸。

3. 母乳性黄疸　2%~4% 母乳喂养的新生儿会出现母乳性黄疸,足月儿多见,黄疸在生理性黄疸期内(2 天 ~2 周)发生,但不随生理性黄疸的消失而消退。黄疸程度以轻度至中度为主,重度较少见。宝宝一般情况良好。生长发育正常,肝脏不大,肝功能正常,HBsAg 阴性。

没有证据显示,黄疸的原因是由于母乳的异常所导致的。只有在黄疸持续 6 天以上,胆红素超过 20mg/dl 和母亲的病史对新生儿产生影响时才停止母乳喂养。

(二) 观察要点

1. 选择自然光线的环境。

2. 仔细观察黄疸的程度　观察宝宝的面部、巩膜、全身皮肤、手足心等有无黄染现象。

3. 观察尿液及大便色泽。

4. 观察哭声、呼吸、吃奶情况、动作、反应判断精神情况。

（三）护理方法

照护者可每日给新生儿晒太阳。秋冬季回家后每日选择太阳光最充足的正午晒太阳，晒两次，每次间隔30分钟~1小时。如上午11∶00~12∶30之间，下午13∶30~14∶30之间晒太阳两次，每次持续20~30分钟。可以先仰卧位脱光衣服，再俯卧位晒后背。春夏季可以避开正午太阳最强烈时，选择如上午9∶00~10∶30之间，下午14∶30~15∶30之间晒太阳两次，每次持续20~30分钟。晒时注意保护眼睛，可用深色软布遮盖。

（四）注意事项

1. 全程做好保暖。

2. 接触宝宝皮肤前洗净双手。

3. 观察到宝宝出现明显黄疸（包括皮肤、巩膜黄染等）须及时到儿童专科医疗机构请专业医务人员评估、诊治。

七、体温过高

（一）概述

是指身体中心温度高于38℃。产热增多或散热减少均可导致体温升高，俗称发热。发热时机体在致热原的作用下，通过体温调节中枢下丘脑来调节，使产热和散热不平衡。此时，产热大于散热，而引起体温升高。

（二）护理要点和措施

1. 评估体温升高的原因，采取相应的降温措施　对新生儿体温升高，首先要识别是生理性的还是病理原因造成的。生理性发热的原因包括内因和外因两个方面。外因主要是由于生活的环境温度过高，而新生儿的体温调节中枢发育尚不完善，调节体温能力较差，其体温容易随环境的变化而变化。环境温度过高，包括衣被过暖使他们出现体温的上升。内因主要是指出生后入量不足，经体表失水较多，特别是排尿开始后，导致身体脱水发热。针对内、外因素造成的体温升高，采取对症措施，帮助降温。

2. 评估生活环境，除外外因引起的体温过高　一旦发现确系为环境过高或衣服包裹所致，立即采取降低环境温度的方法，为新生儿提供一个既不热也不冷的理想、适宜的环境。此时可以用风扇或空调降低室温，但风口不要正对新生儿，还可以打开包被，解开衣服散热或是擦温水浴等方法来降低体温。

3. 正确测量和读取体温数值　注意不要在刚刚吃奶、喝水、长时间哭闹的时候测量，避免这些因素影响体温测量值的准确度。

加　油　站

对新生儿异常大便的观察

1. 饥饿性大便　大便次数增多,量少,呈绿色黏液状,营养不足引起,足量喂养可改善。

2. 母乳性腹泻　每天大便 3~7 次,大便呈泡沫稀水样,气味有特殊的酸臭味,便稀、微绿,有泡沫和奶瓣,有时还带有条状透明黏液。

3. 大便中有大量的泡沫,呈深棕色水样,带有明显酸味,是淀粉食物摄入多,对食物中的糖类不消化引起的,需要排除肠道感染的可能性。

4. 大便突然增多,有黏液或混有血液,排便时婴儿哭闹不安,此种情况需要就医。

5. 大便次数突然增多,水便分离,呈蛋花状,有奶瓣,是母乳中蛋白质含量高。

6. 大便稀,呈豆腐渣样,有黏液,应是细菌性肠炎,多患有鹅口疮,需要就医。

7. 便秘　是新生儿期较常见的症状,超过 72 小时不排便为便秘,可引起腹胀、呕吐、小肠炎等。预防方法:两次喂奶之间加温开水,亦可口服双歧杆菌制剂或低聚糖制剂。

划　重　点

通过本单元学习照护者应了解新生儿期生理性体重下降、乳腺肿大、黄疸、啼哭、体温高等现象的原因及正确的护理措施,学会观察新生儿大小便,能识别哪些是生理性的现象,哪些是病理性的表现,既能淡定育儿又不延误病情。

试　试　手

1. 如何识别宝宝是生理性黄疸还是病理性黄疸?

2. 如何观察宝宝的大小便?

第三单元
新生儿异常情况照护

小 案 例

小智，生后 10 天。妈妈在为小智更换尿布时发现会阴部及臀部皮肤泛红，隐隐有皮疹。小智的小屁屁为什么会发红呢？该怎么办？会不会加重？该如何为皮肤涂抹药品？

跟 我 学

一、新生儿尿布皮炎的护理

（一）尿布皮炎的概念

尿布皮炎也称臀红，是新生儿期的一种常见和多发的皮肤损害性疾病。表现为肛周、会阴部和腹股沟皮肤潮红、糜烂、溃疡，伴散在红色斑丘疹或脓点及分泌物。臀红是由于臀部长期过于潮湿及尿便共同作用引起的。据有关资料，新生儿臀红的发生率为 14.1%，有腹泻的婴幼儿发生率更高。臀红按照皮肤受到损伤的程度分为轻度和重度，详细分度如表 7-3-1。

表 7-3-1 新生儿臀红分度

分度	临床表现
轻度	皮肤血管充血，皮肤发红粗糙，表面干燥
重 1 度	局部皮肤潮红伴有少量皮疹，范围小
重 2 度	皮肤红，范围大，皮疹破溃并伴有脱皮
重 3 度	皮肤红，范围广，伴皮疹，皮肤发生较大面积的糜烂和表皮剥脱及渗液

（二）安全提示

选用适合新生儿使用的护理用物，即接触皮肤的液体、物品要无刺激、柔和，照护者要动作轻柔。如皮肤红范围大，或皮疹破溃就需要及时到专科医院就诊，遵医嘱采取相应的措施。

（三）尿布皮炎（臀红）的护理方法

1. 评估臀部皮肤　臀红易发生在尿布包裹的部位，如臀部、会阴、阴囊、大腿内侧等处。检查时宝宝仰卧于安全舒适的床面，打开包裹的纸尿裤（或尿布），查看纸尿裤接触皮肤的部位，特别注意臀部皮肤褶缝处，男宝宝的阴囊部及其周围，特别是当发生腹泻、大便异常时，粪便会较长时间接触并刺激臀部皮肤引起臀红。

2. 臀部皮肤涂药方法　臀部皮肤清洁后，可使用皮肤保护膜、护臀膏、润肤油、鞣酸软膏等保护臀部皮肤。

（1）正确清洁臀部并用柔软的棉布或纸巾轻轻沾干水渍后方可涂抹药膏。也可使用吹风机选择低温档吹干臀部皮肤。

（2）喷涂皮肤保护剂：距离臀部皮肤 10~15cm 左右，按压喷头，均匀喷洒，药液须完全覆盖皮肤或患处。注意遮挡，避免喷雾被宝宝吸入。待干 30 秒后包裹纸尿裤。

（3）涂抹润肤油 / 药膏等：挤适量药膏，使用棉签蘸取药膏轻轻涂于患处，或将手洗净，挤适量药膏于示指或中指指腹，直接均匀轻柔涂抹。

3. 常用皮肤保护剂的种类

（1）润肤油：植物性润肤油含有丰富的不饱和脂肪酸，促进皮肤微循环，并形成脂质保护膜，防止汗液、尿便刺激。

（2）皮肤护肤粉：护肤粉能在皮肤表面形成一层天然保护屏障，隔离汗渍、尿液等对皮肤的刺激，并能吸收排泄物，保持皮肤的干燥。

（3）维生素类软膏：脂溶性维生素 AD、维生素 E，这两种维生素均能在臀部皮肤上形成一层保护膜。

（4）皮肤保护膜：保护膜是临床上预防和护理红臀较为有效的一种液体敷料。此膜能在皮肤上形成一层无色、防水、防摩擦的保护膜，使皮肤与外界刺激物有效隔离。

（5）抗真菌药和抗生素药膏：对于真菌引起的尿布皮炎可遵医嘱用抗真菌药膏涂臀；抗生素和抗真菌药联合使用对治疗感染导致的尿布皮炎效果显著。

4. 臀部烤灯的正确使用方法

（1）操作方法：充分暴露宝宝臀部，使用 25~40 瓦灯泡，灯头放置稳妥，灯泡距离臀部患处 40~50cm，照射时间持续 15~20 分钟。

（2）注意事项：①不要随意拉近烤灯照射的距离，特别是要注意对男婴阴囊的保护,温度不能太高。②照射时要有专人守护,避免发生烫伤。③采取俯卧位要注意不要压住口鼻,防止发生窒息。④照射时患处禁止涂抹油性药膏或保护剂,避免烫伤。

二、新生儿脐炎的护理

(一) 新生儿脐炎概述

由于断脐时或出生后处理不当,脐残端被细菌入侵、繁殖所引起的急性炎症。也可由于脐血置管保留导管或换血时被细菌污染而导致发炎。最常见的化脓菌为金黄色葡萄球菌,其次是大肠埃希菌、铜绿假单胞菌、溶血性链球菌等。

(二) 安全提示

新生儿皮肤黏膜柔嫩,血管丰富,极易破损感染。此外,如脐部被大小便污染,也会使脐部发炎。

(三) 护理方法

1. 护理前清洁手部,注意宝宝腹部保暖。

2. 观察脐带及脐周有无红肿、渗液或脓性分泌物,如有及时治疗。

3. 用 75% 酒精从脐带的根部由内向外环形清洗消毒,用消毒纱布覆盖,保持局部干燥。

4. 脐带残端脱落后,注意观察脐窝内有无樱红色肉芽肿要处理。

5. 大小便后要及时换尿布,尿布不要遮盖脐部,以免大小便污染脐部引起脐部发炎。

(四) 注意事项

1. 给宝宝洗澡时要注意保护宝宝的脐部,使其不被脏水污染;洗完澡后要进行脐部护理。

2. 脐带残端长时间不脱落,应观察是否断脐时结扎不牢,请专业人员确诊并处理。

3. 要随时观察脐部及脐周有无红肿、分泌物,一旦发现应及时到医院处理,并遵医嘱按时涂药。

4. 脐周红肿或创面有少许渗出物时,应避免暴露,并尽量避免不必要的摩擦。

三、新生儿鹅口疮的护理

(一) 新生儿鹅口疮概述

鹅口疮又名雪口病,为白色念珠菌感染所致的口炎。多见于新生儿和婴幼儿,营养不良、腹泻、长期使用广谱抗生素或类固醇激素的患儿常有此症。

新生儿多由经产道感染或因哺乳时使用污染的奶头或奶具导致感染。主要表现为口腔黏膜上出现白色乳凝块样物,不易擦掉,严重时融合成片,布满口腔两侧、舌面、上颚等。

（二）安全提示

"鹅口疮"初期一般没有疼痛感,不会影响宝宝进食,但如果任其发展,则会造成宝宝吞咽困难、呛奶、呕吐、声音嘶哑、呼吸困难,严重时还会引起败血症、脑膜炎等严重并发症。

（三）护理方法

1. 护理前清洁手部。

2. 检查口腔白色乳凝块样物的附着情况,不可强行擦拭。

3. 局部给予 2% 碳酸氢钠溶液进行清洁口腔,然后给予制霉菌素涂抹,每日 2~3 次。

4. 正确涂药　在用清洁口腔后用无菌纱布或棉球尽量吸出唾液,然后涂药,涂药后尽量保持闭口,此时不要喂水、喂奶,以保证口腔用药的效果。

5. 奶具的消毒处理

（1）初步浸泡处理:这是鹅口疮宝宝奶具消毒最重要的一步。每次用后的奶瓶、奶嘴要全部拆开,先用 2% 的碳酸氢钠溶液(能够完全没过奶瓶和奶嘴)浸泡 10~15 分钟后取出,再进行清洗。

（2）食具清洗:用清水刷洗奶瓶、奶嘴,注意瓶口螺纹处、奶嘴孔处有无奶垢堆积,冲洗干净,随后进行消毒。

（3）食具消毒:①奶嘴消毒采用煮沸消毒法:准备干净的煮锅,里面装满清水(能够充分没过奶嘴),水沸腾后放入奶嘴(碳酸氢钠溶液浸泡并清洗后的),等待水再次沸腾 5 分钟后取出奶嘴和连接盖,置于干净通风处,晾干,备用。②奶瓶消毒:玻璃奶瓶采用煮沸消毒法,准备干净的煮锅,里面装满冷水,放入奶瓶(碳酸氢钠溶液浸泡并清洗后的),水的深度要能完全覆盖所有已经清洗过的喂奶用具,等待水沸腾 15 分钟后取出,置于干净通风处,倒扣沥干,备用。

四、新生儿湿疹的护理

（一）新生儿湿疹概述

新生儿湿疹俗称奶癣,又叫脂溢性皮炎或过敏性皮炎。新生儿湿疹多出现在出生后 1 个月左右,主要发生在两颊部、额部和下颌部,眉间皮肤潮红,被覆黄色油腻性鳞屑,头顶部可有较厚的黄浆液痂。严重时可累及胸部和上臂。湿疹开始时皮肤发红,上面有针头大小的红色丘疹,可出现水疱、脓疱小糜烂面、潮湿、渗液,并可形成痂皮。痂脱落后会露出糜烂面,愈合后形成红斑。数周至数月后,水肿性红斑开始消退,糜烂面逐渐消失,皮肤会变得干燥,而且出现少许薄痂或鳞屑。

（二）安全提示

1. 头顶、眉毛等部位结成的痂皮，可用消过毒的食用油涂抹，第二天再轻轻擦洗，就可以去掉。

2. 严禁宝宝接触其他有化脓性皮肤病的患者，以免发生交叉感染。

3. 患有湿疹期间最好不做预防接种，以免发生不良反应。

（三）操作过程

1. 评估皮肤状况　检查头顶、眉毛等部位结成的痂皮情况；检查身体其他部位皮肤情况。

2. 准备用物　根据医生处方准备保湿及治疗用的药膏；根据要求将药膏按比例配制。

3. 具体实施

(1)给宝宝洗澡，保持皮肤清洁和湿润。痂皮较厚者，宜先用消毒麻油湿润，再擦掉痂皮，切勿硬性剥除。

(2)洗净双手。

(3)将配好的药膏均匀涂抹患处(可以戴一次性手套)。使用激素药膏时，注意涂抹不宜过薄，否则无法有效治疗；激素和抗生素药膏不能同时使用，须间隔半小时以上。

4. 日常照护要点

(1)喂养:最好是母乳喂养。母乳喂养可以减轻湿疹的程度。哺乳的妈妈暂时不要吃蛋、虾、蟹等易致敏的食物，牛羊肉、葱姜等发物以及辛辣刺激性的食物，以免这些食物通过乳汁影响宝宝。

(2)衣物:贴身衣服和被褥必须是 100% 棉质的，所有衣服的领子最好是棉质的，避免化纤、羊毛制品对宝宝造成刺激。穿衣服要略偏凉，衣着应较宽松、轻软，过热、出汗都会造成湿疹加重。要经常更换衣物、枕头、被褥等，保持宝宝的身体干爽。

(3)洗浴:洗浴时以温水洗浴最好，水温控制在 37~39℃，避免因热水引起皮肤瘙痒，洗澡时间控制在 10 分钟以内。选择偏酸性的洗浴用品，避免使用肥皂。保持皮肤清洁，不能因为有湿疹而减少洗脸、洗澡的次数，因为皮肤不清洁，感染的机会会增加；但洗澡的频次可根据洗澡后湿疹的反应来决定。如果洗澡后湿疹加重，可 2~3 天洗一次。勤剪指甲，避免宝宝抓患处，造成继发性感染。最好不给宝宝戴手套，那样会限制双手的运动。

(4)环境:卧室室温不宜过高，也避免宝宝穿的过多，根据环境和活动增减衣物，维持宝宝无出汗的状态，否则会使痒感加重。要最大限度地减少居住环境中的过敏原，以避免这些东西刺激宝宝引起过敏反应。室内要保持通风，不要放地毯。打扫卫生最好是湿擦,避免扬尘,或用吸尘器处理家里灰尘多的地方。家里最好不要养宠物。

加 油 站

新生儿湿疹是怎么引起的? 会传染吗?

引起宝宝湿疹病因是复杂的,其中过敏因素是最主要的,也受遗传因素影响,所以有过敏体质家族史(如父亲、母亲、祖父、祖母、外祖父、外祖母、兄弟姐妹等家庭成员有过湿疹、过敏性鼻炎、过敏性皮炎、哮喘、食物过敏和药物过敏等)的宝宝就容易发生湿疹。发生了湿疹的宝宝,许多物质又会诱发或加重湿疹症状,如食物中蛋白质,尤其是鱼、虾、蛋类及牛乳,接触化学物品(护肤品、洗浴用品、清洁剂等)、毛制品、化纤物品、植物(各种植物花粉)、动物皮革及羽毛、发生感染(病毒感染、细菌感染等)、日光照射、环境温度高或穿着太暖、寒冷等,都可以刺激宝宝的湿疹反复发生或加重。另外,新生儿的皮肤角质层比较薄,毛细血管网丰富而且内皮含水及氯化物比较多,对各种刺激因素较敏感,所以容易发生湿疹。

新生儿湿疹是婴幼儿时期的过敏反应,与自身的免疫系统和过敏原有关,并不是一种传染性的疾病,所以,新生儿湿疹是不传染的。

划 重 点

通过本单元学习拓宽照护者的知识,初步掌握尿布皮炎、脐炎、鹅口疮、湿疹等常见异常情况的居家观察和护理,并能正确实施,避免焦虑情绪,提高居家护理的效能。

试 试 手

1. 如何避免宝宝发生臀红? 发生臀红后应如何护理?
2. 洗澡后如何为宝宝进行脐部护理?

第四单元
新生儿期的亲子活动

小 案 例

美美,出生 5 天,出生后从医院回到家已经两天了,每天除了吃奶就是睡觉,家里亲朋好友送来了不少玩具,美美什么时候才能玩儿呀? 哪些玩具适合美美? 该如何与宝宝一起游戏?

跟 我 学

一、游戏的概念

游戏是儿童的全球性语言,是儿童与他人沟通的一种重要方式。新生儿游戏具有促进宝宝感觉运动功能的发展、促进体格发育、促进智力发展的重要作用。刚出生的宝宝大脑在快速发育中,触觉、视觉、听觉都需要锻炼,因此需要照护者多抽出时间陪宝宝做游戏。

二、安全提示

玩具要便于清洗,圆润、柔软、环保、无异味。

三、操作过程

(一) 新生儿的玩具

玩具是最好的伴侣,也是教育与训练不可缺少的教具。新生儿虽然小手还不会抓握玩具,更不会玩弄玩具,但眼睛会看、耳朵会听、小手会触摸,所以选择玩具要根据这一特点,选择色彩鲜艳、有声响能活动的,可以使新生儿能看、能听、能触摸,并能引起兴奋情绪的玩具,以发展视觉、听觉、触觉。下面玩具可供选用。

1. 促进新生儿视觉发育的玩具　悬挂的彩球、彩灯、脸谱画、大幅人像画、红色玩具等。

2. 促进听觉发育的玩具　八音琴、响铃棒、拨浪鼓、能捏出声音的塑料娃娃或动物等音响玩具。

3. 促进触觉发育的玩具　小皮球、小木棒、塑料圆环、布娃娃等触摸玩具。

（二）游戏

1. 新生儿视觉训练游戏　宝宝出生后已有光感，首先可以吸引宝宝注视灯光，进行视觉的刺激，然后让宝宝的眼睛跟踪有色彩、发亮和移动的物体，由此而训练视觉能力。

（1）看彩球游戏：将彩球悬挂在新生儿胸部上方，距离眼部 20~25cm，吸引新生儿注视。一周后，将彩球在新生儿眼前从左到右移动，再从右到左移动，训练视线随物移动。两周后将球放在新生儿眼前上下移动，并继续向左右移动。满月时，将球放在新生儿眼前做 360° 转圈，训练视线随球转动360°。

（2）看亮光游戏：可在房间内挂光亮适度、柔和的乳白色灯或彩灯，光线不要照射宝宝的脸，可以间断开、关灯，以锻炼瞳孔扩大与缩小的功能。两周后可用红布盖住手电筒，将亮光对准新生儿眼上方 15~20cm 处，沿水平线向左右或前后方向慢慢摇动数次，进行视觉训练。训练时视角仅限于正前方45°范围，注视时间仅可几秒钟。满月时，视角可扩大到正前方 90° 范围，注视时间可适当延长。

2. 新生儿听觉训练游戏　一般来说，新生儿出生后几分钟就有听觉反应，出生 2~3 天就能对不同的声音建立起对应的条件反射，5 天就能辨别发声源的位置，有时听到声音会停下正在做的动作。出生后两周能集中听力，会把头或眼睛转向发出声音的方向，形成初步的听觉反应。对新生儿进行听觉的训练，主要是听声音接受听觉刺激，开始在大脑中储存各种声音的信息，以促进听力发展和智力的发育。

（1）新生儿最喜欢妈妈的说话声，所以在每次的接触和护理中，要与宝宝谈话，轻轻地叫宝宝的名字，让宝宝熟悉妈妈的声音及自己的名字，逐渐对妈妈的声音及自己的名字建立条件反射。

（2）给宝宝聆听不同的音乐：可用小型录音机播放优美悦耳的音乐，要固定听 1~2 首优美的乐曲（提倡选用古典名曲）。每天在宝宝醒时播放，要定时，以 5 分钟为宜。要时常改变录音机的放置位置，以训练追寻声源及倾听能力。也可以由照护者唱歌给宝宝听。这样不仅进行了听觉训练，而且也培养了宝宝愉快的情绪与对音乐的兴趣。

（3）唱歌：妈妈可以经常对宝宝唱歌，这样能使宝宝放松。无论唱的好坏，都会使宝宝愉快。宝宝醒着时，妈妈要常常和宝宝柔声说话，并且注视宝宝的眼睛，唱儿歌给宝宝听，以高低声调、不同表情逗引宝宝。这样可以给宝宝创造一个轻松的环境，使宝宝尽早学会发音。

3. 新生儿触觉训练游戏　新生儿触觉灵敏，特别是唇、面颊、眼睑、手掌、足心等处皮肤尤为明显，触动时立即有反应。因此，应从出生后就开始进行触觉训练。

（1）新生儿觉醒时，照护者用手轻触左右脸颊，训练宝宝向左或向右转头。若在触动后有这样的反应，妈妈可以在宝宝脸颊上亲吻一下以示鼓励。

（2）轻柔地抚摸新生儿的每个手指，使紧握的小手放开，并在每次抚摸后用不同材质的物体去触碰手掌心，如硬、软的东西，或热、或冷的东西，让宝宝感觉到触觉的刺激。

（3）在喂奶前，妈妈握着宝宝的小手抚摸自己的乳房，然后再喂奶。经常这样触摸乳房，使新生儿知道"饿了可在此处觅食"。宝宝摸乳房后，喂奶前要洗擦奶头，以保持清洁。

（4）利用洗澡前后或换尿布后，新生儿全裸或半裸时，照护者用手抚摸宝宝身体，进行轻柔的按摩，使其皮肤感觉到触压的刺激。

（5）握手指游戏：用手指触碰宝宝的手掌，让宝宝紧紧握住，在他手中停留片刻后放开。既能锻炼宝宝的肢体，又能开发右脑的肢体协调能力。

4. 嗅觉训练游戏　新生儿出生后就能对各种气味产生各种反应，可利用这一特点进行嗅觉训练。进行嗅觉训练时，不管什么气味都可让他闻，如喂奶时闻妈妈的乳香，洗澡时闻肥皂的芳香，让宝宝及早接受各种气味的刺激。

5. 味觉训练游戏　宝宝一出生就会对甜酸苦辣等味道做出不同的反应，如对甜味会做出吸吮动作，出现愉快的表情，对苦、酸、咸的东西会皱眉闭眼，有不愉快的表情。根据这一特点，有意识地让宝宝品尝各种味道，如用消过毒的筷子蘸上酸、甜、苦、咸的各种味道，让宝宝感受不同的刺激以促进其味觉发育。

6. 新生儿语言训练　宝宝出生后，照护者要多和新生儿交谈和沟通，千万不要以为刚出生的宝宝听不懂话而不去和宝宝交谈。在宝宝清醒、精神兴奋的时候，应抓住时机尽可能多地和宝宝说话。

（1）新生儿醒后躺在床上，然后照护者面对面用柔和的声音和宝宝说话，内容可以涉及各个方面，比如认识爸爸妈妈、爷爷奶奶，如何穿衣、吃饭，常用物体的名称、形状、颜色等。

（2）与宝宝交流时，环境要安静，说话的速度要慢，最多不要超过5分钟。

跟新生儿说话时父母要带有笑容,语调要温柔、亲切。在说话的同时,要逗宝宝发声,第 2~3 周,宝宝就能发出"哦哦"的声音来回应。父母讲得越多,宝宝应答得越勤。

(3) 与宝宝说话的机会是很多的,如换尿布、喂奶、洗澡时都可以进行。如在吃奶时可以说"宝宝,吃奶了",玩耍时说"宝宝,开始做游戏了",洗澡时说"宝宝,要洗澡了"等。要很好地抓住这些时机,多和宝宝交谈,对新生儿的语言发展、大脑的发育均有益。另外,可以有意识地给宝宝讲故事、念儿歌,以训练宝宝的语言能力。

7. 新生儿期脑部开发游戏　宝宝的大脑每天都在成长,经验也在不断增加,每天他们都在看到并且接受各种新鲜事物。而爸爸妈妈在跟宝宝交流时,要主动积极地回应宝宝的反应。如果爸爸妈妈用充满爱意的方式与宝宝交谈,认可宝宝的反应,帮助宝宝探索周围的世界,宝宝也会更主动、更积极地认识世界,而且也会成长得更快。

8. 新生儿期动作训练　宝宝整天蜷在包裹里,腿部活动量不足,肌肉发育不完善,可以把一个有响声的球放在宝宝的床尾。宝宝无意之中踢到球时,就会不断地踢,使球再次发出响声。这样,可以锻炼宝宝的腿部力量。让宝宝仰卧,然后示指从宝宝的手掌虎口一侧插入,宝宝会有抓握反应,表现为紧紧抓住,而且很有力量。

(1) 转动头部游戏:将新生儿仰卧在床上,照护者手持色彩鲜艳、会发出声响的玩具,在距离宝宝眼睛 30cm 远的地方慢慢地移到左边,再慢慢地移到右边,让新生儿的头随玩具转动,朝左朝右各转动 90°。

(2) 手指抓握能力游戏:照护者将自己洗净的示指塞进新生儿手掌里,使宝宝抓握,然后抽出来再塞进去,反复数次,以训练宝宝的抓握能力。也可以换用圆形光滑的小木棍抓握。

(3) 收缩脚掌游戏:照护者用手指或其他物体触碰宝宝脚心,使宝宝自动做收缩脚掌的动作,反复 4~6 次,以活动宝宝腿部的肌肉。

9. 游泳　新生儿脐带脱落后,恢复得很好时,可在 2~3 周时做游泳活动。在新生儿洗澡时,将其放在较大的浴盆里,一手掌托住腹部,另一手托住下颌,让宝宝平趴在水中,露出头部,四肢自由活动,推动身体在水中移动。

(三) 注意事项

1. 新生儿的玩具要注重安全性,要选材质环保,无毒无味,柔软光滑、无棱角的,且分量轻的玩具。

2. 游戏过程中注意保暖。

加　油　站

新生儿的智力发展特点

新生儿的智力发展特点，如表 7-4-1。

表 7-4-1　新生儿的智力发展特点

月龄 /领域	大动作	精细动作	语言	认识	社会性
新生儿	新生儿最早发展的基本动作是头部的动作。新生儿俯卧时不能抬头/抬15°，竖直抱时颈部可以短暂挺立	刚出生的新生儿具有先天的抓握反射，成人将两个示指分别伸到新生儿握着的双手里，新生儿会自动握紧手指	新生儿出生后的第一声啼哭是最早的发音，也是以后语言的基础。新生儿的哭声可以用来表示身体的状态，并成为其得到关注的手段	出生几天的新生儿就能注视或跟踪移动的物体或发光点。新生儿也具备了一定的听觉能力，用玩具（如拨浪鼓）在距离新生儿耳边 10cm 左右处发出声响，新生儿头部有明显的运动反应	新生儿用不同的哭声来表达不同的生理需求，如饿了、尿了等。这是新生儿社会情绪发展的初始阶段

划　重　点

新生儿的成长需要刺激，刺激能促进宝宝感觉器官的发育和功能的完成，可以促进脑细胞的发育。游戏是宝宝成长过程中开发智力、增加经验的活动。玩具是宝宝最好的伴侣，也是教育与训练不可缺少的教具。玩具要选择色彩鲜艳、有声响能活动，可以使用新生儿能看、能听、能触摸并能引起兴奋情绪的玩具，这种玩具有助于发展宝宝的视觉、听觉和触觉。照护者在与宝宝交流时，应主动积极地回应，以给宝宝恰当的"刺激"。

试　试　手

1. 如何训练宝宝的视觉？
2. 如何为宝宝进行语言训练？

第八章
婴儿期居家护养

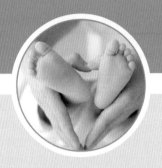

　　0~1 岁宝宝尚不能开口说话，照顾宝宝时，各种问题常常会令新晋爸妈不知所措。本章针对婴儿期常见问题，介绍如何做好婴儿期喂养、清洁、日常照护、安全护理、异常情况照护和亲子游戏。帮助照护者全方位地养育宝宝，帮助宝宝的全面发展。

第一单元
婴儿期混合喂养技术

晨晨,2个月。因妈妈母乳不足而进行混合喂养。一次喂奶时宝宝出现呛咳,并哭闹不止。宝宝为什么会出现呛咳反应?人工喂养的方法及注意事项有哪些?喂养时出现呛咳如何处理?

跟 我 学

一、人工喂养的概念

人工喂养是指由于婴儿患有某些代谢性疾病、母亲患有某些传染性或精神性疾病、乳汁分泌不足或无乳汁分泌或其他原因,不能用纯母乳喂养婴儿时,采用婴儿配方奶或其他代乳品完全代替母乳喂养婴儿,满足婴儿不同时期的生长发育。建议首选适合6月龄内婴儿的配方奶喂养,不宜直接用普通液态奶、成人奶粉、蛋白粉、豆奶粉等喂养婴儿。

二、婴儿配方奶

婴儿配方奶也常常称为婴儿配方食品,是参考婴幼儿营养需要和母乳成分,以牛奶或羊奶、大豆蛋白或谷类食物等为基础原料,经过一定配方设计和工艺处理而生产的,用于喂养不同生长发育阶段和健康状况婴儿的食品。由于婴儿配方食品多为乳粉(再冲调为乳液喂养婴儿)或可直接喂养婴儿的液态乳,所以又常称为婴儿配方乳或婴儿配方奶。由于经过了一定的配方设计(食物成分调整和营养素强化),在婴儿喂养中,婴儿配方食品比普通牛羊乳或其他普通食品具有很强的优势。但必须强调的是,无论经过怎样的配方设计和先进研发,任何婴儿配方奶都不能与母乳相媲美。婴儿配方食品归根结底仍然是一种食品,对于得不到母乳喂养的婴儿,可以避免直接用牛羊乳或其他食品喂养婴儿。

三、人工喂养次数与奶量估计

因新生婴儿胃容量较小,出生后 3 个月内可不定时喂养。3 个月后婴儿可建立自己的进食规律,此时应开始定时喂养,每 3~4 小时一次,每天约 6 次。配方奶作为 6 月龄内婴儿的主要营养来源时,需要经常估计婴儿奶的摄入量。3 月龄内婴儿奶量为每天 500~750ml,4~6 月龄婴儿为每天 800~1 000ml,逐渐减少夜间哺乳。宝宝之间有个体差异,照护者应通过观察婴儿食欲、体重、粪便性状等判断,调整适合自家宝宝的奶量和喂奶间隔。

四、人工喂养的操作过程

1. 配乳　可依据婴儿需要选择适宜的配方奶,如早产儿可选择早产儿配方奶及母乳添加剂,乳糖不耐受宝宝可选用免乳糖奶粉等(可遵医嘱选择)。液态奶可用 40℃温水加热;乳粉则根据产品说明上标示的水温和配比进行冲配。冲泡奶粉的水温建议使用不低于 40℃沸腾过的温水为宜(根据世界卫生组织发布的《安全制备、贮存和操作婴儿配方奶粉指导原则》),但也不能用沸水冲泡,水温过高会破坏其中的营养成分,尤其是其中的益生菌会被高温破坏。取奶粉时要用每个品牌专配的小勺,先测量水量,再加入奶粉。冲泡时是要充分摇匀,同时须最大限度缩短从配制到食用的时间。

2. 乳品温度(与婴儿体温接近),可在照护者手腕掌侧测试温度,无过热感,则为适宜。

3. 毛巾或面巾纸垫在婴儿颈部,将婴儿抱起,注意保暖,以手臂环抱婴儿头部并用身体支持婴儿,婴儿头部不可过度抬起。

4. 利用觅乳反射,使婴儿张嘴,倾斜奶瓶使乳品充满整个奶嘴,再放在婴儿舌上,即开始喂食。喂食过程中可轻轻移动奶瓶,以刺激吸吮。

5. 若婴儿停止吸吮,则予以轻拍背后再喂,或在喂奶约 10 分钟及喂食完毕后各拍背 1 次以驱尽胃内空气。

6. 随时用小毛巾或面巾擦拭婴儿嘴边溢出的奶。喂食中随时观察呼吸、面色、有无呛咳等异常情况。

7. 将婴儿放回小床,取舒适的体位(将头侧向一边,避免溢奶造成窒息)。

五、人工喂养注意事项

1. 掌握调制婴儿配方奶粉的正确方法。

2. 配奶用具要洗净消毒,最好是煮沸消毒。

3. 照护者在喂养前要洗手。

4. 奶液要随吃随配,室温下较长时间放置容易滋生细菌,配制好的奶液应快速降温喂给宝宝。可用流动的冷水冲洗瓶身,也可用冷水浸泡奶瓶,注意保护奶嘴部分,避免冷水进入奶瓶。

六、出现呛奶的处理及避免呛咳的方法

1. 若婴儿出现呛奶,首先应判断呛奶程度,呛奶程度较轻(有咳嗽,但是没有面色发紫的表现),可将宝宝脸侧向一边,用空掌心拍宝宝的后背。如果呛奶的程度较重(有面色发紫的表现),应让其俯卧在照护者腿上,上身前倾45°~60°,用力拍打背部四五次,利于气管内的奶引流出来。

第二步为清理口咽。第一步结束以后,照护者应用干净的手帕绕在手指上,伸入婴儿口腔,将奶水等残渣清理出来;如果家里备有自动吸奶器,可以利用其软管插入宝宝口腔将奶汁和其他残渣清理出来,以免呼吸时再次吸入异物。为了使宝宝呼吸道中的异物彻底咳出,照护者可用力拍打婴儿的背部或拍婴儿足底让其咳嗽、啼哭,使气道通畅。

2. 避免呛咳的方法

(1)喂奶时机适当:不在婴儿哭闹或者欢笑时喂奶,不要等宝宝已经很饿了才喂,吃得太急容易呛。吃饱了不可勉强再喂,强迫喂奶容易发生意外。

(2)姿势体位正确:人工喂养时,宝宝不能平躺,应取斜坡位,奶瓶底高于奶嘴,防止吸入空气。

(3)控制速度:人工喂养的奶嘴孔不可太大,倒过来时奶水应成滴而不是成线流出。若宝宝的嘴角溢出奶水或口鼻周围变色发青,应立即停止喂奶。对发生过呛咳的婴儿、早产儿,更应严密观察。

加 油 站

治疗性配方奶

治疗性配方奶主要包括以下 3 种类型。

1. 水解蛋白配方　对确诊为牛乳蛋白过敏的婴儿,应坚持母乳喂养,可继续母乳喂养至 2 岁,但母亲要限制奶制品的摄入。如不能进行母乳喂养而牛乳蛋白过敏的婴儿应首选氨基酸配方或深度水解蛋白配方奶,不建议选择部分水解蛋白配方奶、大豆配方奶。

2. 无乳糖配方　对有乳糖不耐受的婴儿应使用无乳糖配方奶(以蔗糖、葡萄糖聚合体、麦芽糖糊精、玉米糖浆为碳水化合物来源的配方奶)。

3. 低苯丙氨酸配方　确诊苯丙酮尿症的婴儿应使用低苯丙氨酸配方奶。

划 重 点

人工喂养技术是宝宝获取营养的关键,可根据宝宝需要选择所需的配方奶,学会正确冲调配方奶的方法,掌握人工喂养技术,注意喂养节奏,注意宝宝的呼吸、吞咽节奏,注意停顿。如果宝宝出现停顿,切勿强迫,轻拍背部,排除胃内空气后再次喂养,避免出现呛咳。

试 试 手

1. 配方奶如何配制?多长时间给宝宝喂一次奶比较合适?
2. 喂奶过程中宝宝出现呛咳怎么办?

第二单元
婴儿期辅食添加技术

小 案 例

东东,6个月,男宝宝,体重6kg,体重增长较慢,照护者开始为宝宝添加了多种辅食,蛋黄、肝泥、蔬菜泥及米汤,宝宝出现排便不规律,排稀便,食欲无明显变化,偶有饮食后少量呕吐。辅食到底该如何添加? 原则又有哪些呢?

跟 我 学

一、认识辅食

辅食是母乳喂养期间给予婴幼儿母乳之外的其他食物,以补充母乳营养的不足。辅食必须是富含营养的食物,而且数量充足,才能保障和促进婴幼儿的健康和生长发育。同时,母乳喂养仍然是营养素和某些保护因子的重要来源,在添加辅食期间仍要做好母乳喂养。

二、辅食添加的重要性

辅食添加是儿童从液体类食物逐步转化及过渡为普通固体食物的一个特殊重要阶段,这个过程基本在6~24个月龄完成。辅食添加不仅为婴幼儿提供营养,还与饮食习惯养成、心理行为发展密切相关。因此,辅食添加的意义是多方面的。

（一）满足婴幼儿对营养不断增长的需求

随着婴幼儿月龄增长到6个月,母乳所提供的营养,包括能量、蛋白质、维生素A、铁和其他微量营养素,已不能完全满足婴儿生长发育的需要,需要及时添加辅食。婴幼儿辅食添加不足是导致婴幼儿营养不良的重要原因,而且其影响作用具有长期性。

（二）促进进食及消化能力的发育，培养良好饮食习惯

适时添加辅食，使婴幼儿逐渐适应不同的食物，促进味觉发育，锻炼咀嚼、吞咽、消化能力，培养儿童良好的饮食习惯，避免挑食、偏食等都有重要意义。同时，随着年龄的增长，适时添加多样化的食物，能帮助婴幼儿顺利实现从哺乳到家常饮食的过渡。

（三）促进婴幼儿心理行为发育

从被动的哺乳逐渐过渡到幼儿自主进食，也是幼儿心理和行为发育的重要过程。在这一过程中，辅食添加发挥了基础作用。同时，喂食、帮助婴幼儿自行进食以及与家人同桌吃饭等过程都有利于亲子关系的建立，有利于婴幼儿情感、认知、语言和交流能力的发育。

三、辅食添加的基本原则

婴幼儿的生长发育及对添加食物的适应性存在一定的个体差异，添加辅食的时间、种类、数量以及快慢等应根据婴儿的具体情况灵活掌握，循序渐进。一般而言，应遵循以下原则。

（一）辅食添加的适宜年龄

对于大多数儿童满 6 个月是开始添加辅食的最佳时机。此时婴儿已具有下列能力。

1. 对别人吃东西感兴趣，并且能够自己拿食物。

2. 喜欢将一些东西放到嘴里。

3. 能更好地控制舌头，使食物在口中移动。

4. 开始通过上下颌的张合运动进行咀嚼。

当婴儿出现下列三种情况时，可以提前添加辅食，但不应早于 4 个月。

1. 母乳已经不能满足婴儿的需求，婴儿体重增加不理想。

2. 婴儿有进食欲望，看见食物会张嘴期待。

3. 婴儿口咽已经具备安全地接受、吞咽辅食的能力。过早（4 个月前）、过迟（8 个月后）添加辅食均会造成不良影响。

（二）继续母乳喂养

在添加辅食期间，母乳喂养仍然是营养素和某些保护因子的重要来源，不能完全断掉母乳。辅食添加前期阶段一般不应影响奶量的摄入，随辅食数量、质量的增加，辅食添加中后期会相应地减少乳类的摄入。

（三）由一种到多种

开始添加辅食时，要逐一种类地添加，当婴儿适应了一种食物后再开始添加另一种新食物。这样有助于观察婴儿对新食物的接受程度及其反应，特别是对食物的消化情况和过敏反应。一种食物一般要适应 5~7 天后再考虑添加

另一种新的食物。

（四）由少量到多量

开始添加的食物可先从每天 1 次开始，之后逐渐增加至 2~3 次。每餐食物的数量也由少到多，逐步增加，例如刚开始添加 1/2 勺米粉和菜泥，渐渐增加到 2~3 勺。

（五）由细到粗

与婴幼儿的咀嚼、吞咽能力相适应，早期阶段添加的辅食应是细软的泥糊状食物，逐步过渡为粗颗粒的半固体食物，当幼儿多数牙齿特别是乳磨牙长出后，可给予较大的团块状固体食物。

（六）单独制作

婴儿辅食宜单独制作，不加盐、糖和其他调味品。除了家庭不方便制作的含铁米粉、含铁营养包外，婴儿辅食可挑选优质食材在家庭中单独烹制。注意制作过程的卫生条件，现做现吃，不喂存留的食物。

（七）按需喂养

婴幼儿的饭量、进食节奏均存在个体差异。一些儿童很容易习惯新食物，而另一些儿童对于接受一种新食物需要更长时间，甚至要尝试 10 多次才能接受。父母要善于观察了解婴儿膳食需求和进食状态，适时调整喂养节奏，个体化地满足婴儿膳食需求。定期检测其身长、体重等体格指标，以判断儿童是否摄入了充足的膳食营养。

（八）积极喂养

父母以积极、主动的态度及时回应儿童进食提示和信号，以微笑、眼神交流和鼓励的话语积极回应儿童进食。注意尝试不同的食物组合、口味和质地，要缓慢和耐心地喂养。如果儿童停止进食时应先等待，然后再次尝试喂食。根据儿童发育水平，适时帮助儿童自主进食，练习手抓、用勺、用杯进食以增加儿童进食兴趣，积极鼓励儿童的进食行为但不强迫进食，避免用食物作为安慰和行为奖励。

四、辅食添加的方法

从开始添加辅食到完全能自主进食普通食物，约历时 1 年半左右，是一个极其重要而十分复杂的过程。按照儿童对辅食接受和摄入的一般进程，把辅食添加划分为以下四个阶段。

（一）辅食添加初始阶段(4~6 个月)

初始阶段是照护者尝试让婴儿感受辅食、接受辅食和练习咀嚼、吞咽等摄食技能的过程。这个过程有较大个体差异，一般须 1 个月左右时间完成。

1. 继续母乳喂养　强调母乳喂养的重要性，母乳充足者不要用婴儿配方奶替代母乳。每天为婴儿提供 800~1 000ml 的奶量。

2. 辅食种类　初始阶段添加的辅食,应是容易吞咽和消化且不容易导致过敏的食物。常见的有强化铁的谷类食物,如强化铁的米粉等;蔬菜类有白萝卜、胡萝卜、南瓜、西红柿、菠菜泥等;水果类苹果、香蕉、梨子、木瓜泥等。从婴儿 6 个月开始,推荐应用辅食营养补充品(营养包)。

3. 食物质地　米粉可用乳汁或温水调制成泥糊状,避免过稀或过稠。蔬菜、水果处理后均捣成泥状,方便吞咽。喂时用勺子将食物送到儿童舌体的前端,让儿童自己通过口腔运动把食物移动到口腔后部进行吞咽,避免把食物直接送到舌体后端,否则容易造成卡噎或引起恶心、呕吐。

4. 餐次食量　开始 1 天 1 次,每次 1~2 勺米粉或蔬菜、水果泥。每次只添加一种,注意观察婴儿添加辅食后的反应。观察 5~7 天无不良反应后再添加另一种辅食。随着时间推移,逐渐增加到 1 天 2~3 次小餐。

(二)辅食添加第二阶段(7~9 个月)

这个阶段婴儿多数已经萌出了切牙,具有一定的咀嚼、吞咽能力、消化能力也在提高。进一步增加儿童辅食添加的种类和数量,达到代替 1~2 次母乳的程度。

1. 继续母乳喂养　每天母乳喂养至少 3~4 次,为婴儿提供 700~800ml 的奶量。

2. 辅食种类　在前期辅食的基础上,适当增加谷薯类食物、蔬菜和水果的种类;富铁食物、深色蔬菜优先。高蛋白食物包括动物性食物,如蛋黄、畜禽类、鱼类和豆类食物。红肉、肝泥、动物血中的铁含量丰富且易于吸收,而蛋黄及植物类食物中的铁吸收率较低。根据辅食种类搭配或烹制需要可添加少许油脂,以植物油为佳,数量应在 10g 以内。

3. 食物质地　从泥状逐渐过渡到碎末状的食物,相应增加食物的粗糙度,如从蔬菜、水果泥到软的碎末状水果和蔬菜。可给 8 个月婴儿提供一定的手抓食物,如手指面包、蒸熟的蔬菜棒(块)等以锻炼婴儿咀嚼和动手能力。婴儿 9 个月后基本可用杯子进食液体食物。

4. 餐次食量　每天辅食喂养两次。谷薯类食物,如面条、面包或土豆等 3~8 勺;动物类、豆类食物,如蛋黄、红肉、鸡肉、鱼肉、肝脏、豆腐等 3~4 勺;蔬菜、水果类各 1/3 碗。此时,婴儿具备了一定的手眼协调能力,为其提供手抓进食的机会,可提高婴儿自主进食的兴趣和积极性。辅食添加是一个由少到多的渐进过程,推荐量只是达到稳定状态的平均量,婴儿生长发育迅速,个体差异较大,实际喂养中应视婴儿个体情况,按需喂养。通过定期测查儿童体重、身长等进行生长发育评价,可衡量喂养是否满足了婴儿的营养需要。

（三）辅食添加第三阶段（10~12 个月）

通过前两个阶段的辅食添加，婴儿已经适应了多数常见食物并且达到了一定进食数量，手眼协调摄取食物的能力得到发展，口腔咀嚼、翻动、吞咽食物的能力更加熟练。该阶段应进一步强化喂养模式，培养良好的饮食习惯。

1. 继续母乳喂养　每天母乳喂养不少于 2~4 次，提供 600~700ml 的奶量。

2. 辅食种类　继续添加各种谷类食物，如软米饭、手抓面包、磨牙饼干；豆类食物，如豆腐；动物性食物，如蛋黄、畜禽类、鱼类食物；以及常见蔬菜和水果等食物。油脂的量在 10g 以内。推荐应用辅食营养补充品（营养包）。

3. 食物质地　婴儿长出了较多的乳牙，能处理更多粗加工食物。由泥状、碎末状食物逐渐过渡到碎块状、指状食物。但要避免进食不容易弄碎或过滑的食物，如鱼丸、果冻、爆米花等，以免引起窒息或其他意外。

4. 餐次食量　根据婴儿需要增加进食量。一般每天 2~3 次，加餐 1 次。进食量为每天谷薯类 1/2~3/4 碗，动物类包括蛋黄、红肉、禽肉、鱼肉等 4~6 勺，蔬菜类和水果类各 1/2 碗。让幼儿与家人同桌吃饭，在父母帮助下练习用勺进食，用杯子喝水，让进餐过程变得有趣，增强儿童进食的积极性和主动性。以上推荐量只是达到稳定状态的平均量，实际喂养中应视婴儿个体情况，按需喂养。通过定期测查儿童体重、身长等进行生长发育评价，可衡量喂养是否满足婴儿的营养需要。

加 油 站

过早、过迟添加辅食的危害

一、过早添加辅食的危害

1. 减少了母乳的摄入，同时因母乳中的保护因子减少而增加患病的危险。

2. 因给予方便喂养的稀粥或汤而导致营养素不足。

3. 因辅食不符合婴儿的消化能力而增加腹泻的危险。

4. 因婴儿不能很好地消化吸收非人体蛋白而增加过敏性疾病的危险。

二、过迟添加辅食的危害

1. 错过婴儿味觉敏感期，导致以后的喂养困难。

2. 婴儿未能得到所需额外食物和营养素来满足生长发育需要，导致生长发育减慢或发生营养缺乏性疾病，如缺铁性贫血等。

划 重 点

了解辅食添加的重要性、适宜年龄、添加的时机以及添加原则。能根据婴儿适应程度、食欲、体重、排便等个体情况进行适当调整,正确为婴儿进行辅食添加,避免因添加不当导致呕吐、腹泻等。

试 试 手

1. 7~9月龄的宝宝可以添加哪些辅食? 给8月龄的宝宝设计一日的食谱。
2. 喂食过程中宝宝不吞咽食物该怎么办呢?

第三单元
婴儿期辅食制作技术

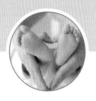

佳佳,7 个月,添加辅食后体重增长慢,精神反应较之前稍弱,食欲无变化,大小便正常,辅食为蔬菜泥及果泥、稀粥、少量蛋黄以及 700ml 左右的配方奶。佳佳的辅食中缺少富含蛋白质及脂肪的食物以及谷薯类等碳水化合物,照护者应如何根据婴儿情况进行调整? 此阶段婴儿的营养需求有哪些? 如何进行营养搭配? 照护者可以以哪些食物为原料为佳佳制作食物来补充蛋白质呢?

跟 我 学

一、婴幼儿的营养需要

婴幼儿从母乳和食物中获得所需的能量和营养素。根据性质和功能可将营养素分为蛋白质、脂肪、碳水化合物、维生素、矿物质和水六大类。由于婴幼儿群体生长发育迅速和对食物供给需求的特殊性,婴幼儿期较易缺乏的营养素主要包括维生素 A、维生素 D、铁、锌等。各种营养素的食物来源如表 8-3-1。

表 8-3-1 各种营养素的食物来源

营养素	获取途径(食物种类)
蛋白质	肉、乳类、蛋、豆类
碳水化合物	米面食品、乳类、谷类、豆类、水果、蔬菜
维生素 A	动物肝、乳类、绿色及黄色蔬菜、黄色水果
维生素 D	海鱼、动物肝、蛋黄、奶油

续表

营养素	获取途径(食物种类)
维生素 E	油料种子、植物油
维生素 B_1	动物内脏、肉、豆、花生
维生素 B_2	动物肝脏、肾脏、心脏、乳类,蛋
维生素 B_6	豆、肉、动物肝脏、鱼
维生素 C	新鲜蔬菜、水果
钙	乳类及其制品、海产品、豆类
铁	动物肝脏、动物全血、肉、蛋
锌	海产品、海盐
碘	牡蛎、动物肝脏、肉、蛋
硒	动物肝脏、肾脏,肉类,海产品

(一) 能量和宏量营养素

婴幼儿所需要的能量来自母乳和其他食物中的碳水化合物、脂肪和蛋白质的氧化。蛋白质、脂肪与脂类、碳水化合物又被称为宏量营养素,也是产生能量的营养素。

一切生物均需要能量维持其生命活动,按体表面积计算,儿童基础代谢高于成人,婴儿期基础代谢所需能量占其总能量的 50%~60%,基础代谢较高的原因是体表面积相对较大,能量容易损失所致。生长发育所需要的能量为生长发育儿童所特有的。

1. 生理功能

(1)维持基础代谢:基础代谢是人体最基本生命活动所必需的能量消耗,也是人体能量消耗的主要部分。

(2)生长发育所需要的能量为小儿特有的,用于合成新的组织和储存在这些新组织中的能量,需要能量与生长速度成正比。

(3)身体活动:好动的儿童消耗的能量较多,通常好哭多动的婴儿比年龄相仿的安静婴儿能量消耗高 3~4 倍。

(4)食物热效应或食物特殊动力作用:人体摄食过程引起的能量消耗,涉及摄食后营养素的消化、吸收、合成、代谢转化等一系列过程。食物特殊动力作用因生长发育的年龄特点不同而异,年龄愈小,蛋白质需要相对愈多,食物特殊动力作用也愈大。

2. 需要量　能量的推荐摄入量与其他营养素不同,是以平均需要量为基础,不需要增加安全量,也没有可耐受的最高摄入量,因为只要摄入量高于需要量,就可能会在体内储存或出现超重与肥胖。婴儿的能量平均需要量包括每日总能量消耗量和组织生长发育的能量储存量。

3. 缺乏病 如果长期总能量供给不足,可影响婴幼儿的生长发育,出现生长发育迟缓、体重不增甚至下降、营养不良,可伴有营养性贫血等。长期总能量供给过多时,会增加发生超重和肥胖的风险。

4. 食物来源 油脂类是能量密度最高的食物,其次是肉类,谷薯及杂豆类,能量密度适中,鱼虾类和奶类的能量密度要更低些,而果蔬类则属于能量密度较低的食物。

(二) 蛋白质

蛋白质是人体必需的宏量营养素,也是生命活动中第一重要的成分,细胞各组分中含量最为丰富。从生命的产生、生长发育与生存以及最后的消亡都与蛋白质有关,蛋白质是生命的物质基础,没有蛋白质就没有生命。

1. 生理功能 蛋白质是构成人体、组织、器官的重要成分,也是组织修复的重要成分,身体的生长发育可被视为蛋白质不断积累的过程。蛋白质可以调节生理功能,是构成体内多种具有重要生理功能的必需物质(如酶类、多种功能性蛋白质、抗体等);参与维持机体内环境稳定和多种生命活动,供给能量;提供特殊氨基酸等。生长发育期的儿童需要 9 种必需氨基酸,即异亮氨酸、亮氨酸、赖氨酸、蛋氨酸、苯丙氨酸、苏氨酸、色氨酸、缬氨酸和组氨酸。

2. 推荐与适宜摄入量 年龄越小,所需要蛋白质的量相对越多。从初生到 6 月龄婴儿,9 种必需氨基酸的需要量均比成人大 5~10 倍,蛋白质适宜摄入量为 6g/d,按公斤体重计算的适宜摄入量为 1.5g/kg,非母乳喂养婴儿的蛋白质适宜摄入量应适当增加。7~12 月龄婴儿的推荐摄入量为 20g/d。

3. 缺乏病 处于生长发育时期的儿童,对蛋白质缺乏更为敏感,如果蛋白质长期供应不足,易发生蛋白质—能量营养不良(表现有消瘦型、水肿型和混合型)。临床表现为体重减轻或生长缓慢、皮下脂肪消失、皮肤干燥松弛、体弱无力、贫血、免疫和应激能力降低,血浆蛋白含量降低,并可出现营养性水肿,容易反复感染疾病。

4. 食物来源 主要食物来源可分为动物性和植物性,通常动物性蛋白质(包括禽、畜和鱼虾类)的营养价值优于植物蛋白质。为改善膳食蛋白质的营养状况,儿童日常膳食中应保证有一定数量的优质蛋白质。豆类食物含有丰富的蛋白质,特别是大豆含量高达 35%~40%,氨基酸比例也较合理,体内利用率较高,是植物蛋白质的优质来源。

(三) 脂类

脂类包括脂肪和类脂。脂肪又称为三酰甘油,是有一分子甘油和三分子脂肪酸结合而成;类脂包括磷脂和固醇类,而固醇类则为一些类固醇激素的前体,如 7- 脱氢胆固醇为维生素 D_3 的前体物。

1. 生理功能　是构成人体细胞的重要成分,如细胞膜、神经髓鞘都必须有脂类(如磷脂)参与构成,也是合成某些维生素和激素的前体。脂类与蛋白质和碳水化合物是产能的三大营养素,在为人体提供能量方面发挥着重要作用,而且富含脂肪的食物是食物中能量密度最高的营养素。提供必需脂肪酸,如亚油酸和 α- 亚麻酸。促进脂溶性维生素和维生素 A 原(β- 胡萝卜素)的吸收、转运和利用。具有保温和保护作用,能防止体内散热,保护内脏不受损害。

2. 适宜与推荐摄入量　婴儿期是人一生中生长发育最快的时期。充足的能量,特别是高能量密度脂肪的供给,是婴儿生长发育所必需的。良好营养状况的乳母,其乳汁能满足 0~6 月龄婴儿的营养需要。7~12 月龄的婴儿,推荐膳食脂肪提供的能量占总能量的适宜比例为 40%。1~3 岁的幼儿,推荐膳食脂肪提供的能量占总能量的适宜比例为 35%。推荐 0~6 月龄婴儿花生四烯酸的适宜摄入量为150mg/d。7~12 月龄的婴儿,推荐亚油酸的适宜摄入量为 4.6g/d,占总能量的 6%;1~3 岁的幼儿,推荐亚油酸的适宜摄入量应占总能量的 4%。

3. 缺乏病　脂肪缺乏会严重影响儿童的生长发育,年龄越小的儿童影响也明显;长期膳食中缺乏必需脂肪酸可导致儿童生长发育迟缓、生殖障碍,还会引起严重的皮肤损伤(皮疹)、肝脏、肾脏、神经和视觉等多种疾病。

4. 食物来源　主要食物来源除食用油脂含约 100% 脂肪外,含脂肪丰富的食品为动物性食物和坚果类食物,所以人类膳食脂肪主要来源于动物的脂肪组织、畜禽肉、坚果和植物的种子。动物性脂肪中所含有的饱和脂肪酸比例高于植物性脂肪。给儿童烹调食物使用脂肪除了可以改善食物香味、增进食欲,还可以提供相对较高的能量。

(四) 碳水化合物

碳水化合物广泛存在于动植物中,是构成其结构的骨架物质。碳水化合物是一大类有机化合物,包括糖(单糖、双糖和糖醇),寡糖(低聚果糖、低聚半乳糖、异麦芽低聚糖、寡糖、棉子糖、水苏糖等),多糖(淀粉和非淀粉多糖)。

1. 生理功能　提供和储存能量,是人类最经济和最主要的能量来源。构成机体组织的重要物质,参与细胞组成和多种生命活动,每个细胞都有碳水化合物,以糖脂、糖蛋白和蛋白多糖形式存在。具有节约蛋白质的作用,摄取足量碳水化合物可防止蛋白质通过糖原异生途径转变为葡萄糖,减少蛋白质消耗。具有抗生酮作用,摄取充足碳水化合物可以防止脂肪不能彻底氧化导致的酮血症和酮尿症,以及解毒作用和增强肠道功能作用。

2. 需要量与推荐量　0~6 月龄婴儿纯母乳喂养,能满足其全部营养需要,碳水化合物的适宜摄入量为 60g/d。7~12 月龄婴儿碳水化合物的适宜摄入量为85g/d。1~3 岁幼儿推荐碳水化合物提供的能量占总能量的 50%~65%。

3. 缺乏病　仅以富含碳水化合物类食物为主食的小儿,能量密度低且体积大,提供的能量持续时间短,容易发生能量供给不足。长期能量供给不足会导致儿童出现消瘦、体重不增或下降、生长迟缓等现象。然而儿童如果长期摄入的碳水化合物超过身体需要量时易引起超重和肥胖。过多进食糖果、甜食会影响食欲,并容易发生龋齿。

4. 食物来源　碳水化合物(淀粉)主要来自谷类和薯类,单糖和双糖主要来源于蔗糖、糖果、甜食、糕点、甜味水果、含糖饮料和蜂蜜等。膳食中的水果和蔬菜类食物除了提供一定量的碳水化合物,还可以提供膳食纤维和某些低聚糖,有助于预防龋齿、促进肠道益生菌生长与定植。

(五) 维生素

维生素是一类有机化合物,能维护身体健康,促进生长发育和调节生理功能。与儿童生长发育和健康状况相关的维生素有 12 种,可分为脂溶性维生素和水溶性维生素两类。脂溶性维生素包括维生素 A 及其前体类胡萝卜素、维生素 D、维生素 E 和维生素 K;水溶性维生素包括维生素 B_1、维生素 B_2、维生素 B_6、维生素 B_{12}、烟酸、叶酸、生物素、胆碱、泛酸、维生素 C 等。

1. 维生素 A　维生素 A 缺乏症是全球范围最普遍存在的公共卫生营养问题,是发展中国家儿童严重感染和死亡发生的最主要的营养影响因素之一,《联合国千年发展目标》中指出,维生素 A 缺乏被列入联合国千年发展目标重点消灭疾病之一。

(1)生理功能:维持上皮组织、黏膜层的完整性和功能健全;构成眼内视觉细胞内的感光物质(视紫红质),维持正常视觉过程;促进生长发育和维护生殖功能;维持和促进免疫功能;促进体内铁的吸收和利用;促进造血器官功能以及骨骼发育和健康。

(2)适宜与推荐摄入量:目前还没有适当的功能指标确定婴儿维生素 A 的需要量。根据母乳中维生素 A 含量和婴儿摄乳量的结果,推荐 0~6 月龄婴儿适宜摄入量为 300μgRAE/d(RAE 为视黄醇活性当量);7~12 月龄婴儿为 350μgRAE/d;0~1 岁婴儿可耐受最高摄入量为 600μgRAE/d。

(3)缺乏病:维生素 A 缺乏症的临床表现与其缺乏的阶段和程度有密切关系。在边缘型维生素 A 缺乏和亚临床缺乏阶段主要表现为非特异的临床表现,如免疫功能降低,易患各种感染性疾病,特别是呼吸道感染和腹泻;影响骨骼生长、贫血等。在重度缺乏阶段才表现为干眼症、夜盲症,甚至失明。无论临床症状严重与否,甚或是无明显症状的亚临床维生素 A 缺乏,都应尽早进行维生素 A 的补充治疗。

(4)食物来源:多存在于动物性食物中,如动物肝脏、蛋类和乳制品等。植物性食物中类胡萝卜素(维生素 A 原)在体内可部分转化成维生素 A,在深色蔬菜和水果中含量丰富(如南瓜、胡萝卜、西兰花、菠菜、芒果和橘子等),其在肠道转化为维生素 A 的比例为 12:1~20:1。建议对腹泻和反复呼吸道感染的患儿补充维生素 A,可改善症状、缩短病程、降低发病风险。

2. 维生素 D　被认为是一种参与调节钙、磷代谢的激素前体,是生命必需的微量营养素和钙磷代谢的重要生物调节因子。机体的营养状况与暴露阳光的程度密切相关。

(1)生理功能:促进肠道对钙、磷的吸收,激发肠道黏膜转运钙和磷,调节钙磷代谢,促进牙齿和骨骼的生长发育,对骨骼钙的动员和促进肾脏对钙、磷的重吸收,维持血浆钙、磷浓度的稳态。参与了体内很多物质代谢过程,与多种疾病的发生发展有关。

(2)适宜与推荐摄入量:婴儿处于快速发育期,维生素 D 需要量相对较高,是维生素 D 缺乏的高危人群,目前的研究数据还不足以确定婴儿的平均需要量;建议 0~12 月龄婴儿维生素 D 适宜摄入量为 10μg/d。

(3)缺乏病:皮肤暴露日光中紫外线不足或膳食中缺乏维生素 D,可导致维生素 D 缺乏。维生素 D 缺乏表现为一种骨骼疾病,在儿童中称为佝偻病。儿童佝偻病的主要临床表现为低钙血症、牙齿萌出延迟、骨骼发育障碍,骨骼不能正常钙化、变软、易弯曲、畸形,可能还合并有贫血和易患呼吸道感染,神经、肌肉、造血系统和免疫器官的功能也会受到影响。急性佝偻病一般多见于 6 月龄内的婴儿,主要表现为骨软化,患儿可能会出现惊厥和抽搐;较大儿童常见亚急性佝偻病,以骨质增生为主。维生素 D 缺乏及维生素 D 缺乏性佝偻病的预防应从围生期开始,以婴幼儿为重点对象并持续到青春期。

(4)食物来源:维生素 D 的来源可分为外源性和内源性。外源性指依靠食物来源,维生素 D 在自然界的存在并不丰富,以鱼肝和鱼油中含量最为丰富,其次是鸡蛋;内源性指通过皮肤暴露于阳光下的紫外线,使皮肤中的 7- 脱氢胆固醇转化成维生素 D_3。

3. 维生素 B_1　化学名称为硫胺素,也称为抗脚气病因子、抗神经炎因子等。维生素 B_1 是以盐酸盐的形式出现。

(1)生理功能:是构成多种辅酶的成分,维持体内正常物质代谢,抑制胆碱酯酶活性,促进胃肠蠕动,对神经组织的作用。维生素 B_1 对消化系统、循环系统、神经系统、肌肉的正常生理功能起重要作用。

(2)需要量与适宜摄入量:基于母乳含量和婴儿摄入量,0~6 月龄婴儿维生素 B_1 的推荐适宜摄入量为 0.1mg/d,7~12 月龄婴儿为 0.3mg/d。1~3 岁婴幼儿平均需要量为 0.5mg/d,推荐摄入量为 0.6mg/d。

(3)缺乏病:维生素 B_1 缺乏引起的疾病主要是"脚气病"。婴儿脚气病常发生在生后 2~5 月龄,主要是母乳维生素 B_1 缺乏所致。起病急、发病突然。

早期症状可有面色苍白、急躁、哭闹不安和浮肿,此时易被忽视。严重时可出现嗜睡、呆视、惊厥、心力衰竭,甚至死亡。

(4)食物来源:维生素B_1广泛存在于天然食物中,最为丰富的来源是葵花子仁、花生、大豆粉、瘦猪肉,其次是小麦粉、小米、玉米、大米等谷类食物,鱼、蔬菜和水果中含量较少。

4. 维生素B_2 又名核黄素,在体内主要以辅酶形式参与氧化还原反应,与维生素B_6和烟酸的代谢有密切关系。

(1)生理功能:以辅酶形式参与许多代谢中的氧化还原反应,或参与复杂的电子传递系统等。

(2)需要量与适宜或推荐摄入量:需要量受多种膳食因素影响。低脂肪、高碳水化合物的膳食可使机体对维生素B_2的需要量减少,而高蛋白、低碳水化合物的膳食可使机体对维生素B_2的需要量增加。基于母乳含量和婴儿摄入量,0~6月龄婴儿维生素B_2的适宜摄入量为0.4mg/d,7~12月龄婴儿为0.5mg/d。

(3)缺乏病:缺乏时常见表现为唇干裂、口角炎、舌炎、口腔黏膜水肿充血、鼻及脸部脂溢性皮炎、口周围和外阴部(阴囊)周围皮肤炎症等;眼部症状有眼睑炎、怕光、流泪、视物模糊等,严重者可出现角膜血管增生。亚临床维生素B_2缺乏可影响儿童的生长发育;严重维生素B_2缺乏可引起免疫功能低下和胎儿畸形。还需要注意维生素B_2缺乏常常伴有其他营养素缺乏。

(4)食物来源:维生素B_2广泛存在于奶类、蛋类、各种肉类食品,以及动物内脏、谷类、蔬菜和水果。

5. 叶酸 是B族维生素之一。由于叶酸在膳食中的重要性逐渐被认知,特别是随着叶酸与出生缺陷、心血管疾病及肿瘤的相关研究愈发深入,叶酸已经被认为是一种很重要的微量营养素。

(1)生理功能:叶酸存在于肠壁、肝脏及骨髓等组织中,经叶酸还原酶作用,还原成具有生物活性的四氢叶酸,参与嘌呤和胸腺嘧啶的合成,参与氨基酸之间的相互转化,参与血红蛋白及重要甲基化合物的合成,如肾上腺素、胆碱、肌酸等,促进骨髓造血功能。

(2)需要量与适宜或推荐摄入量:基于母乳含量和婴儿摄入量,0~6月龄婴儿叶酸的适宜摄入量为65μgDFE/d,7~12月龄婴儿为100μgDFE/d。1~3岁婴幼儿叶酸平均需要量为130μgDFE/d(DFE为叶酸当量)。

(3)缺乏病:缺乏叶酸可引起巨幼红细胞性贫血,主要表现有面色苍白、精神萎靡、头晕、乏力、可合并出现舌炎、食欲下降和腹泻等消化系统症状。胎儿期缺乏易引起神经管畸形。

(4)食物来源:叶酸广泛存在于各种动、植物性食物中。富含叶酸的食物有肝、肾、鸡蛋、豆类食物、酵母、绿叶蔬菜、水果和坚果。

6. 维生素 C　又称为抗坏血酸,是一种较强的还原剂,可使细胞色素 C、细胞色素 A 及分子氧化还原,与一些金属离子螯合,可增强某些金属酶的活性。

(1)生理功能:参与羟化反应,促进胶原和神经递质的合成,促进类固醇激素羟化、促进各种有机药物或毒物的转化解毒;参与还原反应,促进抗体形成,促进铁吸收,促进四氢叶酸形成,维持巯基酶的活性等。维生素 C 参与维持牙齿、骨骼、血管和肌肉的正常功能,增强对疾病的抵抗力,并在促进伤口的愈合中发挥着重要作用。

(2)需要量与推荐摄入量:目前国内外尚缺少婴幼儿维生素 C 的平均需要量数据。基于母乳含量和婴儿摄入量,0~12 月龄婴儿维生素 C 的适宜摄入量为 40mg/d。1~3 岁婴幼儿维生素 C 平均需要量为 35mg/d,推荐摄入量为 40mg/d。

(3)缺乏病:维生素 C 缺乏主要引起坏血病。前驱症状起病较慢,表现体重减轻、四肢无力、衰弱、肌肉关节疼痛,婴儿发病多在生后 6 个月至 1 周岁;全身各部位均可出现大小不等和程度不同的出血,最初局限于毛囊周围和牙龈等处,进一步发展可出现皮下组织、肌肉、关节等处出血、甚至血肿或瘀斑。其他临床症状还有牙龈炎和骨质疏松等。

(4)食物来源:人体内不能合成维生素 C,因此必须由食物提供。富含维生素 C 的食物有新鲜蔬菜和水果。蔬菜中以辣椒、莴苣、苦瓜、白菜、豆角、菠菜等含量丰富;水果中酸枣、红枣、草莓、柑橘、柠檬等含量最多。

(六) 矿物质

对人体必需的矿物质包括宏量元素和微量元素。宏量元素包括钙、磷、钾、钠、镁、氯等;微量元素包括铁、碘、锌、硒、铜、氟、铬、锰、钼等。其中钙、铁、碘、锌与儿童生长发育和健康状况密切相关。

1. 钙　是人体含量最多的矿物元素,正常人体内含有 1 000~1 200g 的钙,其中 99.3% 集中于骨骼和牙齿组织。

(1)生理功能:构成人体骨骼和牙齿的主要成分,钙对保证骨骼的正常生长发育和维持骨骼健康发育有至关重要的作用;维持多种正常生理功能,包括维持神经、肌肉兴奋性,促进血液凝固和腺体分泌等功能。

(2)适宜与推荐摄入量:根据 0~6 月龄婴儿通过母乳摄入的钙(182mg/d),推荐 0~6 月龄婴儿钙的适宜摄入量为 200mg/d,7~12 月龄为 250mg/d;1~3 岁儿童钙的平均需要量为 500mg/d,推荐摄入量为 600mg/d。

(3)缺乏病:由于我国居民膳食钙摄入量长期不足,钙缺乏是较为常见的营养性疾病。主要表现为骨骼的病变,儿童期由于生长发育旺盛,对钙的需要量较多,如果钙摄入量长期不足,同时伴有蛋白质和维生素 D 缺乏者易发生佝偻病,临床表现有生长发育迟缓、新形成骨骼结构异常、骨骼钙化不良、骨骼变形等,常见于 2 岁以下的婴幼儿。严重缺钙可引起手足搐搦症。

(4)食物来源:奶和奶制品中富含钙,且利用率高于其他食物来源的钙,是钙的良好来源。豆类、硬果类食物和可连同骨一起食用的小鱼、小虾和某些绿色蔬菜也是钙的良好来源。

2. 铁 是人体内含量最多的一种必需微量元素,也是目前研究最多的微量元素之一。人体铁缺乏引起的贫血仍然是世界性的主要营养问题之一。

(1)生理功能:铁是构成血红蛋白、肌红蛋白、细胞色素 A 和一些呼吸酶的成分,参与体内氧和二氧化碳的转运、交换和组织呼吸等重要生命过程。铁与红细胞的形成和成熟有关,铁还参与催化促进 β- 胡萝卜素转化为维生素 A、嘌呤,参与胶原的合成、抗体的产生、脂类在血液中的转运以及药物在肝脏的解毒等功能。

(2)适宜与推荐摄入量:1~3 岁儿童铁的平均需要量为 6mg/d。推荐 0~6 月龄婴儿铁的适宜摄入量为 0.3mg/d,7~12 月龄婴儿铁的推荐摄入量为 10mg/d。

(3)缺乏病:缺铁可引起小细胞性贫血(缺铁性贫血)。缺铁还影响少突胶质细胞的活性,影响髓鞘形成,影响神经递质代谢、相应受体的形成和能量供应,从而引起神经和行为改变,表现常哭闹,易激惹,还会表现为注意力不集中,记忆与思维能力下降,行为异常,直接影响学习能力。铁缺乏可导致抵抗感染的能力降低、增加铅的吸收。

(4)食物来源:广泛存在于各种食物中,但是吸收率相差很大。一般动物性食物的铁含量和吸收率高于植物性食物。富含铁的食物有动物肝脏、动物全血、畜禽肉、鱼等。维生素 A 和维生素 C 能够促进铁在体内的吸收和利用。

3. 碘 是人体的必需微量元素,参与甲状腺激素的合成,碘摄入量不足,严重的可引起甲状腺功能低下和克汀病,轻度缺乏易发生亚临床克汀病和智力低下等。

(1)生理功能:碘的功能作用是通过甲状腺素的作用表现出来,包括参与能量代谢、促进代谢和体格生长以及神经系统的发育等重要的生理功能。

(2)适宜与推荐摄入量:0~6 月龄的主要碘来源是母乳,0~6 月龄婴儿碘的适宜摄入量为 85μg/d;7~12 月龄婴儿碘的适宜摄入量为 115μg/d。

(3)缺乏病:因缺碘导致的一系列功能障碍统称为碘缺乏病,临床表现取决于缺乏程度、机体发育阶段和机体对缺碘的反应能力等。胎儿期由于孕期母体缺碘,出生后表现为甲状腺功能减退、甲状腺肿,严重缺碘可发生地方性呆小病。大年龄儿童由于长期缺碘能引起地方性甲状腺肿,主要表现为甲状腺功能减退、亚临床型克汀病、智力发育障碍、体格发育障碍、单纯聋哑等。

(4) 食物来源:在缺碘地区,补充碘被证明是预防碘缺乏和严重残疾的重要、可行和有效的措施,包括食盐加碘、碘油等预防措施。碘的主要食物来源为海产品食物(如海洋生物——海带、紫菜、鲜海鱼、干贝、海蜇、龙虾等),其次是饮用含碘的水、食用碘盐或海盐。

4. 锌　是细胞内最为丰富的微量元素,也是人体的必需微量营养素,在儿童营养与生长发育中发挥重要作用。

(1) 生理功能:锌在体内通过其具有的催化、构成和调节三种功能,参与多种酶、蛋白质、核酸的合成以及酶的合成与激活,参与维持离子通道和生物膜的完整性,在儿童生长发育、学习认知、行为发育、创伤愈合、味觉形成和免疫调节等方面发挥重要作用。

(2) 适宜与推荐摄入量:世界卫生组织(WHO)提出 1~3 岁婴幼儿锌的生理需要量为 0.83mg/d,1~3 岁婴幼儿锌的需要量为 4.0mg/d。

(3) 缺乏病:目前已知锌缺乏没有特定的临床症状和生化特征性改变。其相关表现有降低生长发育速度(表现为生长迟缓)或免疫功能降低等。临床常见的与锌缺乏有关的症状包括:

1) 生长发育:生长发育不良、矮小、瘦弱,学习认知能力差,性功能发育延迟。

2) 食欲:味觉障碍、偏食、厌食或异食。

3) 皮肤状况:皮肤干燥、皮疹。

4) 免疫力降低:反复腹泻、感染、口腔溃疡。

5) 精神症状:精神萎靡、精神发育迟缓等。由于儿童腹泻与锌缺乏存在恶性循环,WHO 已向全球 5 岁以下急性或慢性腹泻患儿推荐补锌治疗,6 个月以下每天补充锌 10mg,6 个月以上每天补充锌 20mg,持续 10~14 天。

(4) 食物来源:主要食物来源贝壳类海产品、瘦肉、动物内脏是锌的极好来源。干果类食物和谷类胚芽也富含锌,通常植物性食物锌含量较低。另外,钠、钾、铜、镁、磷等也是人体必需的矿物质,因为膳食中来源丰富,婴幼儿一般不会发生缺乏。

(七) 水

年龄越小(体表面积越大),体内含水量越多。婴儿体内水分占体重的 70%~75%,高于成人(占体重的 60%~65%)。

1. 需要量　人体对水的需要量主要受代谢情况、年龄、身体活动程度、环境温度 / 湿度、膳食等因素的影响,水的需要量个体差异很大。由于婴幼儿的自身调节能力有限,故易发生严重失水。

2. 生理功能　水是构成细胞和体液的重要组成部分,构成人体的内环境,参与人体新陈代谢的过程,使各种生理生化反应能够顺利进行。水通过吸收代谢过程中产生的能量,调节人体体温。器官、关节、胸腔、胃肠道中的水分发挥着润滑作用。

3. 缺乏表现　水的摄入量不足或丢失过多,可引起体内失水,也称脱水。一般来说,水的供应不会缺乏。但是,在小儿腹泻时,大量失去水分和电解质,极易发生脱水。根据电解质丧失的比例不同,可将脱水分成以下三种类型。

(1)高渗性透水:以水分丢失为主,电解质丢失相对较少。临床表现,轻度表现为口渴、尿少、尿比重升高;中度表现除了上述症状外,还表现有皮肤干燥、口舌干裂、声音嘶哑等;重度脱水可进一步出现皮肤黏膜干燥、高热、烦躁等,严重情况下会危及生命。

(2)低渗性脱水:以电解质丢失为主,水分丢失较少。特点为循环血量降低,细胞外液低渗。早期多尿、晚期少尿或闭尿,尿比重低,尿中 Na^+、Cl^- 降低。

(3)等渗性脱水:水和电解质按比例丢失,临床上较常见。兼有上述两种类型脱水的特点,临床上有口渴和尿少的表现。

二、常用辅食制作方法

食材选择应富含能量、蛋白质、铁、锌、钙、维生素 A 等多种营养素,以当地生产的肉、鱼、禽、蛋类、新鲜蔬菜和水果为主;烹饪时尽量保持食物中的营养成分和原有口味,不添加盐、糖以及其他刺激性调味品;食物质地适合婴幼儿的进食能力;生吃的水果和蔬菜必须用清洁水彻底洗净;水果和蔬菜应去掉外皮、内核和籽。食物名称配料制备方法及注意事项如下。

(一)谷薯类食物

1. 米粉　按照 1 匙米粉加入 3~4 匙温开水的比例在容器中加入米粉和水,用筷子按照顺时针方向调成糊状即可。

2. 土豆泥　将土豆去皮并切成小块,蒸熟后用勺压烂成泥,加少量水调匀即可。

3. 南瓜红薯玉米粥　将切好的红薯丁和南瓜丁放入锅中,加适量清水煮烂(也可以事先将红薯和南瓜蒸熟)然后取适量玉米面用冷水调开缓慢倒入,沸腾后即可。

(二)蔬菜类食物

1. 青菜汁　将一碗水(约 250ml)在锅中煮开,洗净的完整的青菜叶切碎约一碗,加入沸水中煮沸 1~2 分钟。将锅离火,用汤匙挤压菜叶,使菜汁流入水中,倒出上部清液即为菜汁。

2. 南瓜汁　南瓜去皮,切成小丁蒸熟,再将蒸熟的南瓜用勺压烂成泥。在南瓜泥中加适量温开水稀释调匀后,放在干净的细漏勺上过滤一下取汁食用,南瓜一定要蒸烂,也可加入米粉中喂孩子。

3. 西红柿汁　将成熟的新鲜西红柿洗净,用开水烫软后去皮切碎,再用清洁的双层纱布包好,把西红柿汁挤入容器内,用适量温开水冲调后即可饮用。

4. 菜泥　将绿色蔬菜洗净切碎,加盖煮熟或加在蛋液内、粥里煮熟即可;胡萝卜、马铃薯、豌豆等可洗净后用少量的水煮熟,用汤匙刮取或切碎、压碎成泥即可。婴儿6个月可开始喂食,每次只给一种蔬菜泥,从1茶匙开始逐渐增加到6~8汤匙。可将菜泥加在粥里喂食。

（三）水果类食物

1. 鲜橘汁　选用新鲜、质量好鲜橘子,洗净去皮后放在榨汁机或挤果汁器具上压出果汁,加入适量温开水即成。适合4~6个月婴儿饮用。

2. 果泥　将苹果洗净去皮,然后用汤匙慢慢刮成泥状,即可喂食。或者将苹果洗净,去皮,切成黄豆大小的碎丁,加入凉开水适量,上笼蒸20~30分钟即可。

（四）蛋类食物

1. 蛋黄泥　鸡蛋煮熟后取出蛋黄,用汤匙压碎,加温开水、米汤或者奶调成糊状即可。从1/4个开始添加,逐渐增加。

2. 蒸鸡蛋羹　将鸡蛋打入碗中,加入适量水(约为鸡蛋的2倍)调匀,放入锅中蒸成凝固状即可。

（五）肉类、禽类、水产类食物(7~8月龄逐渐引入)

1. 肝肉泥　将猪肝和瘦猪肉洗净,去筋,放在砧板上,用不锈钢汤匙按同一方向以均衡的力量刮,制成肝泥、肉泥。然后将肝泥和肉泥放入碗内,加入少许冷水搅匀,上笼蒸熟即可食用。

2. 鱼泥　将鲜鱼洗净、去鳞、去除内脏后放在锅里蒸熟,然后去皮、去刺,将鱼肉挑放在碗里,用汤匙挤压成泥状后即可。也可将鱼泥加入粥或面条中喂给婴幼儿。

三、制作辅食的注意事项

1. 食物选择　避免给3岁以下儿童提供容易引起窒息和伤害的食物,如小圆形糖果和水果、坚果、果冻、爆米花、口香糖,以及带骨刺的鱼和肉等。

2. 饮食卫生　婴幼儿食物的制备与保存过程需要保证食物、食具、水的清洁和卫生。在准备食物和喂食前儿童和看护人均应洗手,给儿童提供新鲜的食物,避免食物被污染。禽畜肉类、水产品等动物性食物应保证煮熟,以杀灭有害细菌。

3. 食物储存　食物制作后应立即食用,避免食物放置的时间过长,尤其是在室温下。剩余食物应放入冰箱保存,加盖封藏,以减缓细菌的繁殖速度。

加　油　站

食物过敏是指人体对食物中抗原物质产生的由免疫介导的不良反应。美国儿科学会将食物过敏定义为"机体对摄入的食物蛋白反复发生异常的免疫反应"。随着食物过敏相关研究的不断深入,许多研究者发现在婴儿4~6月龄添加过敏性食物可以提高婴儿口腔耐受能力,限制或推迟添加过敏性食物的引入时间并不能对食物过敏及过敏性疾病的发展起到显著的保护作用。相反,早期添加过敏性食物可能会增加婴幼儿口腔耐受能力,预防食物过敏及过敏性疾病的发生。

单一食物引入的方法可以刺激婴儿的味觉发育,也可以帮助观察婴儿是否会出现食物不良反应,特别是过敏反应。因此,各国指南均建议在添加辅食过程中每次只给婴儿添加一种新食物,等婴儿逐渐适应之后再添加其他辅食。

美国儿科协会和中华医学会儿科学分会编写的指南中都提到母乳可以作为初级预防食物过敏及过敏性疾病的食物。对于无法母乳喂养的婴儿,应选择水解蛋白配方奶来预防食物过敏及过敏性疾病。

试　试　手

1. 蛋白质含量高的食物有哪些? 钙含量高的食物有哪些? 铁含量高的食物有哪些?
2. 常用的辅食制作方法有哪些? 可以制作哪些糊状食物、泥状食物呢?

划　重　点

辅食制作技术以了解食物的营养及婴儿的营养需要为基础,加工技术为辅助,为婴儿提供均衡膳食营养。照护者对于理论知识要多加了解,能根据宝宝营养需要选择食材,正确制作辅食,可合理进行营养搭配,保证宝宝营养均衡,健康成长。

第四单元
食具的清洁与消毒技术

小 案 例

薇薇,10个月,妈妈白天上班,奶奶照护宝宝,白天奶奶每次用玻璃奶瓶喂完奶后都是先用清水将奶瓶、奶嘴刷洗干净,用热水烫一下晾干备用。妈妈说这种清洁方法消毒不彻底会带入细菌,奶奶说过来人都是这样清洗的。到底居家环境中奶瓶奶嘴应如何进行清洁消毒呢?

跟 我 学

一、食具清洁与消毒的概念

婴儿使用后的奶瓶奶嘴沾满了油脂、蛋白质等非水溶性物质,这些非水溶性物质均是有机物质并且可能携带致病菌,很容易清洗不彻底。食具消毒不严,口腔不卫生或由于各种疾病导致机体抵抗力下降等因素均有可导致口炎等疾病的发生。故食具应专用,做好清洁消毒工作。

二、安全提示

1. 温度的冷热骤然变化易致玻璃奶瓶破裂。
2. 天气冷的情况下,奶瓶需要预热,以防爆裂。
3. 消毒奶瓶时要注意奶瓶上的耐温标示,如果不耐高温最好使用蒸汽锅消毒。
4. 对于水质较硬的地区,水煮后可能会有水碱在奶瓶内沉积。为避免水碱沉积在奶具上,可以使用蒸汽锅、微波炉消毒。
5. 每次取用消毒后的奶瓶、奶嘴时,应严格执行手卫生。

三、常见奶瓶的种类及其特点

常见奶瓶的种类及其特点,如表 8-4-1、表 8-4-2。

表 8-4-1　常见奶瓶的种类及其特点

序号	种类	特点
1	玻璃奶瓶	优点:玻璃材质安全,可耐高温,且不产生有害物质,不含双酚 A,有较高的透明度,玻璃内壁光滑,不藏奶垢,较易清洗。 缺点:强度不够,玻璃易碎
2	塑料奶瓶	按材质可分为聚丙烯(PP))材质、聚苯砜(PPSU)材质、聚醚砜树脂(PES)材质、硅胶材质、聚碳酸酯(PC)材质(全球已禁止用)。PP、PES、PPSU 三种不同材质的奶瓶各有优劣,但 PP 的奶瓶因较高的性价比而成为塑料材质奶瓶中消费者选择最多的一款
3	硅胶奶瓶	由液态硅胶(LSR)做成,有较高的稳定性;且材料无毒、质地柔软;可防止奶瓶胀气、防止儿童呛奶;母乳实感;非常经济耐用
4	陶瓷奶瓶	安全无毒,相对玻璃奶瓶有一定的保温效果
5	不锈钢奶瓶	优点:具有使用安全、经久耐用、方便清洁和便于携带等。 缺点:材质不透明,看不到内部液体的刻度

表 8-4-2　塑料奶瓶的种类及其特点

序号	种类	特点	耐温
1	聚丙烯(PP)	半透明,轻巧耐摔,易清洗,安全不含双酚 A。广泛用于奶瓶、餐具,PP 材质是世界上公认的用来制作食物容器的安全材质,材质韧性很大,耐摔,抗冲击性强	120℃
2	聚苯砜(PPSU)	淡淡的金黄色,是安全的母婴用品新材质,安全不含双酚 A,可经受反复高温消毒,化学稳定性好。兼具玻璃的安全透明,具有轻盈耐摔等优点	180℃
3	聚醚砜(PES)	无色透明,轻巧耐摔,易清洗,安全不含双酚 A	180℃
4	聚碳酸酯(PC)	透明度高,含有双酚 A,2011 年禁止生产和销售聚碳酸酯婴幼儿奶瓶和其他含双酚 A 的婴幼儿奶瓶	/

综上奶瓶所有制作材料,可以对各类不同材质的奶瓶做出如下耐热性比较:陶瓷 > 不锈钢 > 玻璃 > 塑料(PPSU>PESD = PC>PP = 120℃)。也就是说,塑料为最不耐温的材料。

四、奶嘴使用介绍

1. 奶嘴洞孔类型　奶嘴上的洞孔在生产时已按不同规格要求开好,有多种型号。圆孔小号(S号)适合于尚不能控制奶量的新生儿;圆孔中号(M号)适合于2~3个月、用S号吸奶时间过长的宝宝,用此奶嘴吸奶与吸妈妈乳房所吸出的奶量及所做的吸吮运动的次数非常接近。圆孔大号(L号)适合于用以上两种奶嘴喂奶时间太长,但量不足、体重轻的宝宝。

Y字型孔适合于可以自我控制吸奶量,边喝边玩的宝宝使用。十字型孔适合于吸饮果汁、米粉或其他粗颗粒饮品,也可以用来吃奶。认识了这几种型号,就可以根据自己的需要给奶瓶配上合适的奶嘴了。

2. 奶嘴材质　奶嘴有橡胶制和硅胶制两种。橡胶奶嘴富有弹性,质感近似妈妈的乳头。硅胶奶嘴没有橡胶的异味,容易被宝宝接纳,而且不易老化,抗热、抗腐蚀。

3. 奶嘴更换频率　奶嘴比奶瓶的使用期要短,而且由于使用不当或者消毒等原因,奶嘴可能很容易坏。照护者在给宝宝喂奶时,每次都要查看奶嘴有无破损,如已破损,需要马上更换。一般的奶嘴使用2~3个月后就应该换掉了。

五、清洗步骤及注意事项

1. 每次喂养后要及时清洗奶瓶奶嘴。清洗一般使用温水,使用专用的刷子及清洗桶。清洗流程为如下。

(1)将奶嘴与奶嘴座拆开,清洗时先把残余的奶液倒掉,用清水冲洗干净后用奶瓶刷把奶瓶和奶嘴刷干净,最好准备奶瓶清洗剂专门用来清洗,除了奶瓶内部,奶瓶口螺纹处、奶嘴座螺纹处、奶嘴衔接部内面也要仔细清洗,不要遗漏。清洗奶嘴时要先把奶嘴翻过来,用奶嘴刷仔细刷干净。如果奶嘴上有凝固的奶渍,可以先用热水泡一会儿,待奶渍变软后再用奶嘴刷刷掉。靠近奶嘴孔的地方比较薄,清洗时动作要轻,注意不要让其裂开。

(2)用流动水充分冲净奶瓶、奶嘴,以肉眼无可见奶渍为清洗合格的标准。

(3)将清洗后的奶瓶倒立于专用盒晾干,奶嘴竖放晾干,奶嘴衔接部向上。

2. 清洗注意事项

(1)设立专门的奶具处理区,不可与常规物品在同一区域清洗。

(2)对使用后的奶瓶、奶嘴进行分拣,对瓶身有裂痕、奶嘴质地老化及奶嘴孔开裂较大者给予报废处理。

(3)用于手工刷洗的奶瓶刷要每日消毒,盛放清洗后的奶瓶奶嘴盒应保持清洁干燥。

六、食具消毒的方法

将奶瓶奶嘴清洗干净后就要进行消毒了。居家婴幼儿奶瓶常见的消毒方式有如下三种。

1. 煮沸消毒法　准备一个不锈钢煮锅,里面装满冷水,水的深度,要能完全覆盖所有已经清洗过的喂奶用具。不锈钢锅应是消毒奶瓶专用,不可与家中其他烹调食物混用。去除奶瓶上的奶嘴和奶盖,奶瓶主体放在尚未沸腾的水中,水面应高于奶瓶全身,且奶瓶瓶体浸没,等待水沸腾,水沸腾后再放入奶嘴、连接盖或塑料奶瓶。5 分钟后取出奶嘴和连接盖,10 分钟后取出塑料奶瓶,玻璃奶瓶可在 15 分钟后取出。奶嘴和盖子的煮沸时间不可过长,否则在高温条件下奶嘴和盖子易发生形变。计时后不得再加入物品,否则持续加热时间应从重新加入物品再次煮沸时间算起。最后以消毒过的奶瓶夹夹起所有的食具,并置于干净通风处,倒扣沥干。

2. 微波消毒法　清洗完成后将清水盛入奶瓶中,将奶瓶放置于微波炉中,选定高火档,时间设定为 10 分钟。微波炉消毒时间完成后,取出奶瓶并将奶瓶内的水倒净,将奶瓶倒扣沥干,置于通风处。

3. 蒸汽消毒法　奶瓶、奶嘴、奶瓶盖等物品彻底清洗干净后将奶瓶、奶嘴、瓶盖分开放入蒸汽消毒锅,遵照说明书操作,按上开关,待其消毒完毕,会自动切断电源。如果奶瓶是 PC 材质,建议不要使用蒸汽消毒方法,因高温蒸汽会使 PC 材质发生化学变化,析出致癌物质。

加　油　站

消　毒　柜

消毒柜是具消毒、烘干、储存功能等于一身的厨房电器。在母婴消毒方面,消毒柜越来越多地发挥其在消毒方面的作用。光波巴氏消毒技术分宽频光波巴氏消毒技术与紫外 C 波巴氏消毒技术。其原理是通过电脑程序控制紫外线照射量和巴氏温度(65~90℃),两个物理因子协同作用,可以达到杀灭母婴用品上的肠道致病菌、病毒的目的,且在消毒过程中不产生臭氧,不损坏物品,是一种安全高效的消毒方式。

划 重 点

　　婴幼儿抵抗疾病的能力弱,适应外界环境能力差,对各种疾病易感染。奶瓶清洁不彻底容易滋长细菌,有机会经由口传入到胃肠道,造成宝宝肠胃不适。通过对本单元的学习,了解食具清洁消毒的过程,了解常见奶瓶的种类及其使用特点,能采用正确方式进行不同种类型奶瓶的清洁与消毒,从而保证食具清洁,预防疾病,促进宝宝健康成长。

试 试 手

　　1. 煮玻璃奶瓶的正确方法是什么? 玻璃奶瓶煮好后能马上捞起来吗?

　　2. 奶嘴可以用开水煮吗?

第五单元
婴儿盆浴技术

小　案　例

欢欢,55 天。宝宝年龄小,依从性差,照护者在为欢欢实施盆浴时面临较大挑战。应如何为宝宝进行日常盆浴照护？盆浴照护时需要注意什么？如何避免意外发生呢？

跟　我　学

一、婴儿盆浴技术目的

保持婴儿皮肤清洁、舒适,协助皮肤排泄和散热,活动肌肉和肢体,促进血液循环,观察全身情况。

二、安全提示

1. 照护者在进行盆浴护理时要注意宝宝的安全。包括进行盆浴时发生吐奶、误吸的处理,进行水温及室温的调节,以及盆浴前后的保暖,避免宝宝受凉。

2. 根据宝宝实际的皮肤情况、肢体功能情况,调整盆浴时间和频次。

三、操作过程

(一) 评估

1. 宝宝皮肤是否完整、无破损;前一次进食时间(一般沐浴于喂奶前或喂奶后 1 小时进行,以防呕吐和溢奶);情绪是否稳定。

2. 照护者剪短指甲,手部皮肤光滑。

3. 环境温暖、无对流风。

（二）准备

1. 宝宝准备　烦躁哭闹应先进行安抚,待情绪稳定后再进行盆浴。

2. 用物准备　清洁的尿布,衣服,大毛巾,毛巾被,面巾,浴巾,浴盆(内备温热水约2/3满,水温在冬季为38~40℃,夏季为37~38℃,备水时水温稍高2~3℃),水温计,指甲剪,棉签,护臀膏,婴儿沐浴产品。

3. 环境准备　关闭浴室门窗,调节室温为26~28℃。

（三）操作方法

1. 将宝宝衣物去除,用大毛巾包裹全身。

2. 擦洗头部。抱起宝宝,用左手托住头颈部,拇指与中指分别将双耳廓折向前方,轻轻按住,堵住外耳道口,左臂及腋下夹住臀部及下肢,右手涂洗发露洗头,清水冲洗干净,并用大毛巾擦干头发。

3. 俯式以右手从宝宝前方握住左肩及腋窝处,使其头颈部俯于照护者右前臂,左手清洗眼睛、耳朵及面部。

4. 冲湿全身,涂抹沐浴露并轻轻按摩,沐浴露从颈部、腋下、上肢、后背、胸腹、下肢、会阴及臀部均匀涂抹。

5. 冲洗沐浴露,依次冲净宝宝全身,从头、左侧(捂耳)、右侧(捂耳)、颈部、左腋、左上肢、右腋、右上肢、后背。冲洗头部时耳廓向前折叠避免水进入耳内,注意防止水溅入口鼻、眼内。

6. 翻转宝宝,用右手从前方握住左肩及腋窝处,使其头颈部俯于照护者右前臂,左手抹沐浴露清洗后颈及背部。用水冲洗净胸腹部及双下肢的沐浴露,最后清洗会阴及臀部。

7. 注意清洗皮肤皱褶处,必要时用棉签蘸水擦净女宝宝大阴唇及男宝宝包皮处污垢。女宝宝应将阴唇分开,从上至下轻轻擦洗,男宝宝将包皮往上推,沿环形沟轻轻清洗。

8. 洗毕,迅速将宝宝从水中抱出,用大毛巾包裹全身将水分吸干。

9. 为宝宝穿衣、垫尿布,必要时修剪指甲。

四、注意事项

1. 在吃奶前或吃奶后1小时盆浴,防止婴儿吐奶。

2. 沐浴时观察全身的皮肤情况,注意皮肤、肢体活动等。

3. 如发生吐奶,让宝宝侧躺并及时清理口鼻呕吐物,防止误吸。

4. 沐浴时间不可过长,动作轻快,注意保暖,避免受凉。

5. 沐浴中途如要添加水,不可直接添加过热的水,应添加温水。

加 油 站

给湿疹宝宝洗澡和护肤要注意什么呢

一、有湿疹的宝宝多久洗浴一次

根据季节、地域的不同,洗浴次数也是不一样的。一般来说,南方的夏天比较潮湿,皮肤出汗多,洗浴次数可以安排为一天一次,甚至两次。北方的冬天天气比较干燥,再加上这个季节室内有暖气,环境会变得更干,不产生太多汗液,可以适当地减少洗浴次数,每周一到两次即可。

二、有湿疹的宝宝洗浴温度为多少

洗澡水温偏高不利于湿疹的恢复。水温过高只会让皮肤受到损伤,久而久之皮肤层的水分丢失严重,造成皮肤敏感、偏干、粗糙、发痒等问题。有湿疹的宝宝洗浴时温度可以比正常洗浴温度低一些,同时不宜穿得太多,以免造成湿疹加重。

三、有湿疹的宝宝洗浴后要如何润肤呢

湿疹后期做好润肤有助于加快湿疹的恢复。建议选择大品牌、口碑好、无香料的护肤品,对于严重湿疹或是皮肤极度干燥的宝宝,可选择医学护肤品,这类产品中无添加剂、无香料,有科学的临床验证,优于普通护肤品。

四、如何选择保湿剂

使用保湿剂可延缓皮肤的水分丢失,也可以为皮肤起到一定的保护作用,促进修复的过程。

1. 保湿剂的种类 霜剂的保湿剂要比洗剂的保湿剂更为厚重,润滑的作用也更强一些。一般来说乳膏的功效强于霜剂,乳膏更油腻。在进行选择时还需要考虑到婴儿的使用感受。照护者可以采用多种类型的保湿剂,让宝宝感受其效果,并根据宝宝的反应选择最适合的保湿剂。

2. 保湿剂的搭配方式 单纯使用湿润剂的保湿剂,长时间后可能会导致婴儿的皮肤更加干燥,所以在使用时应该是湿润性的保湿剂和封闭性的保湿剂联合使用。

3. 保湿剂使用的时间 沐浴之后是使用保湿剂的最佳时间。沐浴后不要

完全擦干,在微湿的皮肤状态下使用保湿剂。由于保湿剂的效果时间较短,每天可以多次使用。

划 重 点

婴儿皮肤是非常大的器官,由于免疫功能不足,皮肤黏膜屏障功能差,常受到各种因素的影响,易患各种皮肤病,所以照护者要保持宝宝皮肤的清洁,能正确为宝宝进行盆浴,发现宝宝的皮肤问题,对不同的皮肤问题采取相应的护理措施,给予适宜、恰当的照护,预防皮肤问题的发生。

试 试 手

1. 怎么给 3 个月的宝宝洗澡? 安全方面应该注意什么?
2. 有湿疹的宝宝洗浴后要如何润肤呢?

第六单元
婴儿口腔清洁技术

辰辰,45 天,诊断为鹅口疮,经对症治疗后痊愈。宝宝年龄较小,依从性较差,如何为宝宝进行日常口腔清洁?

跟 我 学

一、婴儿口腔清洁概述

口腔保健须从小做起,即使是尚未长乳牙的宝宝也有必要每天清洁口腔。乳牙的健康与否,不仅涉及恒牙的发育,也会影响日后的长相、发音、咀嚼及腭骨的发展等,千万大意不得。口腔清洁一方面可保持口腔清洁、湿润、预防口腔感染等并发症,促进口腔正常功能;还可以通过按摩牙龈来缓解长牙的不舒适感。

二、安全提示

1. 照护者在进行口腔清洁时注意宝宝的安全。口腔清洁时发生呕吐能正确处理,避免误吸;避免纱布过湿,谨防使用过程中纱布脱落。
2. 根据宝宝口腔黏膜、乳牙萌出情况,调整口腔清洁的时间和频次。

三、乳牙及萌出

人的一生会有两组牙,第一组牙被称为乳牙,共 20 颗,上下颌各 10 颗。乳牙在 6~9 个月龄时逐渐萌出,长到 6~7 岁时逐渐开始脱落,被恒牙替代。恒压即为人类第二组牙。可见,乳牙的存在时间为 6~7 年。宝宝的这 20 颗乳牙不是同时长出来的,有其萌出的顺序。一般说来,6~9 月龄开始出牙,出牙的早晚和顺序受个体差异和遗传影响较大,只要在 1 周岁之前出牙都是正常的。

萌出的第一颗牙为下中切齿,也就是门牙下方对应的两颗小牙。下中切齿之后长出的是上中切齿,也就是俗称的门牙。

四、口腔清洁方法

（一）评估口腔黏膜有无异常,乳牙萌出情况

前一次进食时间,建议口腔清洁应至少在上一次进食 1 小时后进行,宝宝情绪稳定,适宜进行操作。

（二）准备

1. 用物准备　4cm×4cm 的纱布数块或指套牙刷;温开水一杯。

2. 环境准备　选择光线充足的环境。

（三）口腔清洁操作步骤

1. 照护者清洁双手。

2. 将纱布裹于示指上,固定牢固,再以温开水沾湿纱布,纱布不宜过湿,以不滴水为宜。

3. 照护者一只手抱住宝宝,手掌及虎口固定头颈部,避免宝宝在操作过程中头部晃动。

4. 纱布蘸温水湿润口唇。

5. 将裹覆纱布的示指伸入口腔,擦拭舌头,牙龈和口腔黏膜。清洁时应特别注意牙龈、舌头等奶渣容易残留的部位。

6. 擦拭时动作轻柔,切勿用力过大,以免损伤黏膜及牙龈。

7. 擦拭时不宜过深,避免发生刺激性呕吐。如发生吐奶,让婴儿侧躺并及时清理口鼻呕吐物,防止误吸。

8. 对已长牙的宝宝,以示指裹住湿纱布,或用指套牙刷水平横向擦拭清洁乳牙。

9. 口腔清洁建议每次餐后清洁一次,至少每天早晚各一次。待宝宝长大,乳牙逐渐长出以后,建议使用牙刷、牙膏清洁口腔。刚开始时,可把小牙刷当成棒棒糖一样的放入口腔内玩耍,使宝宝觉得这项工作是好玩的,以先引起兴趣,再逐渐让他感觉必要性。

五、如何预防奶瓶龋

1. 首先戒除用奶瓶吸奶诱导入睡的习惯,如果在睡觉时必须使用奶瓶,只用白水。

2. 不要将牛奶、果汁或其他甜饮放入奶瓶,这些液体都含有蔗糖,会危害牙齿健康。

3. 一周岁后可训练用杯子喝奶,喝完奶后可再喝少量白开水。

4. 养成喝白开水的习惯,以稀释口腔内及牙间隙残留的奶汁,而起到清洁口腔的作用。

5. 长出第一颗乳牙后,应开始为宝宝刷牙。最好是饭后和睡觉前进行,每日至少两次。

6. 控制每次使用奶瓶的时间,一般限在 10~15 分钟以内,千万不要含着奶瓶睡觉。

加 油 站

乳牙是否需要定期看牙医

牙科医生建议成年人应该每 6 个月进行一次口腔检查,或至少每年接受一次口腔检查。在乳牙萌出后也可以每半年接受一次口腔检查,或当牙齿出现问题,或怀疑牙齿出现问题时随时就诊。乳牙问题中以龋齿和外伤最为常见,其中龋齿和缺失是不能自行恢复的。

乳牙和缺钙有关系吗

乳牙和缺钙没有关系。出牙晚大多是因为个体差异和遗传因素导致的,即使额外补充钙元素,也不能将乳牙"催生"出来。所以,不要因为迟迟不出牙而盲目补钙,在 1 岁前出牙都是正常的。过多的钙元素进入体内非但没有积极作用,还会造成便秘。

划 重 点

婴幼儿口腔最大的变化是从无牙到长出牙齿。口腔的正常生长发育和牙齿萌出以及维持其正常功能,对一生的口腔健康和全身健康都至关重要。做好婴儿期的口腔清洁,有助于降低乳牙龋齿发生率以及错颌畸形发生率,不仅保护婴儿的口腔健康,更保证正常的生长发育。

试 试 手

1. 宝宝 8 个月还没有出牙正常吗? 出牙晚和缺钙有关系吗?
2. 如何给宝宝清洁口腔? 自己可以独立完成吗?

第七单元
婴儿睡眠照护技术

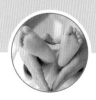

小 案 例

文文,5个月,最近总是白天安睡,夜间精神好,难以入睡。如何解决"昼夜颠倒"的睡眠习惯? 又如何建立良好的睡眠习惯呢?

跟 我 学

一、婴儿睡眠需求及睡眠问题

足够的睡眠是保证婴儿健康成长的重要条件之一,良好的睡眠能消除疲劳,并且有利于个体的生长发育,睡眠习惯有很大差异,婴儿的睡眠时间与年龄成反比,年龄越小,所需要的睡眠时间越长,一般来讲,新生儿每天的睡眠时间约为14~20个小时,3~4个月的婴儿为14~16个小时,12个月的婴儿则为13~14个小时,建立良好的睡眠习惯是保证婴儿足够睡眠的前提。

婴儿睡眠过程中的不良习惯包括:与大人同床睡,需要摇晃、拍抱哄睡,含奶头入睡,夜间开小夜灯睡等等。睡眠问题包括:入睡困难、睡眠节律紊乱、张口呼吸、打鼾、呼吸暂停等等。多项研究表明婴儿在成长阶段不良睡眠行为及睡眠问题较多,照护者要帮助婴儿建立睡眠习惯。

二、睡眠习惯养成

如果白天让婴儿尽情地睡,到晚上婴儿就会十分精神,不想睡觉。预防和纠正婴儿"黑白颠倒"的睡眠习惯,应该从改变生活习惯入手。白天尽量让孩子保持清醒,早上8点左右将婴儿唤醒,婴儿进食后会有一段较长时间的睡眠。这时应该与孩子说说话,帮孩子做做简单的运动,或把孩子抱起来看看四周,提升孩子的兴奋程度,尽量延迟其睡眠时间。午觉醒来后,家长也应逗孩子多玩一会儿,尽量让孩子保持较长时间的清醒,以培养孩子晚上入睡的习惯。到了夜间入睡前,应该把灯关掉,除了抚慰因为饥饿、排泄、生病、环境不舒服的情况引起的啼哭外,尽量不要和宝宝说话,可以轻轻抚摸,帮助其入睡。

三、良好睡眠环境的营造

1. 婴儿房间的室温应保持在 18~22℃,寒冷的冬季要注意保暖,夏季则应注意通风和降温。如果使用电风扇,应注意不要直接对着婴儿吹风。如果使用空调,则应注意不要长时间开启,制冷温度也不应低于 26℃。

2. 保持房间内阳光充足,但要避免强光直射婴儿面部。居室门窗宜加纱门、纱窗和窗帘,以避免蚊蝇侵扰。

3. 婴儿夜间入睡时不应通宵开灯,这样不但不利于婴儿的健康,还妨碍婴儿建立正常的昼夜节律,为婴儿形成白天清醒、夜间睡觉的生活习惯制造障碍。

4. 如果有条件,应让婴儿在自己的婴儿床上入睡,而不是在父母的怀抱中入睡,将婴儿放到床上,婴儿能睡得比较踏实。即使和父母一起睡,也不应和大人同睡在一个被窝,更不要让婴儿含着妈妈乳头睡觉。

5. 应避免给婴儿养成不良的条件反射,婴儿的床应只是睡觉的场所,不要作为婴儿日间玩耍的地方。

加　油　站

美国儿科学会建议在婴儿刚出生的第一年里可以使用安抚奶嘴入睡,并认为这样能够降低婴儿猝死综合征(sudden infant death syndrome,SIDS)的概率,对于安抚婴儿的情绪也有很大帮助。至于何时应戒掉奶嘴,学者普遍认同的观点是在婴儿两周岁左右可逐步戒掉。

划　重　点

婴儿未出生前在子宫内有羊水的保护,子宫的空间属于环抱的形状,出生后由于婴儿对环境的不适应,容易产生各样的睡眠问题。照护者要了解婴儿的睡眠习惯,掌握促进婴儿睡眠的方法,正确应对睡眠过程中发生的常见问题,帮助婴儿建立良好的睡眠习惯,保证婴儿有效的睡眠,促进婴儿的生长发育。

试　试　手

1. 7个月左右的宝宝每日的睡眠需求大约是多长时间？如何建立宝宝良好的睡眠习惯呢？

2. 如何解决"昼夜颠倒"的睡眠习惯？

第八单元
婴儿排泄照护技术

小 案 例

西西,6个月,照护者为了方便一直给西西穿尿不湿。现在,西西6个月了,主观认为该为西西把尿了,但西西只能在穿纸尿裤时顺利排尿,把尿过程中无法顺利排尿。照护者应该在婴儿多大时开始训练排泄习惯? 如何在把尿时成功排尿? 如何帮助婴儿养成良好的排泄习惯呢?

跟 我 学

一、排尿照护

婴儿期是人一生中身体、心理等各方面发展最快的时期,婴儿养成良好的排泄习惯,不但对婴儿的体格生长、心理、行为发育等具有重要影响,对父母也是非常重要的。婴儿的排尿习惯可以从 2~3 个月开始训练。父母可通过减少夜间对婴儿喂哺的次数,以减少其夜间排尿次数。白天照护者应注意选择把尿的时间,应在婴儿睡醒后以及吃奶后 15 分钟左右把尿,并采取相对固定的把尿姿势,同时辅助发出"嘘嘘"声,使声音、姿势和时间相互联系起来,形成婴儿排尿的条件反射。九个月后可训练婴儿坐盆排尿。一岁半开始训练其不用尿布,先从白天开始不用尿布,并逐步过渡到夜间不再使用。

二、排便照护

(一) 大便次数及形态

母乳喂养的孩子大便次数较多,但每个孩子不尽相同,有的可以排 6~7 次,有的只有 1~2 次,个体差异明显。如果是母乳喂养,大便多呈黏稠的金黄色,可以带奶瓣,也可以呈绿色,但并不能说明是异常的。牛乳喂养的孩子,大便多呈黄白色,也有的呈黄色。

如果发现大便异常,可把"不正常"的大便,带到医院进行化验。不要轻易带宝宝到医院,以减少交叉感染。药店推荐的药物,也不要轻易购买。治疗肠道疾病的药物,可能会引起肠道内环境紊乱。一旦破坏了婴儿的肠道内环境,调理起来是比较困难的。防患于未然的根本方法就是不要乱投医,乱吃药。

(二) 排便习惯养成

排便习惯的培养需要照护者细致的观察,注意观察宝宝的表情,一般大便前宝宝均会有使劲发呆、面红的表现,照护者应先观察宝宝自身的排便规律,在自身习惯的基础上,每天固定时间给宝宝坐盆的训练,以养成每日按时大便的习惯。另外,当宝宝排便时,千万不可逗孩子玩,一定要培养宝宝专心排便,让宝宝认识自己排便的场所和便盆,并控制排便时间,一般 5~7 分钟为宜。

加 油 站

有些婴儿,包括母乳喂养儿,排便间隔可长达数日,但大便不干。这种现象即是我们俗称的"攒肚"。虽然排便间隔时间长,但不影响进食,生长正常,无其他不适,家长便无须过度紧张。婴儿并非每日都会排便一次,但伴随辅食的添加,尤其是富含纤维素的食品(蔬菜、水果等),排便则会逐渐规律,多为 1 天一次。"攒肚"期间,家长可顺时针按摩婴儿腹部,确定大便不干后,只须等待婴儿按照生理规律排便即可。

划 重 点

婴儿从两个月起,就可以进行排泄习惯的训练了,照护者应掌握促进婴儿排泄习惯养成的方法,能正确应对婴儿大、小便过程中发生的常见问题。婴儿的排便习惯一旦养成会给父母们带来很多方便,并且对其身心成长也有着至关重要的意义。

试 试 手

照护者应如何帮助婴儿养成良好的大小便习惯呢?

第九单元
婴儿运动（爬行、学走）
训练技术

小　案　例

畅畅，10个月，已能借力行走，但不会爬行。畅畅不会爬行是否异常呢？婴儿是否必须要学会爬行？爬行对婴儿的成长来说有哪些重要意义呢？

跟　我　学

运动功能的发育是以脑的发育为前提的，妊娠后期出现的胎动是小儿最初的运动形式，新生儿期的运动多为无意识、不协调的，此后，尤其是出生后的一年内，随大脑的迅速发展，小儿的运动功能日臻完善。爬行是婴儿成长发育过程中必须经历的重要环节，不会爬行可能与婴儿腿部力量较强及父母阻碍等原因相关。爬行能增进小脑平衡感，锻炼婴儿全身肌肉的力量及协调能力，有助于婴儿后期的成长发育。

一、匍匐、爬行动作发育

新生儿俯卧位时已有反射性的匍匐动作，2个月俯卧位时能交替踢腿，这是匍匐运动的开始；3~4个月时可用手撑上身数分钟；7~8个月，可用手支撑胸腹，使上身离开床面，有时可在原地打转；8~9个月，可用双上肢向前爬；12个月左右，爬时手膝并用；一岁半左右可爬上台阶。

在教婴儿学爬行时，父母可以一人拉着婴儿的双手，另一人推婴儿的双脚，拉左手的时候推右脚，拉右手的时候推左脚，让婴儿的四肢被动协调起来。这样教导一段时间，等婴儿的四肢协调得非常好以后，就可以立起手和膝爬了。

此外,对于爬行困难的婴儿,可以从学趴开始训练。其实,刚学爬的婴儿都有匍匐前进、转圈或向后倒着爬的现象,这是学爬的一个过程。要给婴儿学爬开辟出一块场地,可以在硬板床上,也可以在地板上的地毯上,周围移去不需要的东西,任婴儿在上面自由地"摸爬滚打"。另外,需要注意的是,爬行对于婴儿来说是一项很费劲的运动,注意每次训练时间不要太长,根据婴儿的兴趣,花上 5~10 分钟就可以了,每天坚持。

二、站立、行走动作发育

扶婴儿直立时,其双下肢稍可负重,可出现踏步反射;2~3 个月,婴儿扶立时,髋、膝关节可屈伸;5~6 个月,扶立则双下肢可负重,并能上下跳动;8 个月可扶站片刻,背、腰、臀部已能伸直;10 个月时可扶走;11 个月可独站片刻;15 个月可独走稳。

照护者可让婴儿扶着墙等物体站立,之后训练婴儿扶着椅子迈步,在与物品相距一米左右处就鼓励婴儿走步,也可以照护者担任活动物体,让婴儿行走,这样锻炼之下走路趋于稳健,可让婴儿走步的距离逐步加大。

照护者也可以扶着婴儿走路,用双手,之后单手让婴儿依靠,在婴儿走稳之时,就可虚扶,也可以让婴儿独立行走,就是摔倒也不要主动抱婴儿,让其自己站立起来,锻炼心理坚韧程度。

三、运动安全环境的设置

婴儿在 6 个月以后,其动作的发育越来越成熟,活动范围加大以及其强烈的好奇心,容易使其发生意外的机会增加。因此父母需做好对婴儿的保护工作,当婴儿从学会匍匐开始,家长们就要注意防止婴儿坠床,尤其在婴儿学会爬行之后。因此要记住将婴儿的床栏拉起,且家长要时刻注意婴儿的动作。

加　油　站

生长发育监测

生长发育监测,是 WHO 为提高世界儿童健康水平推广的"G、O、B、I+3F 适宜技术"之中的一项(G——生长监测;O——口服补液;B——母乳喂养;I——计划免疫;3F——计划生育、食物、妇女教育)。其通过对个体儿童的体重进行定期、连续监测和评估,动态的观察婴幼儿的生长发育趋势,以便能及时发现体重增长不良的儿童,并尽早进行干预。

生长发育监测图上有四大部分内容,第一部分:小儿常见病。检查身体时,保健医会问及有关贫血、佝偻病、腹泻和呼吸道疾病等问题,并讲解有关预防、诊断、治疗、家庭护理的相关知识。第二部分:小儿喂养。多大的孩子吃什么、怎么吃、吃多少,家长往往凭自己的感觉随意喂,造成孩子腹泻、便秘、肥胖、厌食,甚至营养不良等一系列问题。现代育儿是个体化原则,应根据每个孩子的特点给予具体分析和指导。第三部分:体重记录和评估。第四部分:智力发育和早期教育。关键年龄的关键项目都能在这里体现。比如抬头,始于1个多月,止于3个多月。在这段时间内,能学会抬头,就属正常孩子;晚于3个半月还不能抬头的孩子,就可能患有脑瘫,需要进一步去神经内科检查。家长还可提前一个月开始教孩子下个月该会的项目,这就是早期教育的内容。早教是贯穿于孩子日常生活中的内容。

专业的婴幼儿生长运动发育评估能够帮助家长及早发现孩子的发育问题,这些问题在早期只是一些很小的差异,但如果没有及时发现并积极干预,就有可能随着孩子的成长而被放大,一些还会最终发展为各类学习障碍,如书写障碍、运动障碍、社交障碍等。

划　重　点

婴儿的运动成长过程是一个探索学习的过程,照护者应了解婴儿运动发育的时间,掌握促进婴儿运动发育的方法,帮助孩子在此期间进行有效的运动训练,能正确应对婴儿运动训练过程中发生的常见问题,并给孩子一个安全的空间,使孩子在学习爬行、走路的同时,认知环境,探索空间,并由此健康发展。

试　试　手

1. 学会爬行对宝宝有多重要?
2. 如何帮助宝宝学会爬行?

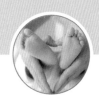

第十单元
婴儿车使用技术

小 案 例

东东,已满 2 个月,居住于社区高层住宅,周边配套设施齐全,宝宝活泼好动,照护者可以使用婴儿车带宝宝出行吗? 应当选择哪类型的婴儿车? 使用婴儿车出行时,应关注哪些安全要素?

宝宝可以使用婴儿车出行。但宝宝不满 7 个月,无法坐立。应选择平躺型婴儿车,保护宝宝骨骼发育。每次使用前应对婴儿车进行安全检查,车体是否松动,刹车是否有效。系好安全带拉好护挡,调至松紧适宜。婴儿车不可堆积过多杂物。出行过程中切记,不可在未固定车辆状态下随意离开。切忌人车一起搬动,推车时严禁乘坐扶梯。

跟 我 学

一、婴儿车的常见种类

1. A 型婴儿车　宝宝可平躺在车中,即使宝宝睡着了也不必担心。由于车轮较大,地面凹凸不平带来的颠簸较少。但是这种车比较重,很占地方,如图 8-10-1。

2. B 型婴儿车　宝宝满 7 个月后,可以自己坐稳,就可用这种婴儿车,这种车小巧轻便,手柄操控简单,转弯方便。收起来不占地方,可放在汽车后备厢中,出远门的时候可大派用场。与 A 型车比起来,座椅稍窄,可调节的角度较小,如图 8-10-2。

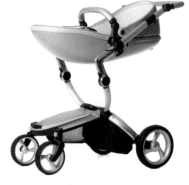

图 8-10-1　A 型婴儿车

3. C- 欧美型的婴儿车　此款欧美型婴儿车可躺,兼顾 A 型婴儿车和 B 型婴儿车的优点,既平稳又容易收纳,如图 8-10-3。

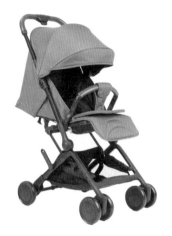 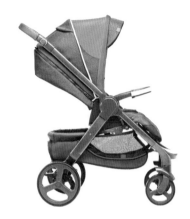

图 8-10-2　B 型婴儿车　　　　　图 8-10-3　C- 欧美型的婴儿车

4. D- 型婴儿车　这种车比较少见,除可平躺以外,还可以 360° 旋转,并且不用提起座位。方便宝宝不同方向观看事物。

二、常见婴儿车的结构

1. 遮阳篷　有个能防风挡雨的遮阳篷,是婴儿车的必备条件之一,遮阳篷的大小关系到遮阳范围,以及防风的作用。

遮阳篷通常可以拆下或者不用时可以往车后方垂下或紧靠椅背,遮阳篷上方要有开窗的透明设计,以便随时探视宝宝的状况。

2. 坐垫　是与宝宝最贴身的地方,设计上会依照婴儿车大小或收折方式而有不同的剪裁。一般来说,坐卧两用的婴儿车较宽敞及厚实;而有些轻便的伞车因为轻巧的要求,通常只有单层布面支撑。

坐垫载重后下压的幅度不可太深,否则宝宝会坐得不舒服。同时也是为了保护幼小的头部,可以选择有柔软设计的护头靠垫。

3. 椅背　椅背分为可调整与固定角度两大类。坐卧两用的婴儿车椅背约可调到平躺位置,一岁以内的宝宝需要用到,推车设计只能躺,较适合宝宝短时间休息使用。

通常坐卧两用推车因结构复杂、较大且笨重,故选择铝合金车架为宜。而伞车强调轻便,椅背调整通常是固定或是调整角度小。

婴儿推车的靠背设计应符合人体工学设计,应选择纵向缝合的椅背设计,可以保护婴幼儿还未发育成熟的颈部和背部。

4. 把手 可分为定向及双向,双向把手因为可以换向推行,故可以面对宝宝,通常比较适用于新生儿。另外也有把手可以调整高低,这是针对不同身高而设计的。

使用上注意不要将其他物品挂在把手上,以免重心不稳而翻覆,伤到宝宝。

5. 前护栏 这项功能是为了防止宝宝摔落,不过购买时,最好选择可拆卸设计,不但更换尿布时方便,等孩子较大时,可拆掉护栏以免座位空间太小。

6. 置物篮 通常设计于推车下方,外出时便于摆放婴儿的奶瓶、尿布等。

7. 刹车装置 婴儿车在停止时,照护者不一定会时时刻刻留在婴儿车旁,而当婴儿车停在斜面之地形时,照护者无法将车架握住时,婴儿车有可能随时会产生滑动而翻覆倾倒,容易造成不可挽回的后果,所以,刹车装置是婴儿车必备的安全设备之一。

在挑选时,将车架放置于地面上,压下刹车杆形成停止状态,稍加施力往前及往后推拉,察看刹车杆是否会跳脱或容易滑动。另外婴儿推车的刹车部分必须有颜色鲜明的标记,以避免误踩。

8. 安全带 任何一款婴儿车,都有安全带设计,保护宝宝不致因乱动而跌落车外,照护者最好选择安全带牢固并且面积大的婴儿车。

三、婴儿车的挑选技巧

1. 根据宝宝年龄 7 个月以下的宝宝因为不能坐立,应该选用靠背可调节的坐卧两用型婴儿车,有些婴儿车还有独立睡篮,婴儿可以完全平躺在里面。对于 7 个月以上的宝宝,已能坐立,可以选择功能较少但便携性强的婴儿伞车,或者选择多功能婴儿车。

2. 根据出行条件 如果出行路况较好,路面平坦无较多坑洼,则可以选择减震性能一般的婴儿车。如果出行路况不够平坦,坑洼较多,比较颠簸,则应该选择避震性能较好的婴儿车,如高景观婴儿车,有独立车轮避震设计的婴儿车,还有充气轮胎的婴儿车,都能满足此类路况下的婴儿出行。

3. 根据设计功能

(1)前轮内置弹簧避震设计:利用汽车避震技术,通过弹簧减弱路面的颠簸撞击。

(2)天然橡胶充气轮避震设计:后轮轮胎采用的是天然橡胶的充气轮胎,避震防滑效果也很好。

(3)后轮轴内置弹簧设计:宝宝坐在婴儿车上主要的重心是在后面,后轮轴内置弹簧使得避震效果是普通橡胶轮的 4 倍。

（4）座椅内置弹簧减震设计：有的婴儿车在座椅处安装避震弹簧装置，座椅内置弹簧减震可以最大化减轻震动，确保宝宝的安全。

（5）空隙：如果婴儿车设计太多的空隙，则不适合年纪较小的宝宝使用，因为宝宝手指细小，容易夹在空隙中，因此要避免为初生宝宝选购结构太复杂的婴儿车。

（6）软垫：要注意软垫厚度是否足够。一般来说，婴儿车的软垫愈多，则愈能保证宝宝柔软的身体避免磕碰，当然，照护者也可自行准备柔软的小被子或垫子。

（7）利边：要注意婴儿车的结构。婴儿车多为铝管组合而成，以减轻其重量，要小心留意铝管上有没有凹凸，或边缘位置有没边，否则婴儿便很容易因此而受损。

（8）安全锁：安全的婴儿车至少应有一个主锁和一个附加的安全锁，一旦主锁失效，附加的安全锁便能发挥效用，避免车子突然折合起来，危害婴儿安全。此外，婴儿车折合后也应该有一些如收合安全锁的设备，以确保车身在折合的状态，不会突然张开，撞伤附近的人。

加　油　站

婴儿车的错误使用方法及建议

1. 直接使用，不检查是否为安全状态。

建议：使用前进行安全检查，如车内的螺丝、螺母、螺钉是否松动，躺椅部分是否灵活可用，刹车是否灵活有效。

2. 不系安全带，不拉护挡。

建议：宝宝坐车时一定要系好安全带拉好护挡，安全带的长短，大小应根据宝宝的体格及舒服度进行调整，松紧度以放入成人四指为宜，调节部位尾段最好留出3cm。

3. 把婴儿车当杂物筐。

建议：婴儿车上堆积太多杂物，容易造成细菌和病毒滋生，甚至由于杂物埋压造成窒息情况的发生。不可在婴儿车上悬挂物品，以免坠落伤害被照护人。同时遮挡照护人视线，不便于观察宝宝状态。另外，宝宝在杂物晃动时会时刻调节眼睛焦距，影响发育。

4. 不踩刹车随意离开。

建议：宝宝乘坐在婴儿车内时，照护人不得随意离开。若要离开，必须固定车闸,确保婴儿车姿态稳定。

5. 人车一起搬动。

建议:切忌人车一起搬动。由于搬动婴儿车时会产生晃动与角度,多人搬动时由于用力不均,都会导致被照护人滑落,造成肢体或颅脑伤害。

6. 带婴儿车一起乘坐扶梯。

建议:婴儿车严禁在宝宝于车内的情形下乘坐扶梯。由于扶梯自动运行及仰角特质,容易造成车辆滑动,处于失控状态。若婴儿车无法保持稳定状态,极易导致意外伤害的发生。

划 重 点

照护者要了解婴儿车的结构、功能以及使用过程中常见的问题及处理方法,能熟练并安全地使用婴儿车。使用婴儿车时应牢记安全要点,时刻保持安全警惕,避免危险发生,不能因为日常的疏忽大意造成不可逆的悲剧。

试 试 手

1. 选购婴儿车需要注意什么?
2. 使用婴儿车时应注意哪些安全方面的问题?

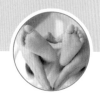

第十一单元
坠床防范技术

安安,4个月,照护者将宝宝放置于小床内,未拉床档离开。回来后发现宝宝已在地上,哭闹不止。立即将宝宝送至医院,检查后头颅CT提示硬膜下小血肿,颅骨骨折,头皮下血肿。如何防止婴儿坠床? 坠床发生后如何处理呢?

跟 我 学

一、坠床的危害

1. 直接创伤 轻微的导致皮肤擦伤、肌肉或软组织创伤,严重的可导致骨骼创伤、关节或脑组织损伤。

2. 心理创伤 在坠床过程中受到惊吓,容易引起易激惹、睡眠障碍、恐惧等症状,严重的可能导致恐惧症或精神失常等。

二、导致坠床的原因

1. 没有妥善安置床档。
2. 照护者安全意识薄弱。
3. 婴儿头部重量相对较大,头重脚轻感易发生坠落。
4. 照护者没有在宝宝身边时刻陪同。
5. 宝宝处于好动阶段,对一切比较好奇,肢体活动过多。

三、避免坠床的预防措施

1. 树立危险意识 时刻保持警惕,多留心,多警惕,切勿存侥幸心理。
2. 睡有护栏的婴儿床 护栏不能保证100%安全,但能起到预防的作用。

可以在床的四周设上围栏,但是当宝宝长大会站立之后,也就不那么安全了。

3. 选择合适的床　床要稳当牢固,高度最好小于 50cm,这样即使坠落,也不致摔得太重。尽量选择床档高,空隙小的床,可在床边的地面上铺些具有缓冲作用的物品,如海绵垫、棉垫、厚毛毯等,即便宝宝坠床了,也不会出现严重损伤。

4. 照护者时刻陪伴　在床上玩耍须在照护者的看护下进行。如果照护者有事须暂时离开,最好将宝宝移至地面上玩,在照护者的视线范围内,同时准备玩具让宝宝玩,不时地跟宝宝说话,给予心理支持。

四、坠床严重程度分级

1. 跌倒伤害严重度 1 级　不需要或只需要稍给治疗与观察的伤害程度,如皮肤擦伤、软组织挫伤以及不须外科缝合处理的皮肤小裂伤。

2. 跌倒伤害严重度 2 级　须采用缝合、外固定等医疗措施的伤害程度,如关节扭伤、软组织撕裂伤、挫伤等。

3. 跌倒伤害严重度 3 级　须继续住院医治及他科会诊等医疗措施的伤害程度,如骨、关节损伤,意识丧失,精神或躯体状态改变等。

五、坠床后受伤程度评估方法

1. 蹲下身子,一只手托在宝宝的颈后,一只手托在臀下,将宝宝平放在床上,注意保护好宝宝的颈椎和头部。

2. 因为疼痛和恐惧,坠床后的宝宝一般会大哭,此时很需要照护者的安抚,听到照护者的声音心里会感到踏实。

3. 检查宝宝的神志。如果能哭,说明问题不大。如果神志不清,喊他的名字没有任反应,或出现呕吐,说明有可能存在颅脑损伤,立即打 120 急救。

4. 检查宝宝的关节。如果胳膊、腿、手脚活动自如,说明这些部位没有骨折。如果宝宝某段肢体出现瘀、肿、变形,一动就哭,那就可能发生了骨折。这时,不要碰他的骨折部位,平托宝宝立即就医。

5. 检查皮肤。如果有外伤,看是否需要进行包扎止血,随后去医院就诊。大多数情况下宝宝坠床只会在皮肤上留下青紫痕迹,一般为皮下出血,单纯性的瘀斑 3 天左右即可自行吸收。

6. 要注意观察宝宝,如果吃、喝、玩、睡没有异常,就可以放心。

六、坠床后的紧急处理方法

1. 固定伤处　宝宝从床上掉下后,必须先确认其是否骨折。如果宝宝跌落后剧烈哭闹或失去意识,且手脚不能活动,需要怀疑是否为颈椎受到伤害或脑震荡及颅内出血。无论是骨折还是颈椎受伤,都应该立刻将受伤部位固定,不要移动,等急救人员进行操作,以免因为处理不当而造成更严重的伤害。

2. 紧急止血　宝宝掉下床后如果发生流血的状况,可先进行止血处理,最简单有效的方法就是直接加压止血法。可拿一块干净的纱布放在伤口上直接加压,直到出血停止。如果宝宝流鼻血,可以用手压住其鼻翼以帮助止血,但不要把宝宝的头仰起,以免血液返流到胃部引起刺激性呕吐。

3. 立即就医　如果确定宝宝是头部着地,尤其是后脑先着地时,照护者需要特别重视。发现宝宝出现高声哭叫、睡觉不醒、呕吐、非常兴奋、四肢肌肉紧张、牙关紧闭、眼斜视等任何一个表现时,都要立即送往医院,看是否存在颅脑损伤。

加　油　站

宝宝摔下床后千万别立即抱起来

孩子坠床以后,家长再心疼都不要马上将孩子抱起。孩子摔下床后,我们并不了解宝宝到底伤得如何,有些损伤是比较隐匿的,如果家长贸然抱起,可能由于"抱起"的过程动作太大,造成二次损伤。比如,脊柱裂缝损伤在抱起过程中可能造成横断伤。首先,要冷静。宝宝如果能够马上大哭,一般说明脑部受伤的可能性较小。先观察几秒,确定孩子没有出现出血、运动障碍、脸色变黑变白、呕吐等情况,可以一侧拖住头部,一侧抬起屁股,轻轻地抱到床上安抚。

待宝宝停止哭泣后,可以和他说说话,做做小游戏等转移注意力,尽量不要让孩子立即睡去,如果很快睡着了,也要在一小时内将其叫醒。

之后,要密切观察孩子的睡眠、饮食、玩耍等是否规律,如果孩子嗜睡,无食欲、哭闹不止、异常行为等家长应送医院检查。如果孩子一切正常,24小时后仍没有任何异样,那就不用担心了。

划　重　点

宝宝随年龄的增长会对身边的事物越来越好奇,并且好动,有的照护者认为孩子还不会翻身、爬行、站立等动作,肯定不会发生坠床。殊不知孩子每天都在成长,照护者疏忽大意孩子就容易发生危险,造成严重后果。因此,照护者要时刻预防,保证宝宝的安全。

试 试 手

1. 如何做好细节防止宝宝坠床?
2. 发现宝宝坠床后应采取哪些处理措施?

第十二单元
玩具的清洁与消毒技术

小 案 例

宝宝,8个月,玩具特别多。这些玩具玩不了多久就会变脏,平时也就是用清水清洗一下或用湿纸巾擦拭一下。最近听闻"宝宝的玩具也是一些疾病的传染源,应该进行定时消毒",该如何给玩具清洁和消毒? 如何根据玩具的材质选择适合的清洁和消毒方法? 不同材质玩具清洁消毒的频率如何呢?

跟 我 学

一、玩具清洁与消毒技术概述

玩具每天都要和宝宝进行"亲密接触",是带来无数欢乐的"小玩伴",然而玩具也是一个巨大的病菌隐患,因此定期清洁消毒玩具变得非常重要,以确保宝宝的健康和安全。

玩具的清洁与消毒是确保宝宝安全健康成长的重要因素之一。很多家庭给宝宝买了玩具,却忽略了玩具的消毒,甚至不知道宝宝的玩具需要定期消毒。所以家长们在购买玩具或清洗玩具前,要记得询问销售人员或仔细阅读说明书,明确知道玩具正确的消毒方式,以免错误的消毒方式导致玩具的损坏或变质,保证玩具不受到损伤的同时又能杀菌清洁、使玩具焕然一新。

二、安全提示

1. 选用专用的玩具清洁剂、消毒剂,这些是专门为宝宝清洁玩具设计的,一般都会采用植物杀菌,对皮肤没有伤害性,需要注意的是必须选择正规品牌。

2. 市面上的消毒品类主要分为消毒液、消毒片、消毒湿纸巾、紫外线灯、蒸汽清洁类等几大类,可根据具体清洁需求进行选择,同时根据玩具的使用频率灵活控制清洗频率。

3. 经常玩耍的玩具建议每周清理 1 次,最少 1 个月清洗一次。对于一些放置了很久重新拿出来的玩具,以及新购买的玩具,也要先清洁后再给宝宝玩。

4. 让宝宝养成玩完玩具洗手的卫生习惯。

三、玩具清洁与消毒技术指导

(一) 毛绒、布片玩具

1. 清洗消毒方法

(1)水洗:毛绒玩具与我们穿的衣服材质很接近,对于可以水洗的毛绒玩具,可选用婴幼儿专用洗衣液来清洗,具有抗菌防螨功能的更好。清洗前先将玩具身上的缝线拆开一点,把填充物取出,可放到太阳下曝晒。建议选用手洗,主要是避免掉毛,其次是避免将洗衣机残留的细菌、病毒沾染到玩具上。充分漂清后在向阳通风处悬挂晾干。在阳光下,利用紫外线再次杀菌消毒。最后把填充物塞进去缝好。这样做虽然麻烦些,但可以防止填充物霉变,且用这样的方法清洗,还能及时把那些"黑心棉"的毛绒玩具清理出去。填充物可水洗的,建议取出清洗后曝晒。

(2)干洗:毛茸茸、触感柔软、憨态可掬的毛绒玩具是宝宝的最爱。为了达到杀菌的目的,要经常给毛绒玩具进行"日光浴",也就是日光消毒法。日光中的紫外线具有良好的天然杀菌作用,毛绒玩具在日光下直接暴晒 6 小时。注意不要隔着玻璃,否则达不到消毒的目的。暴晒的同时应注意翻动毛绒玩具,使每个面能直接受日光照射起到消毒作用。另外一种方法是可以用粗盐干洗,把毛绒玩具放到大密封袋中,再放入适量的粗盐,然后把袋子密封,充分地摇晃,几分钟后,毛绒玩具就干净了。还可以把盐倒在较脏的地方用力揉搓,清洁效果也极佳。

2. 注意事项　此类玩具洗涤前一定要看清楚标示的洗涤说明,标示上写明可使用水洗者才能使用以上方法,以免入水后造成玩偶变形或产生起毛球的现象。常用的毛绒玩具,建议每周清洗一次,最长不要超过两周一次。如家中的宝宝易过敏,在选择玩具时应该避免绒毛玩具及容易发霉的布质玩具。若非要选择此类玩具就要照上述方法来清洁,并常拿出去日光曝晒,建议选择不易沾灰尘,好清洁的玩具,如塑胶类。

(二) 塑胶玩具

1. 清洗消毒方法

(1)婴儿专用奶瓶清洗液:在干净的婴儿浴盆或家庭浴缸内注入清水,放入塑胶玩具,用干净的毛刷蘸取婴儿专用的奶瓶清洁液刷洗塑胶玩具,然后用流动清水冲洗干净,放在网兜内或放入干净透气的塑料篮筐内在向阳通风处晾干。

（2）煮沸消毒法:硅胶材质玩具则可以使用沸水消毒的方式,将玩具放入滚沸的水中进行消毒即可,消毒时间从水沸腾后开始计算,经过 15~20 分钟便能杀灭一般病菌。

（3）洗碗机清洗:比较硬的塑料玩具,例如乐高或手摇铃类的玩具。

2. 注意事项　塑胶玩具是最常见的玩具,每个家庭都有很多。塑胶玩具与奶瓶的材质相近,对于不带电池的塑胶玩具,可以用婴儿专用的洗奶瓶的清洗液来清洁。宝宝用嘴吹的玩具最好不要与人合玩,以防传染病交叉感染。

（三）固齿玩具

1. 清洗消毒方法

（1）高温蒸汽消毒:固齿玩具的清洁消毒要严格一些,有些固齿玩具可以用消毒奶瓶的方式来消毒。在刷洗奶瓶时,可以同时用奶瓶刷和奶瓶清洁液把固齿玩具也刷洗干净,然后与奶瓶一同放入奶瓶消毒锅内用高温蒸汽消毒。

（2）消毒柜:不耐高温的固齿玩具,可以放入家庭用的餐具消毒柜中,利用紫外线和臭氧消毒。

2. 注意事项　在购买此类玩具时,家长应仔细阅读说明书或询问导购员,弄清所购买固齿玩具可采用的消毒方式,以免造成玩具损坏或材料变质。

（四）木质玩具

1. 清洗消毒方法

（1）耐湿、耐热的木制玩具:可把木质玩具放到肥皂水里烫洗,再用清水冲净,晾透,以防发霉变形。

（2）不耐湿、耐热的木制玩具:用一块干净的纱布或手帕蘸取 75% 酒精、3% 来苏溶液或 5% 漂白粉溶液等擦拭玩具表面,再用干布擦拭干净。或用白醋浸泡的布擦拭木制玩具,进行消毒杀菌。而且可以放心的是,玩具经过擦拭后,醋的气味在短时间内就可以挥发掉,而闻不到。

2. 注意事项　木制玩具不需要常常清洗。一般木质玩具不建议水洗,不过若玩具表面上过浸泡漆,则可以用干净的纱布或手帕蘸取奶瓶清洁液擦拭木制玩具的表面,再用大量清水冲洗,最后用干净的纱布或手帕把木制玩具表面的水珠抹净,每件分开摆放晾晒即可。晾晒时,要不时翻动一下,让不同的侧面都能充分干燥。好的木质玩具是比较耐玩也比较安全的玩具,保养上也不困难,若因长期摆放让木头变黄,只要用磨砂纸磨一磨即可。

（五）电动玩具

1. 清洗消毒方法

（1）擦拭:在电动玩具清洁前要先拆下电池,然后用洁净的湿布擦拭。彻底消毒电动玩具,可从药店购买无菌纱布蘸取 75% 酒精或者使用宝宝专用的酒精棉片来擦拭玩具表面,待酒精完全挥发殆尽后再给宝宝玩。

(2)暴晒:电动玩具可经常放在日光下,利用日光中的紫外线来消毒。

2. 注意事项 电动玩具是最难清洗的玩具之一,稍有不慎就会弄湿电路板,导致玩具报废。此时易挥发的酒精就是最好的清洁办法。电动玩具若有外层布料,如衣物等,可先拆解下来再进行清洗。千万不要把刚擦完酒精的玩具给宝宝玩,特别是处于爱啃爱舔阶段的小月龄宝宝。

(六) 铁皮玩具

1. 清洗消毒方法

(1)擦拭清洗:可先用肥皂水或者 75% 酒精擦洗,清水冲干净后再放在日光下晒干。

(2)暴晒:对于不好清洗的铁皮玩具,可以直接放在日光下暴晒,也可达到灭菌消毒的作用。

2. 注意事项 铁皮玩具也是宝宝的常用玩具之一,铁皮玩具似乎显得皮实,也应定时擦拭消毒。

(七) 户外玩具

1. 清洗消毒方法

(1)擦拭:大型玩具可用干净的布块或毛巾、肥皂、水来清洁就可以。想彻底消毒户外玩具,可以用干净的布块或毛巾蘸取 75% 酒精来擦拭。

(2)清洗:皮球这类玩具可用软毛刷在流动水下刷洗,灰尘容易洗掉,定时清洁可以延长这类玩具的使用寿命。爬行垫可将泡沫垫子放在水里浸泡约 1 小时,然后加玩具清洗剂刷洗干净后,再用流动水冲洗,最后放在日光下晾晒即可。

(3)应用设备消毒:用紫外线消毒器或臭氧消毒器来清洗、消毒。请遵照设备使用说明书。

2. 注意事项 户外玩具有很多种,例如有些家庭会为宝宝在庭院里安放秋千、滑梯等大型户外玩具。皮球之类的户外玩具容易沾染灰尘并带回寄生虫卵等,最好不要在家中玩,可在进门处安放纸箱或柜子用来收集玩具。

加 油 站

玩具会沾染各种致病菌,成为传染疾病的源头。科研人员曾在玩具中检测出过大肠杆菌、乙型肝炎病毒等致病微生物,其污染的程度比衣服、被褥以及餐具等更为严重。因此玩具定期消毒是必要的。

划　重　点

　　了解宝宝的玩具究竟有多脏，了解玩具最佳的清洁时机，掌握不同材质形状玩具的清洁与消毒方法。玩具清洁消毒的频率通常以每周 1 次为宜，也可以根据玩具的使用频率和材质灵活掌握。应选用婴幼儿专用的清洁剂、消毒剂、75% 酒精、酒精棉片等，也可以定时在日光下暴晒，日光中的紫外线有很好的消毒作用，最终达到玩具不受到损伤的同时又能杀菌清洁、使玩具焕然的目的。

试　试　手

1. 毛绒玩具应如何清洁消毒？
2. 固齿类玩具应如何清洁消毒？

第十三单元
体温测量技术

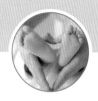

小 案 例

瑶瑶,7个月,外出游玩回家后照护者发现宝宝精神状态差,脸红发热,想给宝宝测量体温。给宝宝测量体温选哪种体温计比较好?测量体温的注意事项有哪些?

跟 我 学

一、体温测量概述

体温测量的意义在于确定有无发热或低体温。通过观察体温的变化,可了解孩子的一般情况及疾病的发生、发展规律,协助医生做出正确的诊断,为预防、治疗、护理提供依据。

(一)体温计的种类

1. 水银体温计 测温可靠、价格低廉、性能稳定,至今仍被广泛使用。其缺点主要是测温时间长,易碰碎,碎后有汞污染的风险,读数时易产生视差。

2. 电子体温计 又称电脑数字式体温计,是基于"无汞"环保理念研发的新一代检测仪器,直接以数字的形式显示体温值。但可能受湿度、电磁场等外界环境影响而导致测量结果出现偏差。优点:塑料材质不易破碎、响应迅速并可保持最大值,不含汞非常安全,在读数时排除了人为因素。缺点:产品质量良莠不齐,有些电子体温计测量结果与水银体温计有误差,导致很多人对电子体温计的准确性产生怀疑。

3. 红外体温计 利用红外辐射测温的原理来实现温度测量的,计算精准,使用方便。但不同形式的红外体温测量仪器又具有不同的特点。

(1)红外耳温仪:测温原理是通过测量人体耳道和/或鼓膜的热辐射来测

定人体温度的。人的耳膜邻近大脑下丘脑,下丘脑是脑部温控中心,并不断向外辐射红外线,供应下丘脑的血流和耳膜的血流互有交通,因此,耳膜是测定人体核心温度的精确部位之一。测量耳温(耳鼓膜的温度)可以较迅速的反映人体温度。

(2)红外额温计:红外线测温仪是专为额部而全新设计的,可提供快速、准确的额部测量温度。内有环境温度补偿及自我侦测功能,能准确反映人体的体表温度。红外线测温仪的原理是任何有一定温度的物体都会以电磁波的方式向外界辐射出能量,其能量大小就直接与该物体的温度有关。优点:通过探测该物体发射出的能量就能知道该物体的温度。缺点:室温、运动之后或者额头是否干燥都有可能会影响到测量的准确性。

(二) 体温计的选择

电子体温计与水银体温计在相同部位测量结果差异小,相比之下电子体温计没有水银体温计破碎汞暴露、汞中毒的风险,是更为理想的体温测量工具之一。红外体温计操作简便、快捷、舒适、安全,测得的平均耳温与水银或电子体温计测得的平均肛温差值不大,但每次测得的耳道体温与肛温差值范围较宽,可通过多次测量取平均值来提高测量的准确性,适用于发热的筛查。但不论是电子体温计还是红外线体温计都需要首先保证体温计的正常使用,避免电量不足等情况影响体温测量结果。

(三) 体温的正常值

正常口温为37℃;腋温为36~37℃;肛温为36.5~37.5℃。体温可随昼夜、年龄、活动、用药等出现变化。正常小儿(新生儿除外)体温在24小时内呈周期性波动,凌晨2~6时最低,午后1~6时最高。儿童、青少年的基础代谢水平高,体温一般高于成年人。小儿哭闹可使骨骼肌紧张,产热增加,导致体温升高。此外,情绪激动、紧张、进食、环境温度的变化等都会对体温产生影响,但其变化范围较小,一般不超过0.5~1.0℃。

二、体温测量技术

1. 评估婴儿情况　30分钟内是否有过剧烈运动或沐浴等,选择测量体温的方法。

2. 物品准备　检查体温计是否完好,有无破损、裂缝,水银柱是否在35℃以下。检查电子体温表是否有电,显示是否完整。酒精棉片。

3. 协助婴儿取坐位或卧位。

4. 测量体温

(1)水银体温计

1)测量腋温:擦干腋窝,将体温计水银端放于婴儿腋窝深处并贴紧皮肤,协助婴儿屈臂过胸夹紧,防止滑脱。测量时间为10分钟。测量完毕,读数记录,用酒精棉片擦拭消毒备用。

2)测量肛温:协助婴儿取侧卧位或屈膝仰卧位,暴露肛门,润滑肛表水银端,轻轻旋转插入肛门1.25cm,并握住肛表以免破裂,可用掌根部和手指将双臀轻轻捏拢固定。测量时间为3分钟。测量完毕,先用湿巾或纱布等擦净,读数记录,再用酒精棉片擦拭消毒备用。

(2)电子体温计:擦干腋窝,将表端放于婴儿腋窝深处并贴紧皮肤,协助婴儿屈臂过胸夹紧,防止滑脱,直至听到蜂鸣声。测量完毕,读数记录,用酒精棉片擦拭消毒备用。

(3)红外体温计

1)红外耳温仪:采用红外耳温仪测量体温前先检查外耳道,保持耳道清洁,防止耵聍过多,更换探头帽,打开耳温仪开关,待显示屏自行调整为待测状态时,拉直婴儿耳道,将测温探头向耳膜方向做适度的插入,使探头的顶端封严耳道开口,然后按启动按钮,3秒后耳温仪发出一声长的蜂鸣音表示测量结束,测量结果显示在显示器上,取出耳温仪,读取显示屏上的数字。

2)红外额温计:采用红外额温计测量体温时,保持患者额部干燥、无伤口,并清除遮挡物,如头发、纱布、帽子等,将额温计置于额前2~5cm处,按下按钮测量,直至显现温度数据。

三、安全提示

1. 测量体温时,应守护在婴儿身旁,以防发生意外。

2. 甩水银体温计用腕部力量,不能触及它物,以防撞碎。切忌把水银体温计放在热水中清洗,以防爆裂。

3. 避免将红外额温计的红外线光点接触到婴儿的眼睛。

四、注意事项

1. 婴幼儿禁止测量口温。

2. 一般小儿均可测量腋温,但腋下如有创伤、手术、炎症、腋下出汗较多、肩关节受伤或消瘦夹不紧体温计者不宜测量腋温。

3. 肛温相对更接近体温,但直肠或肛门手术、腹泻者禁忌。

4. 若测量前20~30分钟有运动、进食冷热饮、冷热敷、洗澡、坐浴、灌肠等,应休息30分钟后再测量。

5. 水银体温表应与皮肤紧密接触,并且保持腋下干燥。

6. 当体温和病情不符时,应当复测体温,必要时可同时采取两种不同的测量方法作为对照。

7. 体温计的消毒

（1）水银体温计：医院常用的消毒液有 75% 酒精、500mg/L 含氯消毒液等。居家也可使用酒精棉片擦拭消毒。

（2）电子体温计：居家可使用酒精棉片擦拭消毒。

（3）红外体温计：用棉签将红外耳温仪探测头上的耳垢去除干净；当红外额温计探头有油脂时，用酒精棉片擦拭，静放 1 分钟，待干后再使用或保存。

加 油 站

世界卫生组织和相关人士于 2013 年 10 月 11 日发起一项活动，试图彻底消除水银在医用体温计中的应用。世卫组织总干事陈冯富珍在一项声明中说："水银是危害公众健康的十大化学品之一，是一种会扩散并世世代代留在生态系统中的物质，会给接触这种物质的人群带来严重的健康和智力损害。"

世界卫生组织与无害化医疗组织合作，力争到 2020 年淘汰水银体温计以及使用水银的血压计。如果停止制造、进口和出口水银器械，并推广准确、廉价和安全的替代器械，那么这个目标就可以实现。

2013 年 10 月 10 日，包括中国在内的 92 个国家和地区的代表签署《水俣公约》，携手控制和减少全球汞排放。

划 重 点

电子体温计与水银体温计相比是更为理想的体温测量工具之一，若测量前 20~30 分钟有运动、进食冷热饮、冷热敷、洗澡、坐浴、灌肠等，应休息 30 分钟后再测量。当体温和病情不符时应复测体温，必要时可同时采取两种不同的测量方法作为对照。通过观察体温的变化，可了解孩子的一般情况及疾病的发生、发展规律，协助医生做出正确的诊断，为预防、治疗、护理提供依据。

试 试 手

1. 如何给宝宝测量体温？
2. 测量体温应注意哪些细节？

第十四单元
呼吸测量技术

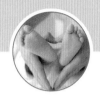

甜甜,10个月,发烧38℃,妈妈发现宝宝精神状态差,呼吸弱。如何判断宝宝是否呼吸异常? 如何测量呼吸速度? 呼吸微弱时应如何计数呼吸次数?

一、呼吸测量技术概述

通过测量呼吸、动态监测呼吸变化,可判断婴儿呼吸有无异常,了解婴儿呼吸功能情况,协助医生做出正确的诊断,为预防、治疗、护理提供依据。婴儿正常呼吸次数为30~40次/分。

二、安全提示

当婴儿出现呼吸异常现象时,最严重的是造成呼吸衰竭或是无法换气,进而导致组织器官的损害甚至死亡。这类危险可能会随病情恶化而发展成呼吸衰竭,也可能突发为呼吸道阻塞(例如痰阻塞),或是呼吸暂停而无法换气。如果在缺氧的过程中造成脑部伤害,那么将来对于神经系统发展也可能有不同程度的影响。

三、呼吸测量

观察宝宝呼吸是否异常,可从以下3个方面入手。

(一) 呼吸速度

照护者可以通过计数宝宝1分钟的呼吸次数,来判断是否有呼吸增快或缓慢。可在宝宝安静或睡眠状态时数呼吸次数,哭闹、害怕、咳嗽等,都会影响呼吸次数,影响正确判断。计数呼吸次数的方法如下。

1. 观察腹部或胸部的起伏情况。腹部或胸部的一起一伏为一次呼吸。一般情况下,即使宝宝穿着衣服,也可以看清腹部或胸部的起伏,如果看不清,可以掀起衣服后再观察,还可以将一只手轻轻放在宝宝腹部或胸部来感觉宝宝的起伏运动。

2. 呼吸微弱不易观察时,可取一根棉签,将棉签上的棉花抻出细细的棉纤维,将棉签放在宝宝的鼻孔处,计数棉纤维来回运动,一起一伏为一次呼吸。

除以上两种方法,如果家中有听诊器,也可以将听诊器直接放在宝宝的胸部听呼吸音,计数呼吸次数。

（二）呼吸的深度或形态

在休息的情况下,宝宝的呼吸平顺、有规则,并且有一定的深度。一旦发生呼吸异常,就会有呼吸费力的表现,可以观察到宝宝有胸部凹陷的情况,通常肋骨下缘与腹部交接处、中央的胸骨和／或胸骨上方与颈部交接处有凹陷,也就是"三凹征",这是呼吸费力的缘故。

观察胸壁下部(靠下边的肋骨),如果宝宝在吸气时出现胸壁下部凹陷,表明有胸凹陷。如果宝宝有胸凹陷,是会一直存在的,仅在哭闹或进食时见到胸凹陷,不能认为有胸凹陷。

观察胸凹陷时可掀起衣服后再观察,宝宝的身体必须挺直,如果没有挺直身体,很难看清胸壁下部的运动。

（三）呼吸声音

有的宝宝出现呼吸异常时,呼吸声会变得很大、嘈杂,甚至可以听到喘鸣声、哮鸣声和水泡状的声音等。当宝宝喉部、气管出现水肿时,就会出现喉喘鸣。安静时能听到喉喘鸣的宝宝,说明病情严重应立即送医院,如果宝宝只是在哭闹时才听到喉喘鸣声,说明病情不是非常严重。

听喉喘鸣时,要注意在吸气时听,耳朵要贴近宝宝的口腔部位,在婴儿呼气时听到的喘鸣音不是喉喘鸣。当宝宝鼻腔堵塞时,要清理鼻腔后再听,鼻腔堵塞时,通气不畅的声音可能掩盖喉喘鸣。

在观察呼吸时,还要注意观察宝宝呼吸节律是否规律,呼吸深度是否一致,胸廓两侧的呼吸活动度是否对称,呼吸时有无异常气味,有无烦躁不安、鼻翼扇动、口唇发青等。

四、注意事项

1. 若测量前宝宝有害怕、咳嗽、哭闹等,应休息 20~30 分钟后再测量。

2. 数呼吸次数时,如果看不清,家长可掀起宝宝的衣服后再观察,还可以将一只手轻轻放在宝宝的腹部或胸部来感觉起伏运动。

3. 如宝宝呼吸微弱,可观察棉花纤维的来回运动情况,数呼吸次数。

加 油 站

小儿呼吸频率较成人快,且年龄越小,呼吸频率越快。婴幼儿由于呼吸中枢发育未完全成熟,易出现呼吸节律不齐。同时,婴幼儿呼吸肌发育不全,胸廓活动范围小,呈腹式呼吸;随着年龄的增长,小儿呼吸肌逐渐发育完善,膈肌下降,肋骨呈斜位,转为胸腹式呼吸。小儿呼吸频率受很多因素的影响,如活动、哭闹、呼吸和循环系统疾病,均可使呼吸加快。

划 重 点

呼吸是人体最为重要的活动之一,观察婴儿是否有呼吸异常状况,可以从呼吸速度、呼吸深度或形态、呼吸声音3方面入手,准确判断,及时预防呼吸异常的危险。

试 试 手

1. 判断宝宝是否呼吸异常,需要从哪几方面进行观察?
2. 如何测量呼吸的速度?

第十五单元
脉搏测量技术

苗苗,6个月,发热38℃,精神状态可,家庭医生建议在家退热,同时注意监测脉搏等生命体征。宝宝这么小应选择哪个部位测量脉搏?宝宝哭闹时测出的脉搏准确吗?应选择何时测量脉搏?

跟 我 学

一、脉搏测量技术概述

随着心脏的跳动,全身各处的动脉管壁会产生有节律的搏动。心脏每跳动一次,就可以从身体浅表的动脉上摸到一次搏动,这种搏动被称之为脉搏。

正常情况下,脉搏跳动次数与心跳是一致的,而且跳动节律均匀,间隔相等。脉搏跳动的强弱,也可以反映心脏搏动是否有力。有许多疾病,特别是心脏病可以使脉搏发生变化。因此,照护者居家通过测查孩子的脉搏,能够及时发现身体异常。

脉搏数在婴幼儿及儿童时期都易受外界影响而随时变动,一般年龄越小,心率越快。正常小儿的脉率为:新生儿120~140次/分;1~12个月儿童110~130次/分;1~3岁儿童100~120次/分;4~7岁儿童80~100次/分;8~14岁儿童70~90次/分。当发热、体力活动、哭闹、精神紧张等情况下,由于新陈代谢增加,脉搏数可适当增加。通常体温上升1℃,脉搏加快10~15次/分,睡眠时则减慢10~20次/分。

二、脉搏测量技术

1. 部位选择　测量脉搏通常选择身体浅表的大动脉,最方便、最容易摸到的是手腕掌侧面大拇指侧的桡动脉,它接近于体表。其次,也可以摸靠近外耳道处的颞动脉或颈部两侧的颈动脉。脉搏细弱难以触诊时,应测量心尖搏动或听诊器听诊心率 1 分钟。

2. 正确手法　测量脉搏时,用手指轻轻托住婴儿的腕关节,把自己的示指、中指、无名指三指的指腹轻按于选择的测量部位,压力大小以能清楚触到脉搏为宜。正常的脉搏跳动,节律整齐,力量均匀,手指有弹性感。

3. 观察脉率、节律和强弱　测查脉搏时,要测查每分钟脉搏跳动的次数,同时注意脉搏跳动是否有规律,有无快慢不一、强弱不等或跳动无力的情况。高烧时,脉搏跳动快而有力为正常,病情严重时脉搏跳动微弱,甚至有时摸不清。如果脉搏跳动快慢不匀、忽快忽慢、间隔时间过长,提示存在疾病。

4. 测量时间　计时 30 秒,将测量的脉搏数乘以 2,记录。脉率异常应测量 1 分钟,如发现婴儿有心律不齐或脉搏短绌,应两人同时分别测量心率和脉率。由听心率者发出"开始""停止"的口令,计数 1 分钟。

三、安全提示

1. 发现脉率增快或减慢,或脉搏节律不整齐时,要及时去医院请医生诊治。

2. 长时间脉搏跳动过快,可能会导致心力衰竭;或有时脉搏跳动太慢,表明心脏跳动无力,容易造成全身血液供应不足,以上这两种现象都应及早就医。

3. 凡脉搏显著增快,且睡眠时仍不减缓,提示可能是器质性心脏病,需要及时去医院进行诊查。

四、注意事项

1. 测脉搏前应使婴儿安静,体位舒适,最好趁婴儿熟睡时检查。测量前30 分钟应避免剧烈运动、紧张、恐惧、哭闹等。

2. 对于 1 岁以下身体圆胖的婴儿,最好把手伸到胸部来测试心跳次数,容易摸到动脉搏动。

3. 不宜用拇指测查。拇指本身也有能感觉到的动脉搏动,单容易与桡动脉的脉搏混淆,造成假象。

4. 由于婴儿血管细小,触摸时压力不宜过大,以能摸到脉搏跳动为准。

5. 数脉搏次数的同时,应注意脉搏跳动是否整齐规律、强弱均匀。

6. 发现脉搏不整齐时,要与心率做对照。

7. 异常脉搏应测量 1 分钟,脉搏细弱难以触诊时,应测心尖搏动 1 分钟。

加　油　站

随着科技的进步,医学的发展,医疗与电子相结合的产品越来越受到青睐。医疗器械也日新月异,一改以前体积庞大、应用复杂、专业性强等弊端,发展成为现今便携式、数字式、非专业化的医疗监护及治疗设备。光电容积脉搏描记法是借助光电的手段在人体组织中检测血液容积变换的一种无创的检测方法。当一定波长的光束照射到人体皮肤表面时,未被吸收的散射光返回皮肤表面,光电接收器把光信号转化成电信号,再经过放大、滤波等电路处理,最终将数字信号传送给处理器。除了具体的体征参数检测功能外,还把检测到的数据传到云服务器上,通过大量的数据分析和专家指导,及时、准确地了解被监护婴儿的身体状况并给出一些合理建议。

划　重　点

了解婴儿正常脉搏次数、脉搏的测量方法、测量脉搏过程中的注意事项等,学会正确测量脉搏并能准确判断宝宝脉搏是否异常,测脉搏最好趁宝宝熟睡时检查。最方便、最容易摸到的是手腕掌侧面大拇指侧的桡动脉,脉搏细弱难以触诊时,应测量心尖搏动或听诊器听诊心率 1 分钟。正常情况下,脉搏跳动次数与心跳是一致的。有许多疾病,特别是心脏病可以使脉搏发生变化。因此,通过居家测查脉搏,能够及时发现小儿身体异常。

试　试　手

1. 如何为宝宝测脉搏?
2. 如何判断宝宝脉搏是否异常?

第十六单元
尿便观察及标本留取技术

小 案 例

丹丹,2 岁。诊断为肾病综合征,精神状态可,晨起时眼睑及颜面部浮肿,阴囊水肿,少尿,住院后给予利尿、激素对症治疗,出院后建议记录 24 小时出入量,观察尿液性质。必要时留取尿便标本入院复查。如何正确留取尿便标本? 留取标本的意义如何?

跟 我 学

一、留取尿便概述

尿、便标本主要用于明确疾病的诊断、协助治疗、治疗效果监测等。

二、安全提示

留取尿便标本后要注意手卫生,避免污染环境。

三、留取尿便技术原则

1. 留取标本时避免污染容器。标本应避免混有其他物质,以免破坏有形成分。

2. 留取尿液选择晨尿,尽量留取中段尿。

3. 一般情况下,尿便标本应于 2 小时内送检。

四、操作过程及注意事项

(一) 便标本留取方法

1. 采集约蚕豆大小的新鲜粪便,装在干净的容器内。不要混入卫生纸类物质或尿液,以免破坏标本中的细胞成分导致检验结果有误。

2. 腹泻婴儿如大便有脓血、黏液,采集时应留取脓血或黏液部分,如为水样便应尽量留取粪质部分,盛于容器中送检。检查寄生虫要在粪便各部分均匀采样。

3. 挑选粪便时不要触碰其他部位,如便盆。

(二)尿标本的正确留取方法

1. 留尿前给宝宝清洗外阴/包皮,清理尿道口,避免混入分泌物和大便。

2. 留取清晨第一次尿,保证尿液在膀胱内停留 6~8 小时,留尿前尽量不要大量饮水,以免稀释尿液,影响一些项目的定量分析。

3. 留尿可先用干净的容器收集尿液,再倒入清洁、干燥的密闭容器。

4. 尽量不要从便器中留取尿标本。

5. 留尿时先将刚开始的一段尿弃去,留取排尿过程中间的一段清洁尿 5~10ml 置于容器内,加盖后送检。

6. 留尿过程中不要污染留尿的容器,否则会影响化验结果。

7. 留取尿液后在 2 小时内尽快送到医院进行化验。

五、特殊尿标本的留取

1. 留取 12 小时尿标本,于晚上 7 时排空膀胱后开始留取尿液至次晨 7 时留取最后一次尿液。留取 24 小时尿标本,于早晨 7 时排空膀胱后开始留取尿液至次晨 7 时留取最后一次尿液。

2. 让宝宝将尿液先排在便器或尿壶内,然后再倒入集尿瓶,测总量。

六、排尿、排便的评估

(一)尿液评估

1. 尿量 尿量是反映肾脏功能的重要指标之一。婴幼儿正常每日尿量 400~600ml,尿量和排尿次数受多方面因素的影响。

2. 尿液性状

(1)颜色:正常新鲜尿液呈淡黄色或深黄色,是由于尿胆原和尿色素所致。当尿液浓缩时,可见量少色沉。

(2)透明度:正常的新鲜尿液清澈透明,放置后可出现微量絮状沉淀物,系黏蛋白、核蛋白、盐类及上皮细胞凝结而成。

(3)酸碱度:正常人尿液呈弱酸性,一般尿液 pH 为 4.5~7.5,平均为 6。

(4)气味:正常尿液气味来自尿内的挥发性酸。尿液久置后。因尿素分解产生氨,固有氨臭味。当泌尿道有感染时新鲜尿也有氨臭味。糖尿病酮酸中毒时,因尿中含有丙酮,故有烂苹果气味。

3. 异常排尿的评估

(1)不同年龄的儿童,尿量异常的判断标准不一样。婴幼儿(<3 岁)24 小时尿量 <200ml 为少尿,<50ml 为无尿。

(2)膀胱刺激征:主要表现为尿频、尿急、尿痛。

(3)尿潴留:指大量尿液存留在膀胱不能自行排出。

(4)尿失禁:指排尿失去意识控制或不受意识控制不自主排出。

(二) 大便的评估

1. 颜色与疾病的关系

(1)灰白色:如果大便颜色是"白陶土样",有可能是黄疸或由于结石、肿瘤等引起的胆道阻塞,导致胆黄素无法随大便排出。

(2)黑色:即黑便或柏油便,如果没有服用可致排泄黑便的药物,大便又呈黑色,一般是上消化道、胃或十二指肠出血。血液通过肠道时,发生各种化学变化,使大便逐渐变黑色。

(3)红色:即血便,多是下消化道出血。

(4)婴儿大便:母乳喂养添加辅食的婴儿大便呈黄色或金黄色,稠度均匀如膏状或糊状,偶尔稀薄而微呈绿色,有酸味但不臭,正常每天排便 2~4 次。

2. 大便的形态　布里斯托大便分类法(bristol stool form scale,BSFS)是目前描述评估大便形态最有效、使用最广泛的。它将大便分为 7 种不同的形态。1 型 ~7 型依次为最硬的粪块到水样便。1 型和 2 型表示有便秘,3 型和 4 型是理想的便形,4 型是最容易排便的形状,5 型 ~7 型则代表可能有腹泻。

加　油　站

正常婴儿每日尿量 400~500ml,幼儿为 500~600ml,学龄前儿童为 600~800ml,学龄儿童为 800~1 400ml。若每日尿量,学龄儿童 <400ml,学龄前儿童 <300ml,婴幼儿 <200ml 时即为少尿,每日尿量 <50ml 时为无尿。

划　重　点

正确进行尿便观察和尿便标本的留取。留取尿便后注意观察尿便的颜色、性质和量,出现异常要立即到医院进行就诊。

试 试 手

1. 如何留取尿便常规标本？如何留取 24 小时尿标本？
2. 如何判断宝宝尿便有无异常？

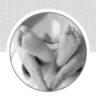

第十七单元
口服给药技术

小 案 例

　　静静,10个月。诊断为癫痫,长期服用抗癫痫药物,包括德巴金口服混悬液、奥卡西平口服混悬液,近期查血常规发现血红蛋白浓度偏低,给予口服蛋白琥珀酸铁口服溶液,近日来大便次数增多,给予妈咪爱颗粒口服。出院后继续给予口服药物。宝宝口服药物有多种剂型,药物性质不同,配合程度低。药物服药顺序是什么? 口服给药的注意要点有哪些?

跟 我 学

一、口服给药概述

　　口服给药技术是指药物经口服被胃肠道黏膜吸收入血液循环,达到预防或治疗疾病的作用。作为照护者要掌握正确的喂服方法,给药注意事项,提高婴儿服药的舒适度,发挥药物的最大效能,预防及减少不良反应的发生。

二、安全提示

　　1. 照护者应严格遵从医嘱,用药过程中要注意观察,如果发现宝宝出现病情变化,应该及时就诊,最大限度地避免或减少药物不良反应。
　　2. 牢记宝宝曾经过敏的药物,不要再次服用这类药品。
　　3. 给药过程中,若宝宝出现哭闹不止,不要强行给药。避免造成宝宝的心理伤害和对药物的恐惧。
　　4. 做好药物管理,避免误服。

三、口服给药技术原则和方法

宝宝正处在生长发育阶段,肝、肾功能不成熟,对药物的毒性作用、不良反应较敏感。为婴儿喂服药物的主要原则如下。

(一) 以医嘱的剂量、次数、疗程为准,不可自行加减药物,也不要中途停药

(二) 根据药物性质选择服药时间,服药方式

(三) 给药时间与饮食

1. 新生儿、婴幼儿肝酶系统发育不成熟,药物代谢能力较差,给药时间宜精确把控,以免药物过量,引起毒副作用。

2. 大多数抗生素应空腹(即餐前 1 小时或餐后 2 小时)服用,与牛奶或食物同服时会延缓其吸收,有时会降低药效,如氨苄西林、头孢克洛(希刻劳)、红霉素和阿奇霉素(希舒美)等;止泻药物,如蒙脱石散需要空腹服用,且与其他药物相隔 2 小时。

3. 非甾体抗炎药,如布洛芬、吲哚美辛、对乙酰氨基酚;类固醇药物,如泼尼松龙和地塞米松;脂溶性维生素,如鱼肝油等,也宜饭后服用,既避免空腹服用时过快吸收,又能与食物融合后延缓并促进机体吸收。新生儿和婴幼儿的胃酸水平较低,要到 2~3 岁才能达到成人水平,药物吸收能力较低,与食物同服可以增加黏附性而促进吸收。味道较强烈的药物,如氯化钾口服液等,可以与食物同服,但需要注意较小患儿可能会拒绝该食物,因此,不要溶于配方奶中。

4. 刺激食欲、促进胃动力或保护胃黏膜的药物宜在餐前服用,如多潘立酮混悬液、硫糖铝混悬液。

5. 部分抗生素、地高辛、铁剂、氨茶碱、普萘洛尔等不宜与牛奶同服,会影响吸收、降低药效。

6. 红霉素、吲哚美辛、环孢素等不宜与果汁同服,会影响药物疗效,甚至增加药物毒性。

7. 铁剂可与果汁、维生素 C 同服,以利吸收。铁剂的吸收有明显的昼夜节律,因此补充铁剂,晚上 7 时服用比早上 7 时服用有效利用度高。

(四) 特殊药物的服用

1. 某些对牙齿有腐蚀作用或使牙齿染色的药物:如酸剂、铁剂,服用时应避免与牙齿接触,可由饮水管吸入,服后再漱口。若患儿难以配合,可通过胃管给药。

2. 解热类药物服用后患儿需要多饮水,以避免出汗过多引起脱水,并及时更换衣物。

3. 强心苷类药物(如地高辛),服用前应先测脉率 / 心率,并注意节律变化。

如脉率小于60次/分或心率大于160次/分,节律不齐则应停止服用,及时与医师联系,酌情处理。

4. 益生菌、减毒活疫苗(如脊髓灰质炎疫苗糖丸或液体)应避免热开水冲服,以免热水杀灭活性成分。减毒活疫苗也不能与母乳同服,以免被母乳中抗体杀灭。

5. 止咳糖浆对呼吸道黏膜有安抚作用,服后不宜立即饮水。如同时服用多种药物,应最后服用止咳糖浆,以免冲淡药液降低药效。

6. 含糖成分或黏性较大的药物,口服之后应给患儿做好漱口或口腔护理。

四、操作过程及注意事项

(一)评估

1. 口服药物剂型　新生儿和婴幼儿常用口服剂型主要是溶液剂、颗粒剂、糖浆剂、混悬剂、泡腾及散剂、滴剂等液体制剂或溶解于液体中服用的制剂。服用片剂时,可以碾磨成药粉后,加入温水服用。但需要注意的是,某些药片不能压碎或溶解,应注意仔细阅读药品说明书或咨询医生。

2. 服用容器　新生儿或婴幼儿服用药物剂量小,可以将药物放在奶嘴中让婴儿吸吮。也可将药液放入奶瓶中喂入,婴儿可以用小勺子、注射器、小杯子或喂药器进行喂药。

(二)用物准备

药品、药杯、小勺、滴管、温开水、搅棒、纸巾等。

(三)操作步骤

1. 清洁双手,备好药物,确保剂量准确。

2. 喂药方法

(1)奶嘴喂药法:将准备好的药物放入奶嘴中,将奶嘴轻触婴儿的嘴部,宝宝吸吮奶嘴,将奶嘴向上,药液充满奶嘴内。药液吸吮完毕后,奶嘴中放入少量温开水,让婴儿吮吸完毕,起到冲洗口腔的作用,如图8-17-1。

(2)奶瓶喂药法:将准备好的药液放在清洁的奶瓶中,将水与药物充分摇匀,将奶嘴放入宝宝嘴中,将奶瓶底部向上,药液充满奶嘴中。吸吮完毕后,奶瓶内放少量温开水,让宝宝吸吮完毕后,起到冲洗口腔的作用。

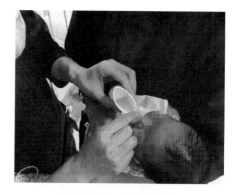

图 8-17-1　奶嘴喂药法

（3）单人喂药法：将小饭巾围于婴儿颈部，将婴儿抱起，头部枕在臂弯里。一只手轻捏其双颊，另一只手趁势把药从嘴角处慢慢喂入。喂入药液后，给予少量温开水。

（4）双人喂药法：对于不配合的婴儿可采取双人喂药法。婴儿取半卧位，一人固定婴儿头部，另一人一手捏住婴儿脸颊部，让唇部凸起，另一手持药杯，放置在近侧嘴角处，缓慢倒入。喂药完毕后，给予少量温开水。婴儿不吞咽时，可将小匙留在口中压住舌尖片刻，以防吐出药物，等咽下后再将小匙拿出，然后喂入少许温开水。喂药后可让婴儿坐在照护者腿上，一只手固定头部，另一只手轻轻拍打背部。也可将婴儿抱起，让婴儿伏在照顾者肩上，用手轻轻拍打背部，以防止呕吐。

3. 喂药后观察婴儿服药后反应。

（四）注意事项

1. 喂药过程中注意要缓慢喂入。若患儿哭闹，尽量安抚后服药，切忌捏鼻强行灌入药物造成呛咳。呛咳时要暂停喂药，并轻轻叩击背部。如有分泌物及时清理，防止分泌物误吸，引起吸入性肺炎。

2. 药物口味苦、有异味或服用过快等均可引起婴儿胃部不适、呕吐。呕吐时，要将婴儿的头偏向一侧，并及时清理呕吐物，防止窒息。照护者可根据婴儿呕吐的时间，呕吐物的性质、量等情况，判断服用药物是否吐出，以判断是否需要补服药物。通常在 1 小时以内大量呕吐，须再补服同剂量。若超过 1 小时后呕吐，一般无须补服。

3. 药物剂量要准确。液体类药物可通过量杯或滴管测量药物。使用量杯时，视线应与液面最凹陷处保持水平。

4. 口服给药禁忌证为不能进食者或胃肠疾病正在禁食者。

加 油 站

常用儿童口服水剂药主要剂型

1. **溶液型**　指一种或多种可溶性药物，为澄清液体，放置后无沉淀物。服药时不必摇匀，直接口服即可。

2. **混悬型**　指固体药物的微粒分散在液体中形成的混悬液制剂，微粒分散均匀，下沉的微粒不易结块，轻摇后还能均匀分散。此类药物在服药前应摇匀。

3. **乳剂型**　指两种互不相溶的液体，经乳化剂乳化后，分散在液体介质中形成的液体制剂,呈均匀的乳白色,无分层现象。服用前应摇匀,才能保证每次服用相同浓度的药液。

4.泡腾片　通常是有机酸和碳酸钠、碳酸氢钠的混合物。泡腾片在水的作用下,会立即发生分解反应,产生大量的二氧化碳,如果直接吞服,大量气体会急剧充斥气道,引起食管灼伤。而大量的气泡也会导致气管畸形,甚至存在窒息的风险。正确服用方法应该是将泡腾片放入40℃左右的温水中,融化过程一般需要1~3分钟。半小时内应该将溶解的液体喝完。

划　重　点

了解口服给药的正确方法,常见并发症及防范措施,能根据药物剂型和医嘱要求正确给予口服药物。一般药物可在饭前30分钟~1小时服用,此时服药不会受食物的干扰而影响吸收,能迅速而完全地发挥药物的作用。但对于胃部有刺激的药物应在饭后服用。口服给药过程中需要特别注意宝宝的配合程度和给药的舒适度,哭闹时一定不要强行给药以免发生意外,出现不适要立即到医院进行就诊。

试　试　手

1. 给宝宝喂药是个技术活,一个人如何喂药?
2. 喂药过程中有哪些注意事项?

第十八单元
经眼部／耳部／鼻部给药技术

小 案 例

雯雯,10个月。因不明原因过敏,出现耳、鼻、眼瘙痒发红,来儿科门诊治疗,医嘱给予抗过敏药水治疗。宝宝年龄小,无配合能力,无法配合睁闭眼,点眼药时固定和分开眼睑的手法容易让宝宝产生恐惧,照护者如何给药? 如何提高给药过程的舒适度呢?

跟 我 学

一、眼部／耳部／鼻部给药概述

(一) 眼部给药概述

眼部给药是治疗眼病的主要手段之一,主要用于发挥局部治疗作用,如缩瞳、散瞳、降低眼压、抗感染等。眼科局部用药主要包括滴眼液、眼膏、洗眼剂、眼用药膜和亲水软接触镜等,其中最常用的是滴眼液和眼膏。滴眼液使用方便,吸收快,作用迅速,但作用不能持久,有时通过鼻泪管吸收,可能引起毒副作用。眼膏接触眼表面时间较长,作用较持久,不易伴全身中毒,但用药后常可妨碍视力,适宜休息时或睡眠前使用。

(二) 耳部给药概述

耳部给药是将滴耳剂滴入耳道,使之充分均匀分布于外耳道及中耳皮肤黏膜,以达到消毒杀菌,预防或控制感染病灶,起到局部消炎止痛的作用;同时可以稀释软化分泌物,使之易于排出,也可以起到收敛作用,促进皮肤黏膜修复愈合;还具有镇痛、抗病毒、抗结核等作用。

（三）耳部给药概述

鼻部给药是将喷鼻药喷入鼻腔，以达到局部清洁、消炎、收缩鼻腔黏膜的目的。常用药剂可分为气雾剂、喷剂及滴剂。

二、安全提示

家长严格遵从医嘱，用药过程中要注意观察，如果发现宝宝出现病情变化，应该及时和医生沟通，给药过程中，若宝宝出现哭闹不止的情况，不要强行给药。

三、操作过程及注意事项

（一）眼部给药技术

1. 评估

（1）患儿全身状况，有无药物过敏史及不良反应史。

（2）年龄及配合度。

（3）眼部有无特殊情况，如有无伤口、出血、红肿、角膜有无问题。

（4）是否需要排尿。

2. 用物准备　眼药水或药膏、无菌棉签、免洗手消毒液、纸巾等。

3. 操作步骤

（1）清洁双手，准备眼药水。

（2）协助宝宝取舒适体位，仰卧位或坐位，头微向后倾。

（3）用生理盐水清理眼部周围分泌物。

（4）点药，如图 8-18-1。操作要点：手拿药，左手轻轻分开上下眼睑（配合的孩子可嘱向上看），眼药距离眼睛 1~2cm，将药液滴入下眼穹隆结膜囊内 1~2滴，务必将眼药直接滴到角膜上（黑眼珠），以免刺激宝宝造成用力挤眼，将眼药挤出眼外。点完药后轻轻闭上双眼 5~10 分钟。如同时应用眼药液或眼药膏，应先滴水剂；数种药物同时应用，应先滴刺激性小的，并间隔 2~3 分钟，若双眼用药，应先滴健侧，后滴患侧，先轻后重。

（5）观察眼部有无过敏反应，瘙痒，红肿，发热等。

（6）洗手，给宝宝取舒适卧位。

4. 常见并发症及防范措施

（1）过敏反应：可表现为充血、瘙痒、眼睑水肿、刺痛感。预防措施主要

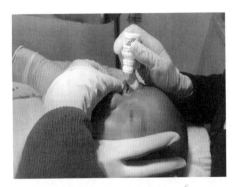

图 8-18-1　滴眼药

为:①给药前明确有无过敏史,及时告知医生。②给药后观察眼部情况,如有异常及时就近医院就诊。③了解所用眼药水或眼药膏的药理作用,适应证、不良反应等,注意特殊疾病禁用药物,如青光眼禁用阿托品。④检查药物的有效期,有无浑浊,药瓶是否封存完好,特殊眼药,如重组牛碱性成纤维细胞生长因子眼用凝胶等需要放置冰箱保存的药品,应置于冰箱冷藏保存,以免影响用药效果。

(2)药物引起的发热:散瞳类眼药,如阿托品眼用凝胶点完后压迫泪囊5~10分钟,以免药液顺鼻泪管到达鼻腔或通过鼻黏膜吸收造成血管扩张,引起患儿面部发红、发热等现象。

(3)眼压高:长期使用激素类眼药水易引起眼压升高,引起继发性青光眼及其他一些并发症,要严格遵医嘱用药。出现不适及时就诊。

(二)鼻部给药技术

1. 评估

(1)评估病情、意识状态、配合程度、药物性质等。过敏史、用药史提前告知医生。

(2)评估鼻腔情况,观察有无鼻部外伤,鼻腔黏膜有无破损、出血、鼻中隔有无偏曲等。

2. 用物准备 滴鼻药物或喷鼻药物,生理盐水,无菌棉签,小棉球,毛巾,有条件准备吸引器装置。

3. 操作步骤

(1)协助宝宝取坐位,头稍前倾。

(2)胸前垫小毛巾,用棉签蘸生理盐水或温水清理鼻腔,用吸引器吸出鼻腔分泌物。

(3)给药:喷药时一手轻固定宝宝头部,另一手持喷鼻剂,将喷鼻嘴平行稍深入前鼻孔,给予喷药,如图8-18-2。混悬剂药物在使用前轻轻摇匀,根据说明选择喷药次数。滴鼻时轻滴适量药液,如图8-18-3。不能配合的宝宝应避免哭闹时进行给药,滴管勿接触鼻翼和鼻毛,以免污染药液。如须滴入抗生素药物,一般先应用鼻腔黏膜收缩剂,5~10分钟后再应用含抗生素的药液。

(4)给药后注意事项

1)滴完后用棉球轻轻按压或轻捏鼻翼,使药液均匀分布在鼻黏膜上。

2)将鼻腔内流出的药液擦净。

3)观察用药后有无不良反应,如有不适及时停止。评估用药后鼻塞等不适症状是否减轻或消失,鼻腔分泌物有无减少。

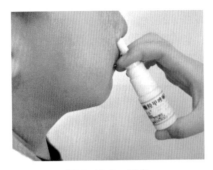

图 8-18-2　喷鼻

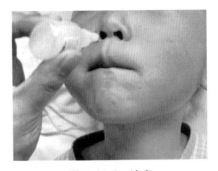

图 8-18-3　滴鼻

4. 常见并发症防范措施

(1) 恶心

1) 避免滴鼻液流入咽部引起不适。

2) 滴药时尽量避免吞咽,控制滴入的滴数。

(2) 呛咳

1) 严格控制滴药滴数。

2) 避免大量药液进入鼻腔引起呛咳。

(3) 出血

1) 做好用药前鼻腔黏膜的评估,观察有无陈旧性出血灶。

2) 一旦出血及时就医。

(三) 耳部给药技术

1. 评估

(1) 用药史、过敏史及时告知医生。

(2) 评估自理能力及配合程度。

(3) 观察耳部有无破损,有鼓膜穿孔者禁止进行耳内滴药。

2. 用物准备　滴耳药液,无菌棉签,小棉球,按需要准备 3% 过氧化氢溶液(针对化脓性中耳炎耳内有脓的宝宝),有条件者准备吸引器。

3. 操作步骤

(1) 协助宝宝取侧卧或者坐位,头向健侧,患侧耳朵向上。

(2) 用棉签清洁耳道,吸净耳道内分泌物。对化脓性中耳炎耳内有脓的宝宝,应先在医生指导下给予 3% 过氧化氢溶液清洗外耳道脓液,以棉签擦拭干。

(3) 一手牵拉宝宝外耳,一手持滴耳药液瓶,将药液顺耳道后壁滴入,如图 8-18-4。操作要点:3 岁以下宝宝将外耳道向下向后拉,将外耳道拉直;3 岁以上宝宝将外耳道向上向外拉;避免牵拉力度过大;避免滴耳药液瓶口触及外耳道;药液温度以接近体温为宜,通常滴 2~3 滴;药液充分进入中耳,以免药液流出。

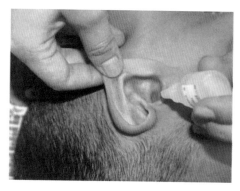

图 8-18-4 滴耳

（4）用手指反复轻按耳屏，使药液流入耳道四壁及中耳腔内。滴药后保持原体位 5~10 分钟。

（5）操作后观察有无迷路反射，如眩晕、恶心、呕吐、眼球震颤等，耵聍软化的宝宝滴药后有无耳塞、闷胀感。

4. 常见并发症及防范措施

（1）眩晕、呕吐等迷路反射

1）表现为局部疼痛，不能睁开眼睛视物，严重者甚至发生恶心呕吐等。

2）预防：做好操作及药品相关知识的卫生宣传工作，操作过程中动作轻柔，根据宝宝的适应能力调整滴入药液温度及速度，注意观察不适症状及时处理。

（2）出血

1）滴药过程中宝宝耳部突发出血或出现血性渗出。

2）预防：牵拉耳廓过程中动作轻柔，滴入药液注意适当的速度并注意观察不适症状。

（3）鼓膜穿孔

1）突发耳痛、耳鸣及头痛。

2）预防：严格掌握用药适应证，治疗前评估宝宝鼓膜有无充血肿胀及向外膨出，有无分泌物从该处涌出，如发现应嘱宝宝卧床休息并及时就诊处理。操作中棉签清洁耳道时不可探入过深。如操作过程中宝宝哭闹剧烈应停止操作，避免造成意外损伤。

（4）感染

1）表现：治疗后出现发热、耳痛、局部分泌物性改变、脓液流出等。

2）预防：治疗时注意局部清洁卫生，防止污染药液，给药前注意手部清洁卫生，用药后注明开瓶日期并按要求存放。出现异常情况及时到医院就诊。

加 油 站

儿童过敏性鼻炎

儿童过敏性鼻炎典型四大症状为喷嚏、清水样涕、鼻痒和鼻塞。婴儿可见鼻塞,可伴随张口呼吸、打鼾、喘息、喂养困难、揉鼻揉眼。学龄前期儿童以流鼻涕为主,可伴有眼部症状和咳嗽。学龄期儿童以流清水样涕为主。

鼻 腔 冲 洗

鼻腔盐水或海水冲洗是一种安全、方便的治疗方法,通常用于鼻腔和鼻窦炎性疾病的辅助治疗,更适用于婴儿,一般在其他鼻用药物之前使用。

划 重 点

了解眼部 / 耳部 / 鼻部给药的正确方法,常见并发症及防范措施。给药时需要特别注意宝宝的配合程度,哭闹一定不要强行给药以免发生意外。出现不适要立即到医院进行就诊。

试 试 手

1. 如何给宝宝进行眼部 / 耳部 / 鼻部给药?
2. 如何提高眼部 / 耳部 / 鼻部给药的舒适度?

第十九单元
婴儿期的亲子游戏

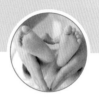

彬彬,9个月,出生时未见新生儿窒息、颅内出血等病症,会翻身但不会爬行。不同月龄下,大动作如何发育?照护者应通过何种方式,增加宝宝四肢肌肉力量,完成大动作发育?

"二抬四翻六会坐,七滚八爬周会走",父母应知晓宝宝不同月龄大动作发育的过程。根据宝宝四肢力量的强弱,正确选择锻炼的方式,循序渐进,使其能够在不同月龄下,大动作发育正常。

跟 我 学

一、亲子游戏概述

亲子游戏是指家庭内父母(包括血亲关系的亲生父母和拟血亲关系的继父母与养父母)与孩子之间,以亲子情感为基础而进行的一种活动,是父母对孩子进行影响和情感交流的重要手段。苏联教育家马卡连柯曾经高度评价了游戏对幼儿的作用:"游戏在儿童生活中具有极其重要的意义,且有与成人的工作、服务同样重要的意义。儿童在游戏中怎样,当儿童长大的时候,他在许多方面的工作中就会怎样。"

大部分父母都是"新手爸妈",亲子游戏作为一种桥梁,可以增进父母与宝宝之间的情感,为父母与宝宝在游戏中提供共同学习,共同交流的机会,从而拥有科学的育儿经验。通过"二抬四翻六会坐,七滚八爬周会走"的口诀,父母可大致了解宝宝的生长规律,遵循宝宝不同时期的生长发育特点,循序渐进,选择与其适合的游戏,陪伴宝宝在游戏中成长。亲子游戏不受地域、民族、时间等限制。

二、安全提示

1. 父母在与宝宝进行游戏的过程中,选择厚实的爬行垫,避免受凉。

2. 选择安全的场地,周围无衣柜、茶几等硬物。可选择围栏或床档,避免宝宝受伤。

3. 为宝宝选择柔软贴身的衣物及合适的尿不湿,避免在游戏过程中由于衣物肥大,导致受伤。

4. 父母指甲不要过长,饰品可适当摘下。尽量选择舒适的棉质衣物,衣物上无金属纽扣、拉链、铆钉等可能会划伤宝宝的硬物。

三、亲子游戏方法

(一) 音乐早教

斯特娜夫人说:"对于一个摇篮中的婴儿来说,母亲悦耳的声音特别是歌声具有十分妙不可言的神奇影响力。"在此期间,父母可以放一些节奏欢快的音乐及儿歌,随着节奏轻拍宝宝,使宝宝感受到母爱,增进亲子感情。

在音乐早教中,音乐贯穿始终,营造了一个和谐生动的集体氛围,能使婴儿经常保持积极愉快的心情和活泼开朗的性格。同时,音乐在陶冶婴儿的情操和帮助婴儿抒发情绪方面有着很大的帮助。音乐的表达也有七情六欲,能够激活并调动多个脑区的活动,其中就包括发展情绪智力的神经突触,增强神经突触的连接功能,从而使婴儿能够对充满丰富情绪刺激的、社会结构复杂的世界做出正确的理解和恰当的反应。通过音乐片段的学习,间接刺激语言的发展,通过听力学习的过程,对于记忆的发展刺激起着间接的作用,为将来的人格养成和综合审美能力的发展奠定基础。

(二) 运动游戏

根据"二抬四翻六会坐,七滚八爬周会走"的生长发育特点,帮助宝宝进行不同的部位锻炼。

1. 二抬(2~3 个月) 宝宝俯卧位,锻炼其抬头的能力。准备小枕头或毛巾卷,宝宝俯卧位时,垫于胸下,用摇铃或是音乐逗她,使其一点点抬头,逐渐增加其保持时间。

2. 四翻(3~5 个月) 翻身可以扩大婴儿的活动范围,为爬行做准备,家长可将宝宝侧卧位,用宝宝喜欢的玩具吸引其转头,使其伸手抓玩具,带动其翻身,变为仰卧位,在逗弄其变为侧卧位,可重复多次,锻炼其翻身。

3. 六会坐(6 个月) 训练坐位时,可先训练其手臂的支撑能力,家长坐于宝宝后方,手臂从宝宝腋下穿过扶住另一侧手臂,使其手臂伸直支撑于地面,锻炼双侧。宝宝有了手臂支撑的保护力,就可以锻炼腰背部的力量了,使宝宝为正常坐位,家长坐于后方,双手扶直宝宝双腿并分开,达到训练宝宝坐直的作用。

4. 七滚、八爬(7~8个月) 在学会爬之前,首先学会跪姿。开始锻炼跪姿时,照护者可将手放在宝宝的胸前和膝盖处给予支撑,锻炼宝宝手臂支撑能力,之后照护者可逐渐从前胸开始减轻给予宝宝的辅助力量,鼓励宝宝用直立手臂支撑自己。

5. 周会走(10~12个月) 站立是走的前奏,要宝宝的下肢能够支撑起整个身体的重量,挺胸抬头,能够保持身体平衡的动作。将宝宝置于蹲位,锻炼其下肢力量,后逐渐锻炼其站立,可在床头上方挂一个铃铛,吸引宝宝站立,首先锻炼其扶站的能力。当宝宝可以独自扶墙站立时,家长可在宝宝前方(距离不要太远)张开手臂,诱导其走路。

(三)语言游戏

语言的发展在婴儿认知社会发生发展过程中起着重要作用,它就像一种工具,可以通过与成人的交流进行学习,提高认知水平。

婴儿出生后的第一声啼哭就是最早的发音,也是语言发育的基础。2个月时,婴儿就能对妈妈说话时的情绪做出反应,如斥责他时会哭,轻声安慰时会笑。此时的婴儿就会表示一些积极状态的声音,如舒服时会发出"啊、哦"等元音。4~7个月时,婴儿变得活跃起来,发音增多,开始咿呀学语,出现一些连续、重复的发音。7个月之后,婴儿还会对某些特定的发音做出反应,比如叫婴儿的名字时,会寻找声音来源,说欢迎时会拍手,说再见时会摆手等。从11个月开始是语言-动作条件反射的快速时期,也是学说话的萌芽阶段,此时能听懂的词语越来越多,并且能按照指示做一些事情,可以模仿成人发音。

语言能力是智能发展的基础,此时一定要多和婴儿说话,多与他互动交流,给婴儿创造一个良好、丰富的语言环境,促使婴儿的语言能力得到更好的发展。

加 油 站

教 育 游 戏

卢梭通过做游戏的方式,对爱弥儿进行感官训练,从而实现教育目的。在黑暗中做游戏,帮助爱弥儿克服对黑暗的恐惧,锻炼他的触觉,使其变得勇敢;赛跑,教会爱弥儿自己的快乐要与别人分享,锻炼了他用眼睛判断距离和大小的能力,使其变得有礼貌。可见,"玩"是孩子的天性,游戏是孩子接触世界、接触他人的一种方式。父母是孩子最好的老师,通过游戏与孩子互动,在互动中教会孩子道理,不仅符合孩子爱玩的天性,同时他们也乐于接受,取得事半功倍的效果。

婴 儿 游 泳

婴儿游泳以类似胎儿在羊水中自由活动为原理,通过水流波动对宝宝皮肤的爱抚,使宝宝的睡眠及消化能力增强;通过四肢的活动,锻炼其身体协调能力,为其日后的爬行、走路等奠定良好的基础;温度的改变,使宝宝在应对外界温度变化时的调节能力显著提高,增强免疫力及应激能力。在游泳过程中须正确佩戴泳圈,且须专业人员陪同。

划 重 点

开展亲子游戏能培养孩子良好的习惯,有助于孩子的心理健康和性格的良性发展,是孩子运动、语言、认知、情感、创造力、社交等多种能力成长的关键。了解亲子游戏,掌握如何在婴儿期选择正确的亲子游戏方法,合理选择游戏方法,以达到提高婴儿运动、语言、情感、创造力等能力。

试 试 手

1. 不同月龄大动作发育应到什么程度?
2. 如何对宝宝进行语言训练?

第九章
幼儿期居家护养(1~3 岁)

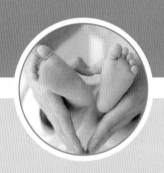

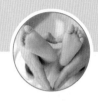

第一单元
食物的选择和制作

小 案 例

桃桃,女,2岁,身高75cm,体重8.5kg,又瘦又小,妈妈说她只爱喝奶不肯吃饭,所以每顿都给她喝奶,这一年来身高和体重都没怎么增长。2岁的宝宝应该吃什么、怎么吃?

跟 我 学

幼儿的乳牙依次长出,咀嚼能力逐渐增强,但其胃容量和消化能力不及成人,因此选择的食物既要有丰富的营养又要容易吸收。在食物的种类上要做到丰富多样,并且注意荤素搭配,使各种营养素均衡,全面地满足幼儿对各种营养素的需求,促进其生长发育。

一、幼儿期生长发育与营养需求

1~3岁是宝宝生长发育的又一重要时期,这个阶段宝宝的身体快速发育,其速度仅次于婴儿期。以正常的3岁宝宝为例,其体力基本能保证日常活动,例如跑、跳、上下楼梯、攀爬等,其身体也在迅速发育,这时的身长是出生时的两倍,体重是出生时的四倍。脑重与成人脑重相比仅差400g左右,此时神经系统的分化基本完成,脑细胞体积的增大及神经纤维的髓鞘化继续进行。3岁时宝宝乳牙虽然出齐了,但其咀嚼能力不及成人,胃容量相对成人小很多,消化系统还没发育完善,消化和吸收能力有限。

从上述幼儿的生长发育来看,整个幼儿阶段的营养水平处于高需求状态,幼儿期体格、大脑发育都有赖于合理且足够的营养供给,而幼儿期也是智力发育的关键时期,因此保证其营养所需更为重要。六大营养素之间还应保持平衡,蛋白质、脂肪与碳水化合物供给量的比例要保持在 1:2:4。幼儿期膳食慢慢转变为以食物为主,乳类为辅(但要保证乳类的供应量),这种改变还应与幼儿消化代谢功能的逐步完善相适应,不能过早和成人膳食同步,以免引起消化吸收紊乱,造成营养不良。

二、六大营养素食物来源

促进幼儿生长发育的物质基础包括六大营养物质,即碳水化合物(糖类)、脂肪、蛋白质、无机盐(矿物质)、维生素、水。

1. 蛋白质　是构成细胞的基本物质,是机体生长及修补受损组织的主要原料。主要食物来源于肉类、鱼类、奶类、蛋和豆类等食物。

2. 碳水化合物(糖类)　是由 C、H、O 三种元素组成的化合物,是身体所需能量的主要来源,淀粉、麦芽糖、蔗糖、葡萄糖和纤维素等都属于糖类。主要食物来源于淀粉、谷物、马铃薯等植物体中,蔗糖主要存在于甘蔗、甜菜等植物体中。

3. 油脂　分为植物油脂和动物油脂,常温下分别呈液态和固态存在。释放的能量比糖类多一倍,是人体的后备能源,提供人体无法合成而必须从植物油脂中获得的必需脂肪酸(亚油酸、亚麻酸等)。主要食物来源于花生油、豆油、玉米油、菜籽油、牛油、猪油、可可脂等。

4. 无机盐(矿物质)　能够调节人体的新陈代谢,促进身体健康,有的还是构成人体组织的重要材料。主要食物来源于水果(如香蕉、梨、苹果、草莓、柿子等),属于碱性食品,肉、鱼、禽、蛋等动物食品中含有丰富的含硫蛋白质,米、面及其制品中含磷较多,这些属于酸性食品。

5. 维生素　主要功能是调节新陈代谢,促进生长发育,增强人体免疫功能,维持身体健康。主要食物来源于蔬菜、肝脏、水果、鱼肝油、蛋类、豆类等。

6. 水　是构成人体的重要组成成分,人体的组成有接近 70% 是水分。1~3 岁宝宝每日建议入水量 1 300ml 左右(包括奶、汤类)。

三、幼儿期膳食建议

1. 幼儿每日建议摄入量　谷类 100~150g,蔬菜 100~200g,水果 150~200g,蛋、鱼、虾肉禽类 100g,奶 350~500ml,食用油 20~25g。

2. 食物营养丰富适合宝宝每日食用　谷类食物含丰富的碳水化合物和 B 族维生素能保证每日能量所需;肉、蛋类属于优质蛋白营,养价值高吸收效果好;乳类中的钙、维生素 B_2、维生素 A 等含量高;深色蔬菜和水果含丰富的膳食纤维和各类维生素。

3. 食物种类多样化　食物品种多既能促进食欲又可使食物中营养素互

补,经常更换食物的种类可以兴奋宝宝的中枢神经系统,促进胃液分泌增加食欲,从而促进消化吸收和提高食物利用率,减少因为挑食、偏食而引起的营养不均衡。

4. 食物要适合宝宝的消化机能　食物的硬度应该从刚开始的细软慢慢过渡到和成人一样,避免食用质地粗硬或有刺激性、油腻的食品。

5. 食物安全性　幼儿期宝宝吞咽反射还不完善,整粒的果仁、花生、糖果、果冻、肉丸等容易导致哽噎,尽量不给宝宝食用。

四、幼儿期常见食材的制作

(一) 鸡蛋面

【食材】鸡蛋 1 只,小面条 150g,骨头汤、紫菜。

【营养价值】补充蛋白质、B 族维生素、铁、微量元素碘。

【用法用量】将骨头汤烧开,把面条下锅煮熟,打入鸡蛋继续煮 5 分钟,撒入撕好的小块紫菜和少许盐。

(二) 胡萝卜瘦肉粥

【食材】白粥 1 碗,胡萝卜适量,瘦肉 80g。

【营养价值】补充胡萝卜素和蛋白质。

【制作方法】胡萝卜洗净去皮,用小铁勺刮成茸,再剁得细碎些。瘦肉剁成细细的肉末。白粥煮开后,放进胡萝卜末和瘦肉末。继续煮 8 分钟,稍微放一点盐即可。

(三) 西红柿沙丁鱼

【食材】沙丁鱼 3 块,鸡蛋 1 只,淀粉少许,西红柿酱,切碎的西红柿 20g,肉汤 50g。

【营养价值】补充蛋白质及维生素 C 等。

【制作方法】把沙丁鱼洗净去皮、去骨刺后,放入容器内研碎。加鸡蛋淀粉混合,做成丸子放锅内煮熟再放入西红柿,并放西红柿酱调味。

(四) 肉末炒蛋

【食材】鸡蛋 1 个,猪肉末 10g,青蒜末少许,调料适量。

【营养价值】补充蛋白质。

【制作方法】把鸡蛋打入盆内搅打均匀后,加入凉开水搅匀,用旺火、开水蒸 15 分钟,呈豆腐脑状即成。油入锅烧热,投入肉末煸炒,加葱姜末少许调料,肉汤烧开后勾芡,撒入青蒜,盛入盆内。食用时将肉末卤浇在上边即成。

【注意事项】蒸鸡蛋羹要掌握蛋与水的比例(1:2),蛋液中要加凉白开水,不能用生凉水。

（五）炖四鲜

【食材】西红柿 50g，土豆 25g，海带 25g，大白菜 25g，豆油、海米适量。

【营养价值】补充维生素 C、微量元素碘等。

【制作方法】把西红柿洗净，切去底部后切成四瓣；把海带切成细丝；把土豆洗净，去皮切成长方块；白菜洗净，切一寸半长、三分宽的条；葱头切细丝。把白菜、海带、土豆放开水锅中煮烂捞出，沥去水分，油锅烧热，放葱丝炝锅，后下入海米煸炒。炒出香味时加入骨头汤，再下全部主料用火炖 20 分钟，烧开后加少许盐。

五、饮食卫生

宝宝的肠胃系统没有发育完善，如果食物不新鲜或者卫生出了问题就会引发宝宝胃肠不适，严重者会发生腹泻。照护者对食物的制备与保存过程需要保证食物、食具、水的清洁和卫生。在准备食物和喂食前，宝宝和照护者均应洗手，给宝宝提供新鲜的食物，避免食物被污染。禽畜肉类、水产品等动物性食物应保证煮熟，以杀灭有害细菌。食物制作后应立即食用，避免食物在室温下放置的时间过长。剩余食物应放入冰箱，加盖保鲜膜保存，但储存时间不宜过长，再食用前彻底加热，液体食物应煮沸。

加 油 站

幼儿饮食健康

1. 含铅食品　含铅物质一旦进入人体，会沉积在大脑内，当血液中的铅浓度达到 15μg/100ml 时，就会引起宝宝发育迟缓和智力减退，年龄越小，神经受损越重。铅来源于皮蛋、爆米花、罐头食品、高温膨化食品等。

2. 高盐食品　有的家长尤其是老人认为不加盐的饭菜口感不好，宝宝不爱吃，而过早给宝宝养成了"高盐"的饮食习惯，长大后不容易纠正，为长大后的健康埋下隐患。高盐饮食不仅加重宝宝心脏和肾脏负担，还可能影响儿童体内对锌的吸收。所以宝宝饮食要吃得健康，就应该低盐少油，每日摄入量不超过 2g，少摄入煎炸、烧烤、腌制品。

3. 反式脂肪酸　近年来随着快餐饮食业的发展，快餐食品中的反式脂肪酸在膳食中所占的比例也有所增加。如蛋糕、饼干、炸薯条等为增加食品味道和稳定性，多采用反式脂肪酸制作，通常可达到 35% 以上，过多摄入会影响必需脂肪酸的吸收，对宝宝中枢神经系统造成不良影响，所以建议照护者选择自然健康的方式来给宝宝制作食品。

划 重 点

幼儿期宝宝的营养摄入是其生长发育过程中重要的因素之一,也是宝宝的胃肠道对各类食物从适应和接受的时期,如果没有很好的照护,容易发生饮食相关的问题,所以照护者在这个阶段要了解其生长发育与营养供给的需求,掌握幼儿期食物的选择和制作,合理配比食物,保证食品的安全和健康,促进宝宝健康成长。

试 试 手

1. 如何给 2 岁宝宝设计一周的食谱?
2. 对于小案例中的桃桃,照护者应怎样调整饮食?

第二单元
自纳食训练技术

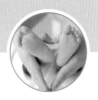

小 案 例

小可,男,2 岁,身高 77cm,体重 9kg,奶奶反应吃得少,每次边吃边玩还得追着喂,常常需要 1 个小时才能吃完。2 岁的宝宝可以自己吃饭了吗? 该在什么时候让宝宝自己学习吃饭呢? 会不会吃的满身都是弄得一片狼藉? 照护者应该怎么做才能让小可好好吃饭?

跟 我 学

幼儿期特别是幼儿初期是宝宝学习模仿的黄金时期。这个阶段宝宝的手、眼、四肢协调能力迅速发展,其自我意识也在快速地萌芽,任何事情都愿意尝试自己去完成。在这个阶段,照护者可以通过适当地引导和鼓励、营造良好的进食氛围以及耐心地训练,让宝宝感受到自己进食的乐趣和满足,会有事半功倍的成效。

一、准备阶段

(一) 用物准备

1. 餐椅　牢固、有安全带、容易清理。

2. 碗　碗口宽、碗身浅、颜色鲜艳、碗底可带吸盘。

3. 勺　勺柄稍长适合抓握,勺头适合宝宝嘴的大小。

4. 围兜　防水好洗涤、有能接住食物的兜子,冬天适合穿有袖的罩衣。

(二) 环境准备

1. 为了方便最后收拾"残局",可以在宝宝坐的椅子下面铺上塑料布或不用的报纸。

2. 为宝宝提供爱吃的食物,增加他对食物的兴趣同时也可以减少浪费。

3. 让宝宝坐在餐椅里和父母一起进餐,让就餐的环境尽量轻松而且愉快,但不要边吃边看电视或者手机,容易分散宝宝的注意力。

(三) 心理、精细动作发育的准备

一般来说,当宝宝手部精细动作已经发展到了一定程度,能手眼协调把食物准确地放进嘴巴,有时还会摆弄餐具、抢勺子,照护者在这个时候就可以尝试让他学习吃饭了,这个时期也就是宝宝学吃饭的关键时期,如果这个时期过多干预可能会影响宝宝学习自己吃饭的兴趣。

(四) 照护者心理准备

宝宝学习自己吃饭是一个循序渐进的过程,照护者得有一定的耐心和好脾气,因为在学习的初期,宝宝避免不了把食物洒出、拒绝配合或者用手抓食等各种问题,这时照护者应该以鼓励和引导为主,以免让敏感的宝宝产生挫败感而影响宝宝今后对食物的兴趣。训练不是一次两次就能成功的,照护者要考量宝宝的发育水平和动手能力,适时调整训练的时间和进程。

二、训练方法

1. 让幼儿接受勺子　照护者可以在碗里装少量的易嚼碎的大块儿食物,如豆腐、鸡蛋黄等,让宝宝尝试着拿勺子在碗里舀起或者仅仅是挤压食物,可能刚开始宝宝还不知道怎么用勺,但他却从挤压食物中找到了一些乐趣,通过一段时间的训练,宝宝对勺子的掌控能力就会很快提高。

2. 锻炼幼儿学会用勺子舀食物进行传递　照护者平时给宝宝喂食的同时要引导宝宝主动地去学习用勺舀。可以通过用勺子搬食物的小游戏来进行舀物训练,将胡萝卜、黄瓜切成块状放在碗里,鼓励宝宝用勺子舀起食物放进另一个小碗里,如果宝宝因受到挫折而厌烦急躁,照护者可以帮助宝宝把食物拨到小勺里,必要时可以抓住宝宝的小手引导他来练习,这个时期主要练习手拿勺舀物的准确性和稳定性。

3. 训练幼儿舀食物放入嘴里　这个过程是让宝宝体会自己吃饭的成就感,可以先让宝宝练习用勺子喝汤,等到熟练后可让宝宝用勺子舀固体食物吃。训练初期有的宝宝可能找不准嘴巴的准确位置而弄得满脸都是,必要时照护者可以抓住宝宝的小手来引导他喂到嘴里。

4. 训练宝宝用筷子吃饭　宝宝小时候吃饭是家长喂,1岁多时用勺子,再大一些会用到筷子。有研究者经过多年的观察和实践,发现用筷子夹食物可牵涉到肩部、手掌和手指等三十多个关节和五十多块肌肉的运动,而且和脑神经也有着密切的联系。医学专家也曾对幼儿园幼儿进食情况做过细致观察研究,发现有部分幼儿在 3 岁之前已经掌握了用筷子进餐,这部分幼儿大多心灵手巧、思维敏捷,说明用筷子吃饭对幼儿的大脑和手臂是一种很好的锻炼。因此,照护者切不可怕麻烦而忽视对幼儿的这一训练,应尽早让幼儿学会用筷子吃饭。当然,幼儿用筷子进食时,家长应多加关注,防止发生安全意外。

三、养成良好的进餐习惯

孩子自己吃饭,是一种很复杂的活动,要求孩子手、眼、嘴的高度协调,同时还伴随着上半身多组肌肉的配合,这些协调与配合受大脑的指挥,所以说自己吃饭是一种早期教育,还有利于培养孩子不挑食、不偏食的习惯。

1岁多一点是训练自己吃饭的最好时机,错过这个时期,往往很难训练,所以要坚持让孩子自己吃,教会孩子必要的技巧,同时要养成良好的进餐习惯。

1. 吃饭时要规规矩矩地坐在饭桌前,而且要定时定量,不要让孩子养成一边吃饭一边看电视或玩玩具的习惯。

2. 就餐气氛要轻松愉悦,吃饭时父母可以和孩子谈论哪些食物好吃,哪些有营养,唤起孩子对吃饭的兴趣。

3. 不要强迫孩子吃饭。如果孩子一时不想吃,过了吃饭时间可以先把饭菜撤下去,等孩子饿了,有了迫切想吃的欲望时,再热热给他吃。这样几次过后,孩子就建立了一种新认识:不好好吃饭就意味着挨饿,自然就会按时吃饭了。这个方法听着简单,做起来却不容易。父母首先要硬下心来,不能总担心孩子饿,给他零食吃,那就适得其反了。

4. 饭桌上的教育只是一部分,父母平时也要有意识地多给孩子灌输"好好吃饭,长得更快,变得更聪明"之类的观点。

5. 如果孩子成功地自己吃了饭,饭后父母可以陪他玩一会儿作为奖赏,让他产生关于吃饭的快乐记忆,以后对吃饭就不会排斥了。

加　油　站

宝宝要用手拿食物吃用不用阻止

当宝宝可以用手抓东西吃说明宝宝的手部精细动作已经发展到了一定程度。宝宝需要用眼睛确认食物的方位,用手准确地抓住,然后找准自己嘴巴的位置,把食物塞进去。这一过程,能同时调动宝宝手、眼和口,锻炼宝宝的手眼协调能力,帮助宝宝更容易学会用勺子吃饭。因此,照护者不要阻止宝宝的这种行为,只要在吃饭前帮宝宝洗干净小手,并让他专心吃饭,不要摸别的东西就可以了。用手抓东西吃只是一种下意识的行为,当他学会用勺子吃饭后,就会自然地进行转换。

划 重 点

　　每个宝宝都是学习技能的好苗子,尤其是吃饭的技能,但是错过了宝宝想要学习这个技能的关键时期,那么就要事倍功半了。适时训练宝宝自己动手吃饭,让他感受到吃饭的乐趣和满足,再加上照护者的耐心引导,相信每个宝宝都能很快掌握自己吃饭的技能,养成良好的自纳食习惯,也可减少照护者喂饭的困扰。

试 试 手

1. 如何让宝宝吃饭不再是难题?
2. 照护者在宝宝多大时应该有意识地训练他自己吃饭?

第三单元
幼儿期沐浴技术

小妍,女,1岁,喝奶时把身上弄脏了,妈妈打算给她洗个澡,打开热水器花洒试过水温后,便直接往孩子身上冲水清洗奶渍,但就在此时悲剧发生了……正在冲洗的时候,妈妈通过花洒的把手感到水温突然变热,但她还没反应过来,孩子就被烫得大叫。短短几秒钟,小妍全身皮肤通红,哭得撕心裂肺。紧接着,身上的皮也开始脱落。不知所措的家长立即将孩子送往了医院,就这样进了重症监护室,生命垂危。医生初步诊断,孩子烫伤程度接近深Ⅱ度,烫伤面积达60%。1~3岁的宝宝怎样沐浴更安全? 多少度的水温适合宝宝洗澡? 宝宝在家沐浴时有哪些危险因素?

跟 我 学

适当地给宝宝洗澡不仅可以清洁皮肤、有利于体温调节、促进生长发育和睡眠,还能及时发现一些平常看不见的皮肤问题。在给宝宝洗澡时,要遵循一定的顺序和原则,避免发生意外伤害。一般1~3岁的宝宝自我安全意识还比较薄弱,这个年龄段盆浴比较安全。通常四岁以后自我安全意识有所提高,再逐渐脱离澡盆洗淋浴。

一、安全提示

1. 通过宝宝的年龄和认知水平来评估宝宝沐浴的方式,一般1~3岁的幼儿期较安全的方式还是以洗盆浴为主。

2. 1岁以后的宝宝开始会站会走也越发活泼,所以这个阶段给宝宝洗澡一定要注意防止意外情况的发生,照护者可以选择合适的浴盆,浴盆中水不宜过深、提前做好准备工作,按照一定的顺序和方法给宝宝洗澡。

3. 掌握好沐浴的水温和时间,水温一般控制在 38~40℃,沐浴过程中不能直接加热水或先加热水,易造成宝宝烫伤。

二、幼儿沐浴方法

(一) 浴前的准备

1. **准备浴盆**　1~3 岁之间的宝宝可以选择大一点、浅一点的浴盆,可以让宝宝有活动的空间,也避免宝宝呛水的危险。

2. **浴室环境**　避免对流风,保持室温在 28℃,光线柔和。

3. **备齐物品**　浴巾、小喷壶或花洒、洗头帽、小脸盆、小毛巾、换洗衣服、尿不湿、沐浴露等。

4. **水温要求**　水温宜为 38~40℃,先放冷水,再放热水调试,可以用水温表测温度较为准确,也可用大人手背或腕部皮肤测试,以不烫为好。

(二) 沐浴的步骤

1. **适应水温**　给宝宝脱去衣服,摘掉尿不湿,宝宝的小屁股用湿纸巾清洁擦拭,上半身裹上浴巾抱到浴盆边,先让宝宝的小脚丫适应一下水温,适应之后慢慢让宝宝坐在水里后再摘掉浴巾,将浴巾放在易拿到的地方备用。

2. **清洗头部**　用小喷壶或者调节好水温的花洒清洗头部,为了减少水或浴液入眼,可以给宝宝戴上一个洗头帽,由上而下冲洗。如果没有洗头帽可以选择让宝宝后仰 45° 托住其后脑勺冲洗头部,再用浴巾擦干,洗头的时候宝宝会有紧张感,这时可以给她一些小玩具分散注意力使洗头过程更顺利。

3. **清洁面部**　用小毛巾在脸盆里先沾湿,清洗宝宝的眼睛,再按鼻子→口周→下巴→脸颊→额头→耳廓→耳后的顺序擦洗。

4. **清洁躯干和四肢**　用小毛巾沾水,按顺序擦洗宝宝的颈部→前胸→腋下→腹部→手臂→手掌→腹股沟→会阴部,再给宝宝翻个身让她趴在照护者的手臂上再按背部→臀部→下肢→足部的顺序擦洗,注意皮肤褶皱处的清洗。

5. **冲洗全身**　最后用小喷壶或者调节好水温的花洒再冲洗一遍,将宝宝抱出浴盆,用浴巾将全身擦干后做浴后护理。

6. **浴后护理**　浴后及时给宝宝全身涂抹润肤霜。在涂抹时先将润肤霜挤到照护者手上,用双手把霜膏摊匀后再给宝宝使用,不要直接给宝宝使用。此外可根据不同季节挑选适合季节的润肤霜产品。夏天选择清透舒爽的,冬天可选择滋润度高的产品。

三、沐浴注意事项

1. 整个沐浴时间为 5~10 分钟,照护者动作既要轻柔又要迅速,浴后及时擦干保暖,防止着凉感冒。

2. 洗澡过程中照护者不能离开,防止宝宝发生滑倒摔伤等意外。

3. 注意远离电源和热源(热水龙头、花洒开关、暖气等),避免浴霸等强照明设备直射眼睛。

4. 宝宝如果有呕吐、腹泻、发热或刚接种完疫苗等情况不能沐浴,根据需要只做局部冲洗或擦洗。

5. 夏季可以每天洗澡一次,冬季可以根据情况每周洗澡 1~2 次,沐浴露可选择中性或弱酸性产品,根据宝宝出汗或皮肤油脂分泌情况一周使用 1~2 次即可。

加　油　站

宝宝洗澡的雷区

雷区一:花洒直接清洗宝宝身体

1. 洗澡水温设置为 38~40℃ (可以用水温计或大人手背或腕部皮肤测试,以不烫为好)。

2. 放水时不要把宝宝放在浴盆里。

3. 不要打开花洒直接给宝宝冲洗。

4. 有资料显示,宝宝在 60℃的水里待上不到一分钟,就可能发生严重烫伤的情况。那么,宝宝被烫伤后如何紧急处理?

轻微烫伤

症状:红肿、水疱且有刺痛感。

处理:家长保持镇定,用冷水冲洗烫伤部位,以减轻烫伤不适感以及余热造成的深部组织损伤。

重度烫伤

症状:皮肤下面、脂肪、肌肉骨骼均有不同程度的损伤,呈灰色或红褐色。

处理:立即送医院! 而且,不能在创口涂任何药水(紫药水、药膏均不能涂抹),因为会影响病情的观察和处理。当宝宝头面部以及颈部出现严重烫伤,须立刻送往医院,以免发生休克情况。

雷区二:给宝宝洗澡中途离开

家长在给宝宝洗澡时,由于接电话或其他原因走开一会儿,尤其年龄小的孩子,运动协调能力尚未完全成熟,在有水的地方稍不注意很容易滑到导致溺水……很多令人悲哀的事件,都是由于父母的疏忽大意所致。几厘米深的水,一旦淹住宝宝口鼻,只需不到一分钟就能造成孩童窒息而亡。所以,不管有多重要的事情,都不能把宝宝单独留在洗澡间中。如果真有非常紧急的事,建议擦干宝宝身体,用浴巾包着宝宝一起处理。

雷区三:冬天开浴霸给宝宝洗澡

妈妈给孩子洗澡时,通常会把浴霸打开。不仅亮亮的,还暖和。孩子也特别喜欢,洗澡时会一直盯着浴霸看。一开始妈妈没觉得有什么,可最近几日,小家伙不停揉眼睛。然而无意间一次,家人在逗孩子玩时,将手掌放在孩子的眼前来回晃动,孩子的眼珠竟几乎没反应。家长慌了,赶紧带孩子去医院检查。医院的诊断结论是:孩子的眼睛为黄斑病变性失明,病因是受到了强光的刺激。

浴霸光源强度很大,儿童的角膜和结膜表层都比较娇嫩,浴霸中所含的蓝光能穿过角膜和晶状体接触到视网膜,孩子眼睛的晶状体无法过滤蓝光。孩子在打开浴霸的浴室里洗澡,眼睛会好奇地寻找最亮的光源,就会一直盯着浴霸看,所以就被灼伤了。

冬天洗澡不要长时间依赖浴霸,可以在洗澡前打开浴霸取暖 15~20 分钟,待浴室温度合适时关闭强光,再带孩子进入浴室内洗澡。

雷区四:宝宝洗澡太勤

夏天要给宝宝降温或宝宝一出汗就给宝宝洗澡,这样的做法实际是错误的。因为宝宝皮肤表面有一层起保护作用的皮脂膜,频繁洗澡容易造成皮肤干燥、脱皮甚至干裂,这样更容易引发干燥性湿疹。所以,夏季每天洗 1 次即可。

雷区五:宝宝洗澡时间过长

不要认为洗澡的好处多,就让宝宝长时间在水盆里浸泡和玩耍。这样不仅会造成皮肤干燥,还有可能因控制水温不当导致宝宝感冒生病。建议给宝宝洗澡时间不宜过长,最好控制在 10 分钟以内。

雷区六:洗澡水深过高

即便家长片刻不离开宝宝,也会出现意外情况,假如水深过高,孩子出现脚滑,就很容易发生摔伤致呛水或溺水的情况。建议家长洗澡水留置在盆内的高度不要超过 10cm,坐位时可以将水深高度调至宝宝的腰部,站立时水深高度不超过小腿中部。

因为幼儿的各项发育还未完善,需要家长的悉心照顾,避免踩到"雷区",造成一些不必要的情况发生。

划 重 点

　　幼儿期宝宝随着年龄的增长活动量也逐渐增加,汗腺分泌比较旺盛,易出现湿疹、痱子等皮肤问题,所以这时的皮肤清洁尤为重要,从认知发育来说这个阶段的宝宝探索需求增加但对危险的感知相对缺乏,所以照护者给宝宝沐浴既要掌握方法又要保障安全,远离危险源、避开雷区,做到安全有效的沐浴。

试 试 手

　　1. 如何给 2 岁的宝宝洗澡?
　　2. 在家沐浴时危险因素有哪些?

第四单元
幼儿期口腔清洁技术

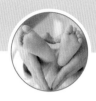

乐乐,女,3岁,最近几天吃饭时候总说牙疼不爱吃硬的食物。经妈妈回忆,2岁之前都有喝夜奶的习惯,喝完就睡觉了也没注意刷牙,门牙发现有黑斑,但当时没去看医生也没做任何处理。一年后经过检查发现好几颗牙已经是深龋,部分牙神经也有损伤,妈妈很后悔平时没有给乐乐好好刷牙和及时治疗。宝宝多大开始就要清洁口腔?如何清洁呢?

跟　我　学

一、幼儿期口腔清洁

从乳牙萌出到出齐20颗,乳牙要伴随着宝宝5~10年,不注意保护容易导致龋齿,龋齿过深伤害到了牙神经或牙髓会影响以后的恒牙发育,严重时还会对宝宝语言发育及面容发育有影响。所以口腔清洁是一件非常重要的事,越早重视越有利于宝宝的健康成长。

幼儿期要养成每天清洁口腔的好习惯,但是刷牙既要讲究方法也要讲究效率和时间,照护者做好前期的准备工作,按照一定的顺序和方法,加上持之以恒的保护和预防,让宝宝拥有健康好牙齿。

1. 健康完整的乳牙有利于咀嚼和颌面部的发育。牙齿的作用主要是切断和研磨食物,但是龋坏的牙齿不能胜任会影响咀嚼能力,长此以往就会加重胃肠的负担影响消化和吸收,这对于生长发育期的幼儿来说影响是很大的。而且为了减少龋齿的疼痛感会下意识不使用龋齿,造成两边咀嚼用力不均衡,时间长了会影响其面部发育不对称。

2. 健康的乳牙有利于幼儿语言发育。如果乳牙尤其是前牙缺失可导致发音咬字不清楚,龋齿过多也会影响正常咬合,这对于正在学说话的幼儿来说会有很大的干扰。

3. 乳牙对恒牙的萌出具有引导作用,健康的乳牙有利于恒牙的正常萌出。龋齿不仅对乳牙本身带来危害,还会引发牙髓病、尖周病最终导致残冠、残根、失牙。所以及时治疗乳牙龋齿的目的是终止龋齿的发展,保护牙髓的正常活力,避免因龋齿而引起的并发症,恢复牙体的外形和咀嚼功能,维持牙列的完整性,使乳牙能正常地被替换,有利于颌骨生长发育。

二、用物准备

1. 牙刷

(1)幼儿期一般选用刷头长度是 1.5~2.5cm;宽度 0.5~0.8cm。

(2)刷毛宜选用偏软、弹性较好的牙刷,照护者可以根据手指压刷毛来感受一下软硬度。

(3)刷面平坦,并且刷毛的顶端为圆弧形,避免划伤宝宝的口腔。

(4)选择适合宝宝抓握并有一定弹性的刷柄,可以减少宝宝用力不均而产生的牙龈损伤。

(5)当牙刷出现磨损或刷毛散开时,就要更换牙刷。一般 3~5 个月换一支牙刷。

2. 牙膏

(1)幼儿早期可选择产生泡沫少的牙膏或者可吞咽的无氟牙膏,这对早期还不会漱口的宝宝比较安全。等宝宝会正确使用牙刷和牙膏以后可以选择幼儿专用含氟牙膏。

(2)选择宝宝喜欢的果味儿有利于培养其对刷牙的兴趣。

(3)不要固定使用一种牙膏,经常换着用,不同功效的牙膏能全方位保护宝宝的牙齿。

(4)牙膏用量建议 5mm 以内,不超过一颗豌豆的量。

三、刷牙的步骤

刷牙的时候要包括 3 个牙面:内侧面、外侧面以及水平的咀嚼面。要特别注意清洁后磨牙(舌侧面)和上磨牙(颊侧面),因为这些地方是宝宝刷牙时最容易遗漏的地方。

1. 先把牙刷在温水里清洁浸泡 1 分钟,使刷毛清洁变软,挤上豌豆大小的牙膏备用(刚使用牙膏的宝宝可以用米粒大小)。

2. 清水漱口后,先清洁上下排牙齿的外侧面,把牙刷斜放在牙龈边缘的位置,使其与牙齿成 45°,从牙龈线开始,以两、三颗牙为一组,用适中力度上下来回移动牙刷,注意动作要轻柔,幅度要小。刷上下牙齿外侧时,要将横刷、竖刷结合起来,旋转画着圈刷,即上牙画"M"形,下牙画"W"形。

3. 然后再刷牙的内侧,可以先从两侧开始,把牙刷翻转使刷头冲向牙齿内侧,从牙龈刷向牙冠,注意上下牙齿每个部位都要刷到;上下门牙内侧则是保持牙刷与牙齿垂直,用牙刷头顺着牙缝从牙龈刷向牙冠(即上门牙从上往下刷,下门牙从下往上刷)。

4. 刷咀嚼面时平握牙刷把牙刷放在咀嚼面上左右移动,注意咀嚼面的上、下两个面都要刷到。

5. 最后用清水漱口3次,清洁口中的泡沫。

6. 竖直放置牙刷,刷头冲上,放在通风处。

另外,最好做到每天刷牙3次,特别是在晚上睡觉前一定要刷干净,牙齿的3个面(颊、舌、咬合面)都要刷到,每次刷牙时间不少于3分钟。

四、刷牙注意事项

这个时期要鼓励幼儿养成刷牙的习惯、了解并掌握正确的刷牙方法。而幼儿的口腔清洁工作仍然要以照护者为主,宝宝自己刷牙后由照护者对其牙齿再做一遍清洁,若牙缝内有食物残留时可使用幼儿专用牙线。这样不仅可以早、晚各观察一次幼儿口腔中是否清洁,还可以及早发现蛀牙,以便接受早期治疗。

五、牙刷的保护

正确使用牙刷,不仅有利于牙齿的清洁,还能延长牙刷寿命。每次刷完牙后应清洗掉牙刷上残留的牙膏及异物,甩掉刷毛上的水分,并放到通风干燥处,毛束向上,定期可以用日光照射法或紫外线消毒法消毒。宝宝和大人的牙刷要分开放置,防止疾病的传染。通常每季度应更换一把牙刷,如果刷毛变形或牙刷头有污垢应及时更换。

六、幼儿口腔健康维护建议

1. 不要吃太多的甜食和酸性食品　甜食中的蔗糖会促进口腔中的细菌大量繁殖,而酸性食品容易使口腔内原本酸碱环境失去平衡,并且分解牙齿表面矿物质,造成珐琅质被侵蚀,使牙齿脱钙、软化,产生龋齿。所以照护者从婴儿期开始,就不要给宝宝喝甜水、碳酸饮料,尽量不吃糖果、蛋糕等加工零食。做到早晚刷牙、饭后漱口,吃过甜食后,更要及时刷牙清洁口腔,减少牙齿表面的食物残留。

2. 定期检查,及时治疗　通常是每半年检查一次,医生会记录孩子乳牙的生长情况,一旦发现孩子的乳牙上出现牙菌斑或龋齿,要尽快到口腔科治疗,龋病早期没有形成龋洞,是治疗龋病的最佳时机,可以通过药物阻断龋病发展为深龋。虽然孩子的乳牙会更换为恒牙,但是如果乳牙的龋齿现象严重,伤害到牙龈和牙根,那必定会影响恒牙的生长。

加 油 站

牙齿发现黑斑用不用治疗

牙齿上发现黑斑有两种可能,一是色素,通过刷牙可以部分去除,对于孩子来说,色素和饮食习惯及口腔卫生有关,色素存在于牙面不会形成"洞",但会使牙面不光滑,利于菌斑的形成和附着,易于发生龋齿,可以在保持口腔卫生的情况下观察;二是比较浅的龋齿,这种是靠刷牙刷不下去的,而且会进一步加深成为深龋,这是需要治疗的。小案例中的乐乐刚 3 岁乳牙离替换还相对较早,而且还有疼痛感,说明牙神经已经损伤需要及时治疗了。妈妈没有重视乐乐的口腔卫生,发现个别牙有浅龋时也没有及时检查和治疗,导致好多牙已经损伤到神经。

划 重 点

幼儿期宝宝口腔的清洁很重要,照护者要以身作则,教会宝宝正确的刷牙方法,督促其持之以恒并有效地维护口腔清洁,并且要做到定期检查、及时治疗,为拥有陪伴一生的健康牙齿打好基础。

试 试 手

1. 如何给宝宝挑选牙刷和牙膏?
2. 如何帮宝宝正确刷牙?

第五单元
幼儿期睡眠照护技术

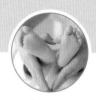

壮壮,男,2岁,妈妈反映每天都得12点才睡,而且老想着玩手机游戏不易入睡,早上起得也晚。详细询问后得知照护者并没有固定其入睡时间,壮壮什么时候玩累了才让他睡觉,结果越睡越晚,早上也越起越晚,没有形成规律的睡眠作息。1~3岁宝宝几点入睡更好?幼儿期宝宝是否需要固定睡眠时间?

跟 我 学

一、幼儿期睡眠照护

足够的睡眠是宝宝生长发育和健康成长的先决条件之一。在睡眠过程中氧和能量的消耗最少,有利于缓解疲劳,内分泌系统释放的生长激素比平时增加3倍,有利于生长发育和大脑成熟,所以睡眠质量的好坏对幼儿期的宝宝有重要意义。

幼儿期的宝宝活动量增多,充足的睡眠可以使宝宝的体力、精力得到恢复,照护者在这个阶段掌握照护宝宝睡眠的相关技术,减少影响睡眠的不良因素,提高其睡眠质量。

通常1~3岁的宝宝每天建议睡11~14小时(含小睡和午休1~3小时),随年龄增加而递减,但是每个宝宝的睡眠时间存在个体差异,照护者可以通过以下三点来判断其睡眠是否充足,第一,清晨自动醒来,精神状态良好;第二,精力充沛、活泼好动、食欲正常;第三,体重、身高按正常生长速率增长。

二、幼儿睡眠照护技术

1. 环境要求　卧室内室温保持在20~25℃、湿度控制在50%~60%为宜,根据气温增减被褥,夏季温度允许的情况下可以开窗通风。关闭照明灯,保持周围环境安静。

2. 睡前注意事项

(1)晚餐饭菜宜清淡、不宜过饱,饭后除水果外不再进食零食。1 岁后夜间可不再喂夜奶。

(2)晚餐后进行安静的活动,照护者可以和宝宝一起听轻柔的音乐或者阅读睡前故事。

(3)建议 9 点之前入睡,照护者可以提前半小时提醒宝宝收拾玩具、书等,准备洗漱、更换睡衣准备入睡。每晚如此,帮助宝宝建立规律的睡眠节律。

(4)睡前可以给宝宝洗个温水澡,或用温水清洁脸、手、臀部和足部,清洁口腔,排尿后上床,建议自主入睡。

3. 入睡后注意事项　宝宝熟睡后,照护者注意其睡姿、脸色,注意被子是否遮住口鼻造成窒息,避免意外的发生。对容易惊醒、尿床、体弱的宝宝应加强观察,适时给予照料。对多汗的宝宝可以在背部或头枕部垫上小毛巾,出汗后及时更换。

4. 起床时注意事项　保持窗户关闭,照护者帮助宝宝穿衣服,2 岁以上的宝宝鼓励其自己穿衣。

三、容易影响幼儿睡眠质量的因素

1. 睡前过度兴奋　睡觉之前宝宝玩耍时间过长,或者故事情节太过恐怖或激烈,导致大脑皮层过度兴奋,不易受到抑制,致使不易入睡或睡不安宁,所以睡前建议照护者使用轻柔的音乐或睡前小故事来引导宝宝入睡。

2. 睡前进食过饱或过少　吃得过饱会使胃肠蠕动增多,刺激大脑出现睡眠不安。吃得太少,饥饿感也会影响睡眠。1 岁以后的宝宝睡眠时消化功能会降低,因此夜间不建议再给夜奶。

3. 环境温度或体感不舒适　室内过热过冷也会使宝宝感到身体不适,影响睡眠。穿着过厚、过紧的衣服或盖过厚的被子,会妨碍宝宝自由活动、翻身。

4. 睡眠姿势不舒适　一般可随宝宝自由选择,但以仰卧稍右侧为佳,避免手、脚、胸部长时间受压,发现宝宝有睡眠姿势不舒服或者呼吸音加重、打鼾等情况,可以轻调其睡姿以帮助宝宝恢复良好的睡眠。

5. 憋尿　睡前提醒宝宝小便一次,排空膀胱。如果宝宝夜间还没有控制好小便可使用尿不湿,但需要照护者在晚饭后、入睡前尽量不给宝宝喝太多的水,以免使宝宝膀胱充盈影响睡眠。

6. 睡眠规律改变　宝宝睡眠如果没有形成良好的规律,例如起床晚会推迟午睡时间,午睡起得晚又会推迟夜间入睡的时间,建议照护者给宝宝培养规律的睡眠作息,做到早睡早起。

7. 睡眠环境和照护者改变　例如外出旅游、更换照护者均可使宝宝睡眠发生障碍,所以遇到类似情况需要照护者重视起来。

8. 疾病影响　宝宝患病如发热、鼻塞、腹泻等,都会影响宝宝睡眠,有腺样体和扁桃体肥大的宝宝容易打鼾,严重者可发生睡眠呼吸暂停综合征,所以照护者应及时寻找原因并加以处理,以保证宝宝有良好的睡眠。

加　油　站

幼儿床品的选择

一、枕头

1. 枕芯的材质　可选择纯棉、天然乳胶、木棉等质地,特点是透气、吸湿、安全。至于小米、茶叶、绿豆等材质,可能存在发霉或致敏的问题,最好不用。

2. 枕套的材质　可选择纯色纯棉质地,夏季可以选用棉麻质地的枕套,凉快又吸汗。在注重舒适的同时,也要方便观察枕套干净与否,以便及时清洗。

3. 枕头的软硬度　可以让宝宝枕在上面观察。如果宝宝的头部与枕头自然贴合,且头部下陷不超过3cm,就是比较合适的。不能贴合且没有明显下陷的话,就说明枕头过硬。

4. 枕头的高度　要与宝宝颈曲相适应,同时要根据宝宝的发育情况来进行调整,一般1~3岁宝宝枕头的高度为4~5cm。习惯侧卧的话,高度与一侧肩宽相同就好。

5. 枕头的宽度　要与宝宝头长相当;长度的话要大于宝宝的两肩宽度,以免宝宝从枕头上滚落。

二、床垫

1. 床垫的材质　照护者可以给幼儿期的宝宝选择偏硬的床垫有利于其骨骼发育。材质上选择天然棕垫或者乳胶床垫,比较经久耐用不变形,透气性和支撑性都比较好。

2. 床单的面料　最好选择纯色的纯棉材质,夏季可以选用棉麻质地的凉席,吸汗又较容易清洁晾干。

三、睡衣

1. 睡衣的面料　最好选择纯棉质地,夏天偏向于选用轻、薄、软、透气性好的面料,而且悬垂性好其有吸热吸汗等功能,春秋季和冬季则要求保暖性能好,以舒适为主。爱踢被子的宝宝可以选择包臀的连身衣,可以护住宝宝的肚脐避免着凉。

2. 睡衣尺码的大小　因为幼儿期宝宝的发育比较迅速,可以根据宝宝身高体重,选择大一码或大两码,穿着舒适、宽松为好。

划　重　点

幼儿期宝宝的睡眠是其生长发育过程中重要的因素之一,这个阶段也是培养宝宝规律睡眠的最佳时期,充足且高质量的睡眠对宝宝健康有良好的促进作用。幼儿期宝宝最好在 9 点之前入睡。晚 9 点至凌晨 1 点特别是晚 10 点前后,生长激素开始大量分泌,而且在深度睡眠时分泌达到高峰,所以 9 点之前入睡有利于生长发育。宝宝应该从小培养良好的睡眠习惯,按时睡觉到点起床,有利于其生长发育和大脑的成熟;照护者也应该做好榜样,帮助宝宝尽早形成规律的睡眠作息,同时选择适合宝宝睡眠的床品,减少影响睡眠的不良因素,提高其睡眠质量。

试　试　手

1. 如何帮助宝宝养成良好的睡眠习惯?
2. 如何让宝宝睡得安稳?

第六单元
幼儿期排泄照护技术

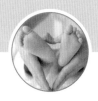

小 案 例

瑶瑶,女,1岁,连续两天有腹泻症状,经常刚换完纸尿裤就又拉肚子,没有及时清洗并护理,会阴部和肛周部分皮肤潮红并出现散在的小丘疹,瑶瑶有抓挠会阴部并有烦躁哭泣的表现。瑶瑶臀红的原因有哪些? 照护者还需要采取哪些措施?

跟 我 学

一、幼儿排泄照护概述

幼儿期宝宝因为膀胱和直肠的控制能力逐渐增强,排泄方式慢慢变得自主可控,但要脱掉纸尿裤达到排泄完全自理还需要很长时间。幼儿期宝宝的皮肤还很娇嫩、局部防御能力较弱,所以这个阶段与宝宝排泄的相关问题关系到其身心健康。照护者应让宝宝形成正确的排泄习惯,为宝宝排泄前后进行及时有效的照护,保持其会阴区和肛门区的卫生和清洁,促进其身心健康发育。

大部分宝宝在18~24月龄才可以配合照护者来进行大小便的训练,这个年龄段刚刚摘掉纸尿裤的宝宝很有可能发生纸尿裤子、尿床的问题,作为照护者应该以鼓励为主,减少责骂,让宝宝和照护者都能够较为积极和顺利度过这一阶段,获得身心成熟和健康。

二、幼儿排泄照护技术

1. 排泄照护前准备工作

(1)洗手,查看宝宝纸尿裤,判断是否需要更换,如果纸尿裤上尿量不多,可以提醒宝宝是否需要用小马桶来排空小便。

(2)准备湿纸巾、装了温水的小盆或者喷壶、小毛巾、护臀膏、纸尿裤、隔尿垫。

(3)查看宝宝臀部皮肤有无发红、红疹、破溃等皮肤问题。

(4)注意居室温暖,避免对流风。

2. 排泄照护的步骤

(1)清洁:大便后要先用柔软的湿纸巾擦净肛门,然后用38~40℃的温水按会阴→肛门的顺序擦洗或冲洗。男宝宝着重清洗阴茎和阴囊下方、腹股沟的附近,因为这些地方容易积留尿液和汗液。女宝宝可以先用装入温水的小喷壶从前往后冲洗,小阴唇周围不易清洁,可用叠成细长条的小毛巾轻轻擦洗,后再用拧干的小毛巾擦干。

(2)涂抹护臀膏:等臀部晾干后使用棉签取护臀膏涂在肛门和会阴处。

(3)穿纸尿裤或小内裤:等护臀膏完全吸收后,再穿纸尿裤。男宝宝穿纸尿裤的时候,注意把阴茎向下压,使之服帖在阴囊上,这样可以减少尿液冲出纸尿裤弄湿衣服。女宝宝尿道的开口处直接与内部器官相通,尿液的残留会刺激宝宝皮肤易患尿布疹,应注意及时更换。

(4)训练照护:如果宝宝开始接受了排泄练习,可以在清洁完成之后鼓励宝宝下次选择在小马桶里排泄而避免弄脏弄湿纸尿裤。

3. 训练宝宝坐便盆的 5 个注意事项

(1)注意便盆温度:尤其是天气转冷的时候,以免刺激宝宝,影响排泄规律。

(2)便盆高度要合适:要根据宝宝的身高等情况,选择便盆的高低度,不要过低或过高。

(3)要持之以恒:照护者在训练宝宝排便上一定要耐心细致、持之以恒,进行多次尝试。每隔一段时间把一次尿,每天早上或晚上把一次大便,让宝宝形成条件反射,逐渐形成良好的排便习惯。

(4)时间不能过长:训练宝宝坐便盆时,不能让宝宝久坐,开始时每次不能超过 5 分钟。每次宝宝排便后,要立即把宝宝的小屁屁擦干净,并用流动的清水给宝宝洗手。为减少细菌感染的机会,不要一边让宝宝坐在坐便器上一边给宝宝讲故事。每天洗澡要给宝宝清洗小屁屁,以保持宝宝臀部和外生殖器的清洁。

(5)不能将便盆作他用:不要把坐便盆当成给宝宝喂饭的座椅或让宝宝当成玩具玩,让宝宝从小养成卫生文明的好习惯。

三、排泄照护的注意事项

1. 每次大小便后可用湿纸巾拭擦干净,但不需要每次都用水洗,过度清洁会对外阴皮肤造成损伤,破坏皮肤酸碱度更容易出现皮肤问题。

2. 保持臀部、会阴部干爽,勤换尿片最长不要超过 4 小时。外出前,照护者给宝宝更换新的纸尿裤并带好备用纸尿裤;睡觉前,提醒宝宝排空膀胱后更换新纸尿裤,并减少饮水量,避免夜间尿量过多刺激皮肤。

3. 使用宝宝洗臀部专用的盆和毛巾,用物需要每周高温消毒一次并在阳光下晾晒,放置干燥处。

4. 定时定量饮水可以帮助宝宝尿道的清洁。

5. 如果男宝宝包皮过长,应注意包皮内的清洁;女宝宝摘掉纸尿裤后应该及时穿纯棉的小内裤并勤换内裤,减少细菌引起的尿道感染。

加　油　站

因排泄照护不良而导致幼儿常见的疾病有哪些

一、外阴部阴道炎

1. 病因　由于幼儿生理特点为外阴发育差,不能遮盖尿道口及阴道前庭,如果局部卫生不良,大便等沾染到外阴部的皮肤或阴道的黏膜上,引起葡萄球菌或大肠杆菌大量繁殖导致炎症的发生。

2. 症状　外生殖器出现红肿疼痛、痒感、分泌物增多,此时宝宝经常有些异常的举动,如抓挠外阴部,或小便时会有疼痛感。更有严重的情况,宝宝的外阴部还会流出黄色的脓液,发出异味。

3. 治疗方法　确定细菌感染的致病菌,按医嘱给以恰当的抗生素治疗。保持外阴清洁和干燥,大小便后及时清洗外阴、更换纸尿裤,做好日常的清洁护理。

二、皮肤念珠菌病

1. 病因　念珠菌属于霉菌的一种。感染了念珠菌扩散到皮肤的夹缝或者缝隙中导致皮肤出现炎症。

2. 症状　好发于宝宝肛周、臀部、外阴等纸尿裤包裹区域,皮肤皱褶处可见皮肤潮红、糜烂,并且出现白色脱屑,周围有散在的红色丘疹、小水疱或脓包。

3. 治疗方法　确定感染后在医生的指导下涂抹抗真菌的软膏,做好日常的清洁护理。

划　重　点

幼儿期宝宝皮肤很娇嫩,角质层较薄,局部黏膜屏障功能差,又处于排泄方式变化的阶段,常受到各种因素的影响,这就要求照护者对宝宝排泄进行细致照护,熟悉宝宝排泄相关的注意事项,了解辨别臀部常见疾患并采取相应的护理措施,加强幼儿的排泄自主性,增加幼儿舒适度。

试　试　手

1. 要怎样保持宝宝的会阴部清洁?
2. 如何进行宝宝的大小便训练?

第七单元
幼儿期运动训练技术

茜茜,女,3岁,妈妈反应她每次出门走一会儿就得让大人抱着,上下楼梯也得让大人拉着不愿意自己走,平日里不喜欢外出活动。去医院检查并没有器质性问题,医生给予的建议是加强锻炼。3岁的幼儿其正常的运动发育水平可达到什么程度?照护者需要采取哪些措施来提高茜茜的运动能力?

茜茜的运动能力达不到同龄幼儿的发育水平,应该从耐力、平衡、协调三方面来训练,可以选择跳方格、滑板车、小三轮车、单脚站立等。训练过程需要循序渐进,可先选择茜茜喜欢的运动项目进行引导,以鼓励为主慢慢减少茜茜对大人的依赖性,同时也要及时表扬她的点滴进步。

幼儿期是宝宝运动能力的快速发育时期,这个阶段宝宝不仅从爬行到直立起来行走、跑步、跳跃,其体能和对身体的控制能力也有了很大的进步,到3岁左右时外出活动时长可达2~3小时,平衡协调能力进一步提高,可以交替跳、自主交替上下楼梯等。在幼儿期做适当的运动训练,能够锻炼其身体协调性、平衡能力、动作的灵活性,有助于身体正确姿势的形成,让宝宝有个健康的好体能。

根据幼儿发育的进程开展多样化的运动训练,不仅有助于幼儿运动、学习和体能全面协调发展,还有利于激发幼儿对运动的兴趣。在训练活动中,幼儿是训练的主体,照护者是幼儿活动的服务者、观察者、引导者和帮助者。根据幼儿的弱项有针对性地进行训练,提高其各项运动的技能,促进其大运动的发育。

一、幼儿期大运动训练

（一）12~18 月龄的大动作发育及训练

1. 发育水平　12 月龄可以扶走，16 月龄前能够完成独走，18 月龄可以走得很稳，可以蹲起、后退，还可以扶着上楼梯，有方向地投掷球。

2. 常见问题　刚开始学步时宝宝会有紧张感，表现为宝宝不敢松手走，而习惯牵着大人的手或者扶着物体走，不会投球或掷物。

3. 训练方法　先了解宝宝不会独走的原因。多数情况是由于宝宝的腿部力量不足导致的，那么过多过早的训练走路无非是拔苗助长，严重者会导致腿和足部的变形，所以力量薄弱型的宝宝我们还是建议多爬行，设置爬行障碍物或者让宝宝爬楼梯等等，等训练后的腿部力量变强了，宝宝离独立行走就不远了。还有的宝宝平衡能力较差，这样的宝宝适合推着物体练习走路或者继续多练习爬行来提高其平衡协调性。独走以后照护者可以和宝宝练习扔球、后退、上楼梯等运动帮助宝宝练习力量和平衡。

（二）18~24 月龄的大运动发育及训练

1. 发育水平　18 月龄之后的宝宝步态越发平稳，可以进行简单的跑步，跨过较低的障碍物，21 月龄单手扶栏杆上下楼梯，24 月龄可以双脚离地跳跃。

2. 常见问题　跑步姿势不协调、跳跃能力欠佳表现为双足不能同时跳离地面。

3. 训练方法　可以在宝宝平稳走路的基础上，引导宝宝跑步，跑步稳定后可以做转弯追跑训练。力量方面可以训练上下坡和跨越，平衡方面可以练习倒退走、走直线、踢球等。有意识训练双脚跳，可以由照护者牵着宝宝的手做拉起式跳跃，腿部弹跳力量不足可在蹦床上练习。

（三）24~30 月龄的大运动发育及训练

1. 发育水平　24 月龄之后的宝宝会用脚踢球，27 月龄上下楼梯不需要扶栏杆，可以协调地跑步，30 月龄可以独站 2 秒。

2. 常见问题　这个阶段较常见的是上下楼梯平衡能力差，单腿独站的平衡能力差，向前跳跃能力差。

3. 训练方法　可以带宝宝到儿童乐园体验各种攀爬、滑梯、平衡木、障碍等游戏项目，锻炼宝宝各项运动能力。有意识的练习单腿支撑，照护者牵着宝宝的小手，引导宝宝抬起一只脚，等站稳后可松手训练其独站能力。如果宝宝不会跳远可以站在高 10cm 的石台上引导他借助高处的优势跳跃。

（四）30~36 月龄的大运动发育及训练

1. 发育水平　30 月龄之后宝宝平衡协调能力进一步提高，可以单脚站 3 秒以上，可以走平衡木。33 月龄可以跳远 20cm 以上。36 月龄可以交替跳，自主交替上下楼梯,投掷更远、更准确。

2. 常见问题　跳远能力差,平衡稳定能力差。

3. 训练方法　设定游戏训练宝宝练习原地及向前跳跃,或者和他一起跳方格、跳过设定障碍物等小游戏。进一步训练独站能力,等单脚站稳后闭起一只眼,最后闭上双眼也可以保持身体的平衡。可以玩滑板车和小三轮车,在小台阶上训练交替上下楼。训练过程中,照护者要做好示范和引导作用,尽可能地和宝宝一起完成各项训练,及时表扬宝宝的进步并和他一起分享成功的喜悦。

二、训练中的小游戏

1. 该游戏可以训练平衡能力,适合 12~24 月龄的宝宝。在室内用枕头和靠垫铺一条路,照护者鼓励宝宝沿着小路爬或者走,沿途可以再设置一些障碍物让宝宝自己想办法爬上或爬下,照护者可以根据宝宝运动发育水平来设置难易程度。

2. 该游戏可以训练弹跳能力,增强全身协调能力,适合 24~36 月龄的宝宝。方法是用绳系住一个橡皮小球,放在宝宝的头顶上方,教宝宝双脚跳起用手击球。训练时,可先扶住宝宝的腋下,帮助他起跳并平稳落下。球的高度应根据宝宝的跳跃能力做适当调整,刚开始可以低一些,等宝宝能轻松地跳起击中后,便可逐渐提升高度。

3. 该游戏训练投掷能力,增强投掷的臂力和准确力,适合 24~36 月龄宝宝。方法是扔枕头游戏,宝宝把枕头当炸药包向对方扔过去,照护者要快速躲闪。扔的一方使出全身力气扔,躲闪的一方如果被打中,就要作投降状,一场战争就结束了。两人再互换角色玩。玩的时候,可以在床上玩,也可以各自在床的两边,时站时蹲,把床当作屏障以保护自己不被对方枕头击中。

三、幼儿活动的注意事项

(一) 活动前

1. 照护者首先要检查活动场地、设施和幼儿的服装　应先排除活动场地上的异物和积水等不安全因素,查看一下活动设施是否定期检修,避免发生意外。运动的服装要轻便、舒适,避免过多、过厚的衣服限制活动。鞋可以选择轻便的运动鞋也不宜穿过硬、过厚的皮鞋,以免扭伤、摔伤。

2. 掌握好适宜的活动时间　上午 10 时和下午 3 时为幼儿户外活动的最佳时间。研究表明,上午 10 时和下午 3 时是全天中空气较清洁的时间。上午9 时以后,地面受阳光照射,温度升高,空气对流迅速,积聚在人呼吸带的空气污染物被稀释、扩散。午后 3 时,气温较高,风速快也有利于空气净化。所以这两个时间段为幼儿活动的最佳活动时间。

3. 选择适合的天气 雾天不适宜外出活动,因为雾天空气湿度大,雾中不仅带有煤烟、粉尘、病菌等有害物质,会使幼儿感到胸闷、心慌、气促、无力。雾霾天会因视物不清造成幼儿碰伤、跌伤。烈日当空,在户外活动容易造成中暑。饭前、饭后半小时内活动易吸入冷空气,产生胃痉挛,对身心造成不利影响。

（二）活动时

1. 照护者要采用观察法和脉搏测定法 活动量适宜时幼儿面色红润,汗量不多,呼吸稍快,动作不失常态,情绪愉快,注意力集中。幼儿在游戏中的平均心率保持在 130~142 次 / 分之间。反之幼儿活动后脸色苍白,汗量很多或出现疲劳的样子,表明活动量过大,应该适当减少。

2. 应注意幼儿活动中运动量的比例安排 根据人体生理机能活动上升—稳定—下降的一般规律,照护者可以让幼儿先做些运动前热身、准备活动,再逐渐增加活动量,活动结束前逐步减少活动量,以便在活动结束后的较短时间内使心率、呼吸等恢复正常。

3. 加强幼儿活动时的护理 照护者要做到既保护好幼儿又要幼儿得到充分运动。如在活动时可根据活动项目给予指导,告诉幼儿注意事项,同时也要及时给幼儿穿衣、擦汗,对于出汗量大的幼儿和体弱儿,活动时可给他们背后垫一块儿干毛巾,以便于汗水的吸收,避免活动后着凉。

（三）活动后

1. 活动后不可让幼儿马上饮水或吃冷饮 因为幼儿在活动后,全身各部位脏器血液大大增加,饮用大量水分会给心脏增加很大的负担,长此下去会影响心脏的功能。亦不可在活动后食用冷饮,因为幼儿活动后新陈代谢旺盛,各脏器的毛细血管均处于扩张状态,血液循环较快,若此时马上食用大量的冷饮,会刺激全身各处的毛细血管。尤其是胃肠道的毛细血管会立刻收缩,影响胃肠的血液供应和消化液的分泌,时间一长必定会引起胃肠功能的紊乱。

2. 活动后不可马上给幼儿洗澡 若幼儿在浑身是汗的情况下马上去洗冷水澡,会刺激皮肤神经感受器,使皮肤毛孔关闭,全身毛细血管包括肾脏毛细血管骤然收缩,在临床上产生畏寒、发热、口渴、尿少等症状。若毛细血管强烈收缩,更会引起血压升高,出现头晕、头痛、头胀、眼花、恶心呕吐等不良反应。若幼儿活动后立即去洗热水澡,会刺激皮肤、肌肉毛细血管扩张,体内的血液过多地分布到皮肤、肌肉中去,势必造成心脏、肝脏、脑等人体重要器官血液流量减少,从而出现头晕、胸闷、眼花,甚至晕厥的现象,若不引起重视,幼儿经常活动后马上洗热水澡,久而久之就会出现长期的、慢性的、难治的头痛、头昏等病症。

加　油　站

提高宝宝体能的注意事项

1. 循序渐进,从培养幼儿的自信心入手　幼儿体能的提高不是一蹴而就的。可以发现,运动能力越差的幼儿越是害怕运动,原因在于这些幼儿担心运动会让他们受到伤害。所以提高体能的关键是针对不同幼儿的体能特点从简单的运动开始培养幼儿对运动的自信心。

2. 根据个体情况,选择适合幼儿特点的项目　选择项目要能激发幼儿的兴趣,最好带一点游戏的性质。例如,对协调能力较差的幼儿可以玩投篮、拍皮球、飞盘等。对懒惰不爱运动力量不足的幼儿可以玩弹跳、踢足球、简单越障等。

3. 时间、场地要恰当安排　选择安全、空气新鲜的开阔地带、考虑幼儿的身体特点,时间也不宜过长。

4. 让幼儿感到愉快、有成就感　最好选择难易适中的,带有趣味性、娱乐性的游戏活动,避免机械重复的单项活动。这样幼儿在快乐游戏的同时,既有成就感,又能锻炼体能。运动是孩子日常生活的重要部分,照护者们千万不要掉以轻心,选对适合幼儿体能的运动项目,让孩子健康快乐地成长吧。

划　重　点

照护者了解幼儿运动发育特点及运动过程中应注意的安全事项,科学引导幼儿进行合理的运动训练,既增加亲子间的互动,又提高幼儿的各项运动技能和体能,增加其身体协调性,促进其骨骼的生长和新陈代谢,为今后的健康成长打下良好的基础。

试　试　手

1. 如何为 18~24 月龄的宝宝进行大运动训练?
2. 宝宝活动时照护者应注意哪些方面的问题?

第八单元
幼儿期排尿排便训练

小　案　例

欢欢,女,1 岁 8 个月,照护者最近发现宝宝能够憋尿很长时间,有尿的时候会告诉照护者尿尿,但是玩得高兴的时候还是会尿裤子,或者自己来不及脱裤子就尿在裤子里了,照护者为了省事,同时认为宝宝年龄太小,继续使用纸尿裤,没有及时训练排泄的习惯。宝宝脱离纸尿裤的最佳时机是什么时候?排泄训练为什么重要?

跟　我　学

幼儿期的排尿排便行为最佳的训练时间是在 18~30 个月,在这个时间段膀胱肌肉层、弹力组织及储尿功能的发育逐渐完善,神经系统对尿液的把控和调节能力逐渐增强,而且这一时期的幼儿心理发育逐渐提高,对一些形体语言或口语性指令能够理解和完成,如果在这个阶段加强对幼儿的排泄训练,会养成良好的习惯,利于幼儿的身心发展。

一、排尿排便训练的重要性

排尿排便训练是幼儿期重要的学习过程,训练和学习的过程不仅可以培养良好的行为习惯,还可以建立幼儿的自信和自尊,利于幼儿心理行为的发育。良好习惯的养成需要信心、耐心、坚持、方法和技巧。训练过程中需要家长具备一定的心理准备,付出相应的时间和足够的耐心,训练时间一般要坚持和持续 3 个月左右,其间还要不断调整方法,才能逐渐养成良好的排泄行为习惯。

二、排尿排便训练的时机

幼儿习惯的培养抓住时机很重要,特别是在发育的关键期训练可以达到事半功倍的效果。同时还要根据幼儿发育的特点、神经心理发育的进程来正确对待,采取适宜的策略,正面强化,通过示范,引导幼儿模仿,在练习过程中要有明确的目的和要求,根据幼儿的兴趣循序渐进,避免强迫。

（一）幼儿的排尿特点及其控制

排尿排便是人的生理性条件反射,婴儿期的排尿由脊髓反射控制完成,逐渐建立脑干 - 大脑皮层控制,主要是通过控制尿道外括约肌和会阴肌来完成的。幼儿期新陈代谢还比较旺盛,幼儿膀胱的容积相对较小,同时喝水的次数相对较多,但是幼儿肾脏的吸收、分泌、排泄、储备和调节的能力相对较弱,因此排尿次数也多。随着年龄不断增长和神经系统逐渐发育成熟,幼儿对于膀胱的充盈和直肠的压迫有了感知觉,大脑能够控制二便的排出,这时开始训练排尿和排便比较适宜。

（二）最佳训练时机

1. 当父母发现宝宝的尿不湿可以保持 4~6 个小时的干爽,说明幼儿膀胱的储尿和控制尿的能力提高了,生理上男童和女童对膀胱的控制能力会有所不同,女童会早些,一般 18 个月左右能把控,而男童要到 22 个月左右。大部分 3 岁左右的幼儿能够自主控制排尿和排便。我们根据男女童发育的水平,来选择训练排尿排便的最佳时间,一般建议安排在幼儿 18~30 个月龄左右开始。适宜的季节可以选在穿脱比较方便的春末和夏初。

2. 排尿排便训练需要幼儿有一定的理解能力,能够完成一些简单的指令,能够独立行走并能会坐下起立,有模仿和学习能力,能脱下并提上自己的裤子,会说 3~5 个字的简单句子,会用语言或形体动作表达大小便需求,有独立意识,具备这些能力时训练可以开始进行。

（三）幼儿座便器的准备

1. 选择座便器的原则

(1)根据宝宝的性别、身高和喜好来选择适宜的座便器。

(2)考虑座便器的安全性、质量和功能。

(3)考虑材质、颜色、造型和性价比。

2. 选择座便器的款式及相关注意事项

(1)座便器的尺寸要根据宝宝的年龄和身高进行选择,不宜太大、太宽和太高。高度和宽度以宝宝双脚可以平稳地放在地面上为宜。

(2)座便器的开口大小要适宜,不能太大或太小,下边容器上要有盖子,如图 9-8-1。

（3）座便器要有良好的稳固性和抗压性，底座要结实防滑，容易清洗，材质温和无刺激，组合部件的边缘紧密圆滑无棱角，避免刺伤和划伤宝宝。

（4）根据宝宝的喜好挑选，比如挑选喜欢的颜色、款式和造型，放置地点也可以是宝宝喜欢活动的区域，这样可以减少训练时的陌生感和恐惧感，宝宝接受起来比较容易。

（5）可以单独为男童准备一个小马桶，如图9-8-2，挂在适宜的高度，利于男童站立式排尿。

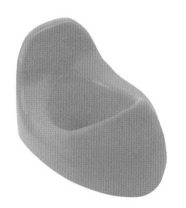 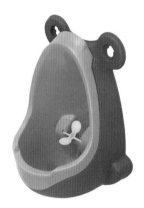

图 9-8-1　适宜的座便器　　　　图 9-8-2　男童小马桶

（四）排尿排便训练的方法与技巧

1. 准备好座便器，并保证座便器温度和高度舒适，同时调整室内适宜的温度。

2. 事先可以多次演练和练习，让幼儿逐渐熟悉和了解座便器的用途。

3. 当照护者观察到幼儿有尿意或便意的信号时，要引导幼儿使用座便器自行解决。

4. 教会幼儿排泄时的步骤、动作和姿势，可以通过模仿和示范的形式，男童排尿的姿势最好由爸爸示范，女童则由妈妈示范。自己脱下裤子→下蹲→坐上座便器→开始排泄→擦净屁股→提上裤子。

5. 训练排便的时间最好每天固定，这样利于建立条件反射，逐渐形成排泄的规律。一般建议早晨起床后或早餐后1小时内比较合适。

6. 训练过程要不断鼓励和强化，当幼儿接受座便器，并能在座便器上完成二便的排泄时要及时奖励，增加自信，这样有利于培养幼儿自主排便的意识。

（五）排尿排便训练的注意事项

1. 为了避免宝宝产生抗拒心理，每次训练时间不宜过长，每次10分钟左右比较适宜。

2. 要保证训练的连续性，必须持之以恒，习惯的养成需要时间，坚持训练21~30天左右就会看到成果。

3. 当宝宝有抗拒或恐惧反应时，及时停止，不能强迫训练，避免急于求成，要循序渐进。

加 油 站

排泄器官的认识和排泄语言的使用

每次排泄时，照护者要告诉幼儿排泄时使用的语言，如"尿花花"或"拉臭臭"等。在清洗时，告诉幼儿身体排泄器官的名称如"肛门是拉臭臭的""小鸡鸡是尿花花的"等。通过正确引导，使幼儿充分了解和理解了排泄的部位以及排泄时的用语或指令，利于排泄习惯的养成。

划 重 点

排尿和排便训练是幼儿成长过程中的一个里程碑式的发展，父母一定要做好训练前的物质和心理上的准备，训练过程中出现问题时要有足够的耐心和细心及应对策略，根据自家幼儿的特点制定相应的训练时间和计划，在适宜的训练时间和季节，运用科学的训练方法和技巧，使训练顺利进行，提高成功率，增加幼儿及家长的信心，幼儿养成良好的排尿和排便的习惯指日可待。

试 试 手

1. 幼儿排泄训练的重要性？
2. 如何训练男宝宝大小便？

第九单元
幼儿期卫生习惯训练

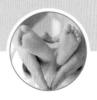

小 案 例

淘淘,男,2岁,妈妈发现最近淘淘比较好动,早晨起床后抓起餐桌上的食物就吃,家人批评或教育时会反抗或吐口水,不爱洗手,强迫洗时会哭闹。照护者对淘淘不讲卫生的行为在早期没有及时纠正,所以形成不好的习惯之后再改变将会遇到很多困难。早期该如何培养幼儿洗手的卫生习惯? 如何做好幼儿的手卫生?

跟 我 学

良好的卫生习惯是成人后综合素质的体现,卫生习惯的训练主要包括清洁习惯,如洗手洗脸、洗澡、刷牙和剪指甲等,其中道德行为规范的培养也很重要,如告诉幼儿不要随地大小便、不要随地吐痰、不乱扔垃圾等。训练和培养良好的卫生习惯,直接影响生活质量,保证儿童一生的身体健康,因此必须在幼儿期重视和培养。

一、幼儿乳牙的保护

(一) 保护乳牙的重要性

牙齿是用于咀嚼食物的重要器官,因此做好牙齿的保护很重要。婴儿从4~10个月乳牙开始萌出,1岁左右的幼儿乳牙数量在6~8颗,2岁左右乳牙数量在18~20颗,一般在2.5~3岁出齐20颗乳牙。由于家长错误地认为乳牙终究是要被替换,因此疏于管理和护理,造成龋齿或导致恒牙出现问题的情况不在少数。训练幼儿爱护牙齿的意识,并教给幼儿掌握刷牙的正确方法,从小养成良好的刷牙习惯是幼儿期家长必做的功课。

1. 健康的乳牙是保证幼儿咀嚼功能的基础,是幼儿营养摄入与均衡的条件,对于幼儿的生长发育起着重要作用。如果咀嚼不够,乳牙替换时会出现双层牙现象,造成恒牙的排列不齐。

2. 通过乳牙左右均衡的咀嚼研磨,可以刺激颌面骨和肌肉的对称发育,如果一侧乳牙出现问题,咀嚼不均衡会造成颌面不对称,影响美观。

3. 幼儿期是学习语言的关键期,乳牙的完整和排列对正常发音非常重要,如果上切牙缺失,会影响唇齿音和舌齿音,出现语言问题。

4. 乳牙质量的好坏会对恒牙产生直接影响,如果护理不当,出现龋齿、牙齿疾病以及多次的补牙,不仅造成幼儿身体上的痛苦和经济损失,也影响幼儿对营养物质的消化和吸收,还会影响恒牙的质量。

(二)乳牙的护理

乳牙是需要清洁和护理的,这也是避免乳牙龋齿发生最有效的方法。

1. 1岁以内的婴儿可以用指套牙刷,如图9-9-1,或柔软的小方巾、纱布等缠在示指上,蘸取温开水轻轻擦拭残留在牙齿上的奶渍和食物残渣,力度不要太大,避免擦伤牙龈。

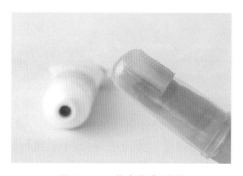

图9-9-1 儿童指套牙刷

2. 1岁以后可以尝试用软毛牙刷沾温水给幼儿刷牙了,照护者在给孩子刷牙的过程中,要引导并逐渐教会幼儿正确的刷牙方法及注意事项。

3. 为了保护好幼儿的牙齿和牙龈,儿童专用牙刷,如图9-9-2。在使用前最好用温水浸泡1分钟左右,使牙刷毛变软,挤上适量的专用儿童牙膏,选择不易破碎的安全漱口杯,如图9-9-3。2~3岁的幼儿最好学会自主刷牙,时间固定在每天早晨起床后、吃饭后和睡觉前。

4. 正确的刷牙方式是横着刷和竖着刷相结合的方法。先顺着牙根到牙尖的方向竖刷乳牙的外面(上牙是由上到下,下牙是由下到上),再顺着牙根到牙尖的方向刷乳牙的里面,然后从里到外横刷牙齿的咬合面。注意牙齿的内面和外面必须采取竖刷的方式,而且力度不要太大,以免损伤牙龈。

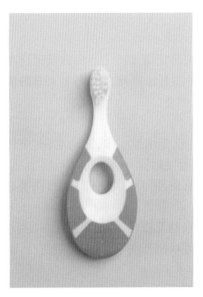

图 9-9-2 儿童专用牙刷

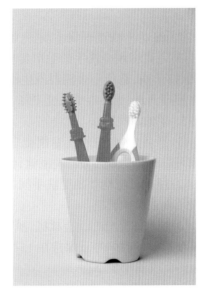

图 9-9-3 儿童漱口杯

5. 每次刷牙时间 2~3 分钟,每天最少刷 3 次。1~3 个月牙刷要更换一次。

二、清洁卫生习惯训练

清洁卫生习惯的是一种自我保护措施。主要是要保持皮肤的清洁,包括洗脸、洗脚和洗澡。特别是手卫生、定期修剪指甲以及道德行为规范的知晓和培养。

（一）手的清洁

1. 建立手清洁的规矩 告诉幼儿什么情况下要洗手:吃饭前、大小便后、触摸不洁物品后、户外活动或去公共场所回家后都要及时洗手,随时保持手清洁。规矩的养成,对形成习惯很重要。

2. 掌握清洁的目的 要让幼儿知道为什么要洗手洗脸,知道手上有细菌或病毒,如果不及时清洗可能会导致病从口入,引发肚子疼或生病等卫生常识。

3. 形象记忆和理解 为了让幼儿引起兴趣,并加深理解和掌握,照护者可以采取生动有趣的形式,通过亲身示范、查看图片、视频演示、编唱儿歌、讲故事和亲子游戏等多种刺激,让幼儿喜欢上清洁并能坚持去做,逐渐养成习惯。

4. 注意事项

(1)清洁用品要选择婴幼儿专用的产品,成分中不含香精、香料等刺激性物质。

(2)pH 为中性或弱酸性,避免刺激皮肤,引起过敏。

(3)毛巾专用　洗手的毛巾要单独专用,防止交叉感染。用后及时洗净晾干,保持干燥,避免毛巾潮湿滋生细菌,可以用开水煮沸或在阳光下暴晒的方法来定期消毒,当毛巾柔软度下降时要及时更换。

5. 手的清洗方法

(1)准备好物品:幼儿专用肥皂或洗手液,专用擦手巾,流动水,有条件的家庭可以设立儿童独立的洗漱池,但最好不要使用脸盆。

(2)照护者把幼儿领至洗手间,打开水龙头,用流动水冲湿双手,在手心挤上洗手液或涂抹肥皂。

(3)使泡沫充分在手上揉搓,照护者示范,幼儿模仿,一般采用七步洗手法,每一步揉搓的时间尽量保持在 15~20 秒。可以结合洗手儿歌,边唱边洗,既能保证时间又能形象掌握。

(4)完成洗手七步曲后用流动水把手冲洗干净。

(5)再用双手接一捧水将水龙头冲一下后关掉。

(6)抖一下手上多余的水,取专用干净的毛巾或纸巾擦干。

(二)定期修剪指甲

1. 修剪指甲的必要性　幼儿的指甲生长速度比较快,长出的指甲软薄,一旦指甲长了,一方面容易断裂,引起疼痛出血或甲沟炎,还容易抓伤自己的皮肤,另一方面长指甲缝里容易隐藏污垢和细菌,如果有吸吮手指的习惯或者不洗手直接拿东西吃,容易引起消化系统疾病或寄生虫病,因此定期修剪指甲很重要。

2. 修剪方法

(1)修剪工具:选择婴幼儿专用安全指甲刀。

(2)修剪时机:选择幼儿安静状态下或睡眠时进行。

(3)修剪方法:在光线充足的地方选择合适的角度和姿势,握住幼儿的手或脚,一个一个的弧形修剪,修剪后的指甲断面要锉光滑,防止带棱角,每次修剪不要太狠,以免损伤甲床或剪到皮肤。

(4)修剪周期:一般 1~2 周修剪一次。

(5)提醒注意:不要使用公共指甲刀或成人指甲刀,不要给幼儿涂抹指甲油。

(三)道德行为规范的知晓和遵守

除个人卫生的清洁以外,照护者还有责任和义务告知幼儿应该遵守的道德规范。

1. 公共场所不要乱扔垃圾,如纸屑、果皮、饮料瓶等,应投放到指定的垃圾桶内。

2. 当有大小便时及时去公共卫生间,不要随地解决,保持公共环境卫生。

3. 不要随地吐痰,当咳嗽或打喷嚏时,不要对着人,要用手肘或纸巾掩住自己的口鼻,不要用手随意揉眼睛、挖鼻孔和掏耳朵,防止交叉感染。

4. 自己的衣服脏了湿了知道让照护者更换,预防皮肤感染。

加 油 站

一、简单记忆七步洗手法(内、外、夹、弓、大、立、腕)

1. "内"洗手掌　十指并拢掌心对掌心揉搓。
2. "外"洗手背　掌心对手背沿指缝相互揉搓,交换进行。
3. "夹"洗指缝　掌心相对,双手交叉沿指缝相互揉搓。
4. "弓"洗指关节　双手互握,在掌心中旋转揉搓,交换进行。
5. "大"洗拇指　一只手握另一手大拇指旋转揉搓,交换进行。
6. "立"洗指尖　指尖并拢,在另一手掌心旋转揉搓,交换进行。
7. "腕"洗手腕　一只手握住另一只手的手腕相互揉搓,交换进行。

二、编唱洗手儿歌

> 挽起衣袖伸出手,打开龙头来洗手,
> 挤上肥皂起泡喽,手心搓后手背揉,
> 手指缝缝别忘漏,两手抱着转圈走,
> 五指捏住掌心游,握住拇指揉三揉,
> 手腕也要握住搓,清水哗哗冲后抖,
> 细菌病毒全洗走,我的小手干净喽。

划 重 点

良好的卫生行为习惯要从小开始学习和训练,幼儿期是学习和培养良好行为习惯的最佳时机。这一时期的幼儿活泼好动,有很强的好奇心,喜欢探索新鲜事物,喜欢模仿,学习能力强,接受外界的信息能力也比较强,因此周围环境的刺激很容易对幼儿产生影响,照护者这时引入卫生习惯训练并采取适宜的方式方法,教会或协助幼儿自己刷牙、洗手、剪指甲的方法和技巧,让幼儿逐渐掌握一些生活技能,养成良好的卫生习惯和道德规范,保证幼儿身心健康,受益终生。

试 试 手

1. 如何培养幼儿养成良好的卫生行为习惯?
2. 如何护理宝宝的乳牙?

第十单元
幼儿期亲子游戏

天天,女,2岁3个月,刚刚学会双脚跳,离地不高,说话以单字或词为主,手眼的协调性也稍差,照护者并未引起注意,认为长大就好了。一次带孩子去公园,发现许多同龄小朋友跑跳都比天天好,能用短句互相交流,还认识很多颜色,照护者开始着急,不知所措。孩子的发展是否只需要顺其自然?早期亲子游戏的重要性和意义有哪些?家庭中如何开展亲子游戏?

跟 我 学

亲子活动的开展除了利于幼儿的智力发展,还利于幼儿情绪情感的发展。通过有趣的亲子活动,幼儿的思维能力、记忆力、想象力和创造力得到锻炼,对于亲子关系的构建和幼儿人格的形成起着重要作用,特别是为成年后的心理健康打下基础。

一、亲子游戏的目的和意义

1. 构建良好的亲子关系,增进幼儿与父母间的情感依恋与联系。

2. 利于幼儿的智力发育,促进认知、运动、语言和动手能力的发展。

3. 增加社会适应性和与人交往能力,学会沟通和合作,利于形成良好的性格,利于人格发展。

4. 在亲子活动中获得的知识、经验和技能,利于认知的发育。

5. 亲子活动父(母)子(女)双方互相学习,不仅提升幼儿的想象力和创造力,还能促进家庭和谐。

二、开展亲子游戏的原则

1. 遵循幼儿神经心理发育的规律和特点,不能违背发育进程,拔苗助长。

2. 由浅入深、由简单到复杂,设置的游戏应根据幼儿的实际年龄和发育特点,在发育的关键期,循序渐进的开展。

3. 根据幼儿的兴趣和爱好为主,亲子游戏容易开展,幼儿的完成度高,自信心增强。

4. 开展的亲子游戏在日常生活中容易操作、比较经济并能坚持为最佳项目。

三、幼儿玩具的选择

玩具是幼儿早期智力开发的工具,在幼儿的生长发育中不可或缺,幼儿在玩的过程中既锻炼了观察力、现象力、创造力、思维能力等,还学会了思考和解决问题的能力,促进幼儿身心发展。因此,玩具的选择和游戏的设计是照护者必修的育儿功课之一。

(一) 玩具选择的原则

1. 按年龄选择适宜发育规律和特点的玩具。

2. 玩具实用性强,功能多样。

3. 玩具安全结实,材料无漆无毒。

4. 玩具色彩鲜艳,不掉色易清洗和消毒。

5. 性价比高,接近生活,容易获取。

(二) 玩具选择的技巧及注意事项

1. 玩具应表面光滑,无尖锐的棱角,毛刺等,防误伤。

2. 玩具重量适宜,避免过多的小零件,防误食。

3. 电动玩具不宜长时间玩且要控制音量,防意外。

4. 幼儿期适宜的玩具有图书、卡片、画笔、纸、瓶瓶罐罐、小盒子、积木、球和不同形状的模板等。

四、不同年龄适宜的亲子游戏

(一) 玩积木

1. 目的　锻炼幼儿的精细动作、手眼协调能力和对事物的认知能力、记忆力和创造力。

2. 适宜年龄　1~2岁

3. 物品准备　2.5cm×2.5cm×2.5cm的小积木数块,如图9-10-1,高矮合适的小桌子一张。

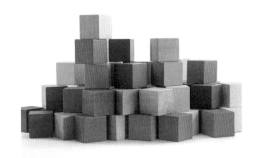

图 9-10-1　积木

4. 训练方法

(1)照护者和幼儿一起相对而坐,前面摆放高度合适的桌子。

(2)照护者先拿起积木在桌子上做示范,讲解搭高楼的游戏规则,比一比看谁搭的高。

(3)照护者把积木一块一块竖着叠起来,然后幼儿去模仿。

(4)幼儿学着一块一块的搭起来,当完成度比较好时,照护者及时鼓励。

(5)照护者在游戏过程中观察幼儿动作的协调性和平稳程度。

(6)游戏过程鼓励幼儿独立完成,可以多重复几次。照护者避免帮助过多。

(7)游戏延伸:为了避免枯燥,照护者可以拓展积木的不同玩法。如搭建不同的造型,如小火车、小房子或小桥等,让幼儿学习模仿,同时还可以借助积木的不同颜色、不同数量等让幼儿学认颜色、了解数量、知道大小等。

(二) 玩皮球

1. 目的　锻炼幼儿大运动发展、平衡力、对语言的理解力、执行力、与人合作能力、模仿互动的能力。

2. 适宜年龄　1~2 岁

3. 物品准备　直径为 10~15cm 的皮球 1个,如图 9-10-2,合适的空旷场地。

4. 训练方法

(1)照护者与幼儿相对一定距离站立,并把皮球扔给或踢给幼儿。

(2)幼儿再把皮球扔过来或踢过来。

(3)照护者观察幼儿扔球和踢球的姿势是否正确或协调。正确的姿势是举过肩膀扔出去或是抬脚踢球。

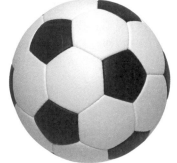

图 9-10-2　皮球

(4)照护者如果发现幼儿的球是从胸前抛出来的或是出现用脚踩球等不

协调动作,需要给幼儿演示正确姿势,让其模仿,协调性需要多次训练。

(5)游戏延伸:投篮入筐、抛接球等。

(三)托球跑

1. 目的 培养幼儿与人合作的能力、社交能力、理解力、运动能力和平衡能力。

2. 适宜年龄 2~3岁

3. 物品准备 小皮球1个,羽毛球拍2个,合适的场地。

4. 训练方法

(1)游戏由甲、乙、丙3人共同参与,3人面对面相隔一定距离呈三点站立。

(2)设置游戏规则,可以按游戏途中皮球掉落的次数和时间论输赢。

(3)甲托着小皮球跑向乙,乙用羽毛球拍接住小皮球,甲站定乙的位置。

(4)乙托住小皮球跑向丙,丙用羽毛球拍接住小皮球,乙站定丙的位置。

(5)丙托住小皮球跑向甲,如此循环。

(6)游戏延伸:运球跑、抢球大赛等。

(四)趣味拼图

1. 目的 培养幼儿记忆力、动手能力、观察事物的能力、注意力和手眼的协调能力。

2. 适宜年龄 2~3岁

3. 物品准备 简单的形状图形一些动物或人物的彩色图一式两份。其中一份按线条剪裁成2~10块,另一份保持原状。高矮合适的桌子。

4. 训练方法

(1)先让幼儿利用1~3分钟辨认和记住完整的图片。

(2)然后出示相应裁剪后的彩色图片,让幼儿在规定的时间内拼好。

(3)游戏要从简单的2~3块拼图开始,年龄较小的幼儿可以照着完整图片拼对,逐渐增加难度和裁减的块数。

(4)规则和技巧逐渐掌握后,可以进行比赛,以准确率或速度论输赢。

(5)游戏延伸:自己画图或制作。

加 油 站

幼儿游戏设计

一、游戏设计的原则

1. 符合幼儿现阶段生长发育的进程和规律。

2. 结合自家幼儿的特点和兴趣,配合手中的玩具和场地。

3. 设计内容要简单明了,健康有趣。

4. 一种玩具可以设计多种不同玩法,提高创造力、想象力。

二、游戏设计结合功能

1. 利于感觉统合发展的游戏 通过游戏可以促进视觉、听觉、触觉、前庭功能、平衡性、手眼协调和肌肉力量的发展。这类游戏包括:涂鸦、朗读、踢球、挖沙、滑梯、秋千、蹦床、骑车、积木等。

2. 促进智能发育的游戏 通过游戏可以锻炼幼儿的语言能力、提高幼儿的社会化和认知,学会关心他人,与他人分享,培养幼儿的社会角色及良好的行为举止。这类游戏包括:认识颜色、形状、大小及用途,对数字有概念,游戏中有构思、情节、角色、表演动作等,如拼图、剪纸、过家家、讲故事等。

划 重 点

开展亲子游戏是幼儿成长过程中必不可少的一项活动,照护者应根据幼儿的年龄和特点制定一些适宜的亲子游戏,在玩的过程中有目的的锻炼幼儿的感觉统合能力、语言能力、认知能力、社会交往能力,提高幼儿的思维能力、记忆力、想象力和创造力等,在游戏的互动交流中,构建良好的亲子关系,开发智力的同时,促进情绪情感的发展,锻炼了幼儿的社会适应能力及与人交往的能力,为幼儿的身心健康发展打下良好的基础。

试 试 手

1. 哪些游戏适合与 1~2 岁的宝宝一起玩?

2. 1~2 岁的宝宝适合玩哪些玩具?

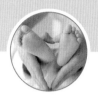

第十一单元
气管异物防范技术

小 案 例

斌斌,男,3岁,在家中进食龙眼时被卡住,照护者发现后立即将手伸进孩子口中,试图将龙眼抠出,但怎么都抠不出来,孩子呼吸越来越微弱,照护者紧急将孩子送至附近医院急诊。医生立即应用海姆立克急救法,1分钟后,一颗直径近 1cm 大小的龙眼核从孩子嘴里吐出,孩子获救。如何避免宝宝发生气道异物?气道异物紧急情况如何识别?海姆立克急救法如何实施?

跟 我 学

一、气管支气管异物概述

气管支气管异物吸入是一种可能危及生命的事件,是导致儿童意外死亡的一个常见原因,尤其是对于 2 岁以下的儿童,大约 80% 的儿童气管支气管异物发生在 3 岁以下儿童,发病高峰在 1~2 岁之间。在这个年龄段,大多数儿童已能站立,倾向于通过嘴巴来探索世界,并拥有精细的运动技能可以把小物体放进嘴里,但他们还没有磨牙来充分咀嚼食物,加上气道直径较小,也易发生梗阻。此外,有二孩的爸爸妈妈还要注意,老大可能还会把自己爱吃的食物或玩耍的小玩具喂给弟弟妹妹。

气管支气管异物是临床常见急症。异物可存留在喉咽腔、喉腔、气管和支气管内,引起声嘶、呼吸困难等。因右支气管较粗且短长,故异物易落入右主支气管。

取出异物是唯一有效的治疗方法。对于刚发生气道异物者,应尽可能帮助其咳出异物,可选择海姆立克腹部冲击法,并紧急送医院救治;对于可疑异物吸入、生命体征尚平稳的患儿,宜及时到医院进行相关检查,明确诊断予以治疗。对已经出现呼吸心跳骤停者，应及时进行心肺复苏。

二、安全提示

孩子被异物卡住后，要避免用手抠，以免越抠越往里走。窒息发生后越快抢救越好，黄金抢救时间只有短短3分钟左右。

三、气道异物特殊表现（海姆里克腹部冲击法征象的快速简易识别）

异物阻塞气管后，患者不能说话、不能呼吸、不能咳嗽，同时双手不由自主呈现"V"型，紧紧抓住自己的喉咙，此种特殊表现称为"三不能+V型手"。

四、海姆里克腹部冲击法

（一）海姆里克腹部冲击法概述

海姆里克腹部冲击法（Heimlich Maneuver）也称为海氏手技，是美国医生海姆里克先生发明的。通过冲击腹部——膈肌下软组织，产生向上的压力，压迫两肺下部，从而驱使肺部残留空气形成一股气流，这股带有冲击性、方向性的气流，能将堵住气管、喉部的食物等异物驱除，使人获救。

（二）海姆里克腹部冲击法操作方法

1. 评估　宝宝是否可以呼吸/喊叫/说话，是否能咳嗽或者吞吐空气，有无气道异物特殊表现。

2. 实施

（1）1岁以内婴儿：这个时期的婴儿如果发生窒息，可采用五次拍背法。具体方法为：照护者单膝跪地或者取坐位，抱起婴儿，将婴儿面朝下放置在手臂上，手臂以自己的膝盖做支撑，托住婴儿前胸，大拇指和其余四指分别卡在下颌骨位置（即五指伸开扶住孩子的颈部和脸），另一只手用力连续在婴儿背部肩胛骨中间拍5次，拍击时先向下再向前用力，如图9-11-1，然后观察异物是否被吐出。

如果未吐出立刻将婴儿翻过来，实施5次压胸法。头朝下脚朝上，面对面放置在大腿上，一手固定在婴儿头颈位置，一手伸出示指中指，快速压迫婴儿胸廓中间位置，如图9-11-2，重复五次之后将婴儿翻过来重复拍背法。如此交替进行，直至异物被排出。

（2）1岁以上儿童：照护者可用腿支撑宝宝身体，两手臂从身后绕过，伸到肚脐与肋骨中间处，一手握成拳，另一手包住拳头，然后快速有力的向内上方冲击，直至将异物排出，如图9-11-3。

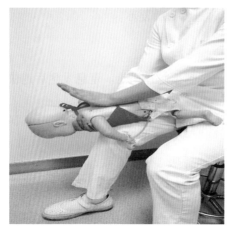 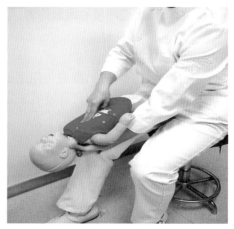

图 9-11-1 连续拍击背部肩胛骨中间部位　　图 9-11-2 快速压迫婴儿胸廓中间位置

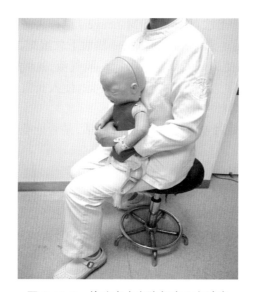

图 9-11-3 快速有力向胸部内上方冲击

五、气管支气管异物的预防

1. 首先应教育幼儿不要养成口内含物的习惯。当幼儿口中含有食物的时候，不要引逗他们哭笑、说话或惊吓，应耐心劝说，使其吐出，不可打骂，以防将食物吸入气管。如果小儿已经哭闹，不能再逼其进食，否则容易导致异物进入呼吸道。

2. 把容易吸入的食品、小物品，如坚果、豆类、果冻、硬币、纽扣电池、玩具的小零件等放在幼儿拿不到的地方;尽量不将瓜子、花生米等食物喂给小儿。

3. 喂奶时要使奶瓶中的奶水充满奶头,但要注意奶头孔眼不要过大,防止吸奶过急、过冲;喂奶次数不要过多或喂奶量过大;喂奶前不要让小儿过于哭闹;不吸吮带孔的假奶头;做到这些可以防止宝宝胃内吸入过多的空气而致呕吐,从而避免因呕吐引起吸入性肺炎及气管异物。

4. 幼儿呕吐时,应将头偏向一侧,使之容易吐出,避免将呕吐物吸入气管。

5. 如发现小儿咽部有异物,绝不可用手指挖取,也不可用吞咽大块食物的方法让小儿将异物压下去,应设法诱其吐出。

加 油 站

海姆里克腹部冲击法原理是将人的肺部想象成一个气球,气管就是气球的气嘴,假如气嘴被异物阻塞,立刻用手挤压气球,使气球受压,产生冲力,从而将异物冲出。

划 重 点

气管支气管异物是临床急症,较小异物即可引起呼吸道损伤和感染,较大异物可引起窒息甚至危及生命,因此照护者一方面要做好气管异物的防范,另一方面只要发现幼儿在进食时出现剧烈呛咳、呼吸困难和青紫表现,应首先想到气管异物,第一时间进行救助,将患儿危险降到最低。

试 试 手

1. 如何避免气管支气管异物的发生?
2. 怎么判断宝宝发生气管支气管异物? 发现后如何处置?

第十二单元
居家安全照护技术

小 案 例

1. 跌落伤 萱萱,女,3岁,不慎从高楼坠落,紧急送往医院,经检查全身多处骨折、颅内出血、大面积擦伤、呼吸衰竭、神志不清。

2. 烧烫伤 佳佳,女,2岁5月,照护者在烧水时接电话,孩子好奇去拉水壶,造成面部、全身大面积烫伤。

3. 交通意外(车祸伤) 琪琪,女,2岁,母亲怀抱坐在副驾位置。遇车祸,琪琪从车窗飞出,导致颅骨等全身多处骨折、颅内出血、大面积擦伤。

4. 电击伤 越越,男,3岁,将钥匙插入插座中,当时电晕急送往医院。

5. 误服中毒 浩浩,男,2岁8月,因大量误服奶奶的高血压药,药物中毒急送医院。针对以上案例,作为照护者应提高对幼儿意外伤害的认识和防范能力,了解发生意外伤害后的现场处置方法。

跟 我 学

1~3岁幼儿是儿童意外伤害的高危人群,此年龄段儿童生活经验不足,对外界事物有强烈的新鲜感,但辨别能力差,是意外伤害的好发年龄阶段。1~3岁幼儿意外伤害常见于跌落伤、烧烫伤、交通事故、电击伤、中毒等。

一、跌落伤的预防和现场处置

(一) 跌落伤的预防

1. 窗户边不要放孩子可攀爬的桌子、凳子和沙发等家具。窗户上装一定高度的栏杆并保持关闭,或只开一定的宽度(以儿童不能爬出去为准)。阳台的栏杆要足够高,让孩子不易攀爬。阳台栏杆间的宽度要以孩子不能钻出为标准。

2. 不要将孩子一人留在家中,避免因好奇向窗外张望而导致意外。

3. 教育孩子不攀爬凳子、桌子、床等家具。当孩子坐在高处时,要时刻在旁边看护,最好使用有安全带的儿童座椅,并且教育孩子坐在椅子上时不要站起。

4. 在浴缸或淋浴间内安装扶手、铺防滑垫。孩子在浴室中洗澡时特别容易滑到,铺上防滑垫能有效防止孩子因湿滑而摔倒。虽然家长在身边但也不能掉以轻心。

5. 如果家中台阶上铺地毯,地毯要铺平没有卷边。台阶上不要放置任何东西且至少有一边是有扶手的,不要以楼梯扶手当滑梯让孩子玩。

6. 经常检查孩子活动场所是否安全,时刻关注家中的过道上有无杂物。各种物品放置要妥当,避免由于不安全放置造成跌倒伤害。

7. 玩具用后要及时收好,地面有水时,要马上擦干,避免跌倒。

(二) 坠落伤的评估和现场处置

1. 伤情评估　在尚未确定伤情时,尽量不要盲目搬动患儿,保持平卧体位,电话呼叫 120。

(1)意识状态:是判断神经系统损伤最可靠的征象之一。

(2)运动能力:判断有无颅脑损伤、脊髓损伤及骨髓损伤的征象,不能自主活动肢体或伴有感觉丧失,高度怀疑脊髓损伤,搬运时避免加重损伤,若一侧肢体不能活动,并伴有剧烈疼痛,应考虑患肢骨折,予以制动后再搬运。

(3)对疼痛的叙述可以帮助诊断身体某部位组织器官损伤。

2. 现场处置

(1)对意识丧失、心跳呼吸停止的患儿,立即给予胸外按压、开放气道和人工呼吸。

(2)固定和保护颈椎和脊椎。疑有颈椎损伤,用颈托固定,平移患儿到脊柱板上,将沙袋分别置于头部两侧,避免头部扭转、晃动。

(3)对外出血者多直接采用压迫止血法,用手或敷料直接压迫出血部位,再用敷料和绷带加压包扎,如现场无消毒敷料,用干净的布类代替。

(4)疑有骨折的肢体都应该固定,医用夹板置于骨折处,固定范围应包括骨折上下两个关节,如现场固定器材不足,可将患侧上肢固定于胸壁上,患侧下肢与健侧下肢捆绑在一起。

3. 转运　转运前应完成心肺复苏、控制出血、固定颈部和脊柱、固定骨折的肢体、包扎伤口。转运途中患儿平卧,尽量避免颠簸,切忌让患儿饮水和进食,以免延误手术时机。

二、烧烫伤的预防和现场处置

(一) 烧烫伤的预防

1. 给孩子洗澡时要先加凉水,再加热水。

2. 做饭时不要让孩子在厨房玩耍。厨房炉灶上的锅把手要向内,不要把热食物或液体放在桌子边,孩子要在家长视线内活动。

3. 不把热的东西放在桌布上,以免孩子抻拉桌布,将装有热水、热食的容器拉倒,造成烫伤。

4. 将暖瓶放在孩子触摸不到的位置。

(二) 烫伤的现场处置

轻度烧烫伤处理过程包括冲、脱、泡、盖、送。

(1)首先迅速离开热源,自来水冲洗受伤部位,时间大于 10 分钟,主要目的是降低皮肤温度。冲洗过程要注意避免水流直接砸向受伤部位,应从伤口一侧进行冲洗,以防止自来水的压力过大,对伤口造成二次伤害,如图9-12-1。

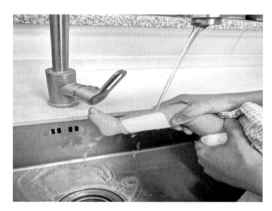

图 9-12-1　冲洗烫伤部位,从伤口一侧进行冲洗,
避免水流直接砸向受伤部位

(2)如果是开水造成的烫伤,衣服上仍有较高的温度,要采用边冲边脱的方法去除衣物。脱完衣物,继续将伤面泡入冷水中 10~15 分钟,如果出现小水疱不要刺破,保持创面完整,避免感染,可持续冷敷 2 小时。

(3)使用无菌纱布或干净的棉质布类覆盖伤口,有助于保持创口的清洁和减轻疼痛,禁止涂抹牙膏、酱油等。

（4）经简单处理后要及时将孩子送医，接受正规治疗，注意不能撕去破掉的水疱。

三、交通意外（车祸伤）的预防和现场处置

车祸伤系指儿童作为机动车乘客坐在行驶的汽车内，乘坐的机动车与其他机动车发生碰撞、翻车、坠落等事故，造成车内乘员伤亡。

（一）交通意外的预防

1. 不要抱着孩子坐在副驾驶的位置，须配备儿童安全座椅，并系安全带。

2. 不要带孩子在马路边上玩耍、踢球、捉蜻蜓、放风筝等。

3. 遵守交通规则，不闯红灯、不横穿马路，过马路陪护好孩子走人行横道。

4. 不要在静止的汽车之间穿梭。

5. 不要在车厢内玩耍。

6. 开车时不打电话，骑车带孩子注意路况安全。

（二）急救原则

1. 在尚未确定伤情时，尽量不要盲目搬动患儿，保持平卧体位，电话呼叫120。

2. 如患儿伤情复杂且严重，首先要采取急救措施，以救命为第一原则。

（三）伤情评估

同坠落伤。

（四）现场紧急处置

1. 疑有骨折的肢体应该固定　夹板置于骨折处，固定范围应包括骨折上下两个关节，如现场固定器材不足，可将患侧上肢固定于胸壁上，患侧下肢与健侧下肢捆绑在一起。

2. 疑有颈椎损伤　不任意搬动和抢救，有专人固定头部，维持颈椎于伸直位，使头、颈随躯干一起滚动，躺到硬质木板上后，可用沙袋、衣物、硬纸板等放在颈两侧加以固定。

3. 疑有开放性气胸　立即用消毒敷料或干净布类堵塞封闭伤口。

4. 止血方法　加压包扎止血最为常用。将无菌纱布或干净棉质布类置于伤口，外加纱布或布类垫压，再以绑带或布条加压包扎，包扎的压力要均匀，范围要够大，以能控制出血又不影响伤部血运为度。明确记录绑缚的时间，并在送医过程中每 1 小时松解一次，每次 10~15 分钟。随时观察出血情况及患儿的呼吸、脉搏。

5. 转运途中患儿平卧，尽量避免颠簸，切忌让患儿饮水和进食，以免延误

手术时机。

（五）骨折的处理

1. 确定骨折部位。

2. 闭合伤的处理　用夹板固定闭合损伤部位,以减轻疼痛,防止继续损伤神经和血管。

3. 开放伤的处理　对开放性骨折的外露断端,不要复位,只用消毒敷料进行创面包扎。

4. 可疑特殊部位骨折的处理　对怀疑有脊柱骨折及骨盆骨折者,保持仰卧于硬板床。禁止弯腰和抬腿,防止脊髓损伤造成瘫痪。

四、电击伤的预防和现场处置

（一）触电预防

1. 教育儿童养成不玩电器的习惯。

2. 各种电器安装必须符合安全标准,电源插座尽可能安装在隐蔽的地方,使用安全插座,同时可安装防护盖。

3. 发现电线、设备等破溃漏电要及时维修更换。

4. 带孩子玩耍活动时,注意周围环境安全。不带孩子在电线下或变电器周围玩耍。

（二）触电后的现场处置

1. 现场治疗原则

(1)尽快使患儿脱离电源,关闭电闸,用干木棍或竹竿拨去搭在患儿身上的电线,施救者不能用手直接推或拉触电患儿。

(2)脱离电源后,如患儿已丧失意识、无自主呼吸和心跳,应立即心肺复苏,积极抢救。

(3)因触电后电流的强刺激作用,常出现假死现象,因此应积极进行心肺复苏抢救。

(4)拨打急救电话,尽快转送至医院行进一步救治。

2. 儿童心肺复苏方法

(1)评估现场环境安全。

(2)检查判断孩子反应、意识,如孩子无反应,应立即呼叫寻求帮助。

(3)将孩子置于硬性平面上。

(4)准确评估呼吸和脉搏,时间 <10 秒。判断动脉搏动(婴儿因颈部较短,通常选择上肢的肱动脉,儿童选择颈动脉),开放气道,人工呼吸 12~20 次 / 分,2 分钟后再次评估脉搏,仍 <60 次 / 分,开始行胸外按压。

(5)胸外按压:如患儿无脉搏,单人施救,立即予 30 次有效胸外按压后开放气道(按压通气比为 30∶2);双人施救立即予 15 次有效胸外按压后开放气道(按压通气比为 15∶2);按压部位为胸骨下 1/3,按压深度为胸廓前后径的 1/2~1/3,婴儿约 4cm,儿童约 5cm,按压频率为 100~120 次 / 分。

(6)心肺复苏有效指征为:可触及动脉搏动,出现自主呼吸,口唇甲床颜色好转,扩大瞳孔缩小,对光反射恢复,上肢收缩压 >60mmHg。

五、误服中毒的预防和现场处置

(一) 误服中毒预防

1. 教育儿童养成不随便乱吃东西的习惯。

2. 家庭常备药品(包括维生素和补品)、消毒液、洗涤剂、漱口水、樟脑丸、驱蚊水等潜在有毒物质要放在儿童不宜看到和接触的位置,最好锁起来,不要低估儿童的好奇心和攀爬能力。

3. 将消毒液、洗涤剂、灭蟑药等潜在有毒物质放在它们原本的容器中,不要将它们转移到其他食品的容器里,比如矿泉水瓶、各种饮料瓶、牛奶壶或咖啡罐等,防止孩子误食。

4. 尽量选择带儿童安全锁的药品包装,并确保药品在包装中,瓶盖拧紧。

5. 家中药物定期核查,过期药物及时清理。

6. 食品中的干燥剂也要及时处置,避免孩子误食。

(二) 误服中毒的现场处置

1. 现场治疗原则

(1)保留误服药物或物品标本。

(2)催吐及时清理药物,及时就医。

2. 现场紧急处置

(1)孩子发生误服后,首先不要再让孩子进食,要立即送医。

(2)根据误服物品的种类给予不同的处理。如误服药品可在送医的同时给孩子大量饮水,并轻压咽部,以刺激孩子咽反射,帮助孩子呕吐排除残留药物。

(3)如果误服了腐蚀性物质,酸性或碱性物质,如除水垢剂(主要成分为柠檬酸或稀盐酸等)等是不可以催吐的,可先为孩子饮用一些牛奶、豆浆,以保护胃肠黏膜,如立即催吐会造成强酸、强碱在消化道及食管内的反复震荡,从而导致更严重的并发症。

(4)洗胃的最佳时机为误服后 4~6 小时内进行。

3. 儿童催吐注意事项

(1)通过刺激喉咙、舌根引起恶心感觉,让孩子通过呕吐把胃里的东西吐出来。操作动要轻柔,避免损伤喉部。

(2)如果孩子太小不配合或已经出现昏迷,不宜进行催吐。

(3)孩子呕吐时要注意体位,避免误吸。

加　油　站

烧烫伤的分度

Ⅰ度　浅表烧伤,又称红斑性烧伤,仅累及皮肤的表皮层。表皮层除基底细胞受损,真皮乳头血管网充血,表现皮肤发红,可有轻度肿胀,疼痛明显,但不起水疱,伤后 2~3 天红肿疼消失,5~7 天表皮皱缩脱屑,不留瘢痕。

Ⅱ度　部分皮层烧伤,又称水疱性烧伤,累及表皮和部分真皮。其特点是烧伤深度可浅可深。浅Ⅱ度烧伤包括整个表皮直至生发层及真皮乳突层的损伤,特点为水疱形成,故称水疱性烧伤,伤后 10~14 天由皮肤附件上皮增殖愈合。

深Ⅱ度烧伤损伤已达真皮深层,皮损基底微湿、较苍白、质地较韧、感觉较迟钝,如无感染,愈合时间一般需要 3~4 周,多数留有瘢痕。

Ⅲ度　全层烧伤,又称焦痂性烧伤,这类烧伤深及并破坏真皮各层,并通常会损伤真皮以下的皮下组织。烧伤焦痂(死亡和变性的真皮)通常是完整的。如果焦痂是环形的,则可以影响肢体或躯干的血运和活动。

Ⅳ度　指深部的和可能危及生命的烧伤,损伤从皮肤深达下层组织,例如筋膜、肌肉和 / 或骨骼。

划　重　点

预防胜于治疗。随儿童年龄的增长,活动的范围和环境的变化,家长也应有针对性地对儿童进行看护,让孩子减少意外伤害的发生。杜绝不小心、没留神、不够仔细、考虑不周,提高对意外伤害的认知和防范的能力,掌握常见意外伤害的处置方法,不要因为家长的失误给孩子造成无法弥补的遗憾和创伤!

试 试 手

1. 1~3 岁常见的意外伤害有哪些？如何避免意外伤害的发生？
2. 外出吃饭时宝宝不小心被桌上的热汤烫伤，现场应如何处置？

第十三单元
发热的居家护理

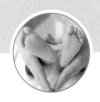

小 案 例

婷婷,女,1岁8个月,因发热38.8℃,就诊于儿科门诊。宝宝年龄小、无语言表达能力、不能自理,发热后食欲减退、哭闹等,照护者应如何正确评估发热程度、给予相应的处理和照护,提高患病期间的舒适度呢?

跟 我 学

由于婴幼儿体温调节功能发育尚未完善,体表面积大,皮肤汗腺发育不完善等因素,发热是婴幼儿时期常见症状,发热的居家护理也备受关注。发热期间护理是否正确直接关系到宝宝的生活质量。照护者掌握发热护理技术不仅可使体温得到良好的控制,同时也提高宝宝发热时的舒适度,避免引起热性惊厥等并发症。本单元适用于发热且病情稳定幼儿的居家照护。

一、发热照护概述

发热是婴幼儿最常见的症状之一,主要是由于致热原的作用,使体温调定点上移而引起体温升高超出正常范围。照护者通过正确的物理或药物降温方法,使体温降至正常范围,并解决因发热引起舒适度改变的照护方法称为发热照护。一般正常儿童体温维持在36~37℃,但婴幼儿(尤其是新生儿)体温易受外界因素影响(如喂奶、饭后、活动、哭闹、衣被过厚、室温过高等)而升高。所以,如婴幼儿只是个别一次体温超出正常范围,但全身情况良好、又无自觉症状时,可不认为是病态。

3岁以下婴幼儿发热多以感染性疾病、先天性疾病、恶性肿瘤为主要病因。发热的婴幼儿无自主能力,需要照护者熟悉发热常见原因和伴随症状,根据实际情况选择正确的降温措施,减少因发热引起的不适及热性惊厥等并发症。

二、安全提示

1. 照护者要注意降温措施的正确,确保安全。包括体温的准确测量、降温措施的安全、降温药品的正确服用。

2. 根据宝宝的发热程度、精神状态、食欲情况判断是否居家处理,病情严重应及时医院就诊。

3. 病程中只用一种退热药,不联合或交替用药,以减少错服或过量服用的风险。如应用一种退热药3~4小时后未见退热,可考虑应用另一种退热药(此种情况,应在医生的指导下服用)。

三、发热照护技能

(一)发热程度和热型的评估

发热是机体抵抗疾病的防御机能之一。婴幼儿的正常体温存在个体差异,且中枢神经发育尚不完善,体温易受环境因素影响。

(1)发热分度:低热、中等热、高热、超高热,如表9-13-1。

(2)热型:将不同时间测得的体温数值分别记录在体温单上,将各体温数值点连起来形成体温曲线,曲线的形状为热型,不同疾病所致的热型不同。婴幼儿常见热型为稽留热、弛张热、间歇热、波浪热、不规则热,如表9-13-2。

表9-13-1 发热分度(腋温为准)

分度	临床表现
低热	体温 37.5~38℃
中等热	体温波动在 38.1~38.9℃
高热	体温波动在 39~41℃
超高热	体温 >41℃

表9-13-2 发热热型(腋温为准)

热型	体温趋势	常见疾病
稽留热	体温在39~41℃,日波动范围不超过1℃,持续数天或数周	见于伤寒、流行性脑脊髓炎、传染性单核细胞增多症、大叶性肺炎等
弛张热	体温多在39℃以上,日波动温差超过1℃,但从未降至正常	见于败血症、重症肺炎、川崎病和各种化脓性感染等

热型	体温趋势	常见疾病
间歇热	一日间高热与正常体温交替出现,或高热期与无热期交替出现	见于疟疾、回归热
波浪热	热度逐渐上升达高峰后逐渐下降至低热或正常体温,以上反复出现似波浪,可持续数月	见于布鲁氏菌病
不规则热	热型不一定规律,热度高低不等,持续时间不定	见于流行性感冒、肺结核、脓毒败血症、癌症等

(二)测量体温技术

1. 评估　宝宝年龄、意识状态、配合能力、测量部位肢体及皮肤情况、30分钟内有无饮热水、热敷、沐浴、跑跳、情绪波动、服用特殊药物等,是否需要去厕所。

2. 物品准备　小毛巾、电子体温计(是测量婴幼儿体温的理想工具之一)、酒精棉片。

3. 测量前用小毛巾擦干腋下汗液,保持腋下干燥,以免影响测量结果。

4. 开启电子体温计。

5. 屏幕窗显示"L"并闪动时,将电子体温表放置于宝宝腋下。

6. 当电子体温计发出"滴、滴"的声音时,体温测量好,将体温表拿出,正确读取数值。

7. 关闭电子体温计,酒精棉片擦拭消毒前端,收起备用。

8. 记录体温值。

9. 发热时建议每1小时测量一次体温。服用退热药后30分钟复测体温,观察退热效果。

(三)头部冷敷

1. 选择大小适宜的毛巾,放在冷水中,一般选用20~30℃冷水。

2. 浸湿毛巾后稍挤压,以不滴水为宜。

3. 将毛巾折好后,置于宝宝前额。

4. 头部冷敷过程中每3~5分钟更换1次,保证冷敷效果。

5. 冷敷过程中,注意避免毛巾过湿,防止宝宝衣物被服浸湿。体温降至正常时,停止冷敷。

(四)冰袋物理降温技术

1. 将冰袋从冰箱取出,先放入盛有冷水的盆中,稍软化去除冰袋棱角。

2. 擦干,检查冰袋有无破溃,有无化学物外漏,套上布套或用小毛巾包裹。

3. 将冰袋置于所需部位,通常置于宝宝前额部、腋下、腹股沟处。禁放心前区、腹部、枕后、耳廓、阴囊处、足底,以免引起不良反应。

4. 降温过程中,注意观察应用冰袋处皮肤情况,定时监测宝宝体温,体温降至正常时,及时去除冰袋,防止冻伤发生。

（五）温水擦浴护理技术

1. 擦浴物品准备　低于体温 2~3℃的温水、盆、小毛巾、干净的衣服。

2. 擦浴从颈部一侧开始沿上臂外侧擦至手背,从腋下、臂内侧擦至手心。

3. 下肢自髋部沿腿外侧擦至足背,自腹股沟沿腿内侧经腘窝擦至足跟。

4. 在大血管行经表浅的部位可反复轻轻擦揉片刻,以增加降温作用。

5. 左右两侧均擦浴后帮助患儿侧卧擦背部。

6. 整个擦浴过程为 15~20 分钟。禁擦心前区、腹部、后颈、足底,这些部位对冷刺激较敏感,以免引起不良反应。

（六）药物降温技术

目前常用的退热药有两类,一类是对乙酰氨基酚(常用药为泰诺林),另一类为布洛芬(常用药为美林)。

1. 对乙酰氨基酚　是一种比较安全的退热药,是世界卫生组织(WHO)推荐的 3 个月以上婴儿和儿童高热时的首选退热药,常用剂量是 10~15mg/kg(每次 <600mg),4~6 小时服一次,每天最多服用 4 次。其退热效果与剂量成正比,但剂量过大会引起肝毒性。常用代表药为对乙酰氨基酚滴剂(幼儿泰诺林)和对乙酰氨基酚悬液(泰诺林)。

2. 布洛芬　另一种比较安全的退热药,常用剂量是 5~10mg/kg(每天 <400mg),4~6 小时服一次,每天最多用 4 次。不良反应主要为胃肠道出血、胃烧灼感、恶心和呕吐等。代表药有布洛芬混悬滴剂、布洛芬混悬液等。

（七）发热照护注意事项

1. 对于新生儿和小婴儿,可打开衣服和包被,利用热辐射作用原理散热。

2. 开窗通风,降低环境温度,利用空气的对流作用散热,但应避免对流风。夏季可以利用空调控制室温在 26~28℃。

3. 使用冰袋冷敷不应长时间在同一部位,冰袋不宜直接接触皮肤,外面可用毛巾包裹。注意观察周围循环情况,出现脉搏细数、面色苍白、四肢厥冷时,立即停止冷敷。

4. 温水擦浴适用于急性起病的高热宝宝。注意水温不可过低,擦浴时间不可过长。

加 油 站

发热护理保健指导

一、降温物品

1. 普通退热贴　一次性退热贴简单方便,适用于婴幼儿。
2. 退热冰袋。
3. 退热贴、冰袋的成分

(1)一次性退热贴:凝胶状,里面添加了冰片、薄荷、桉叶油等物质。

(2)医用冰袋:冰袋在常温状态下是凝胶状的,是多种高分子材料的混合物,最主要的材料是聚丙烯酸钠,为无毒性蓄冷材料。

二、退热贴、冰袋的选择

1. 无论是中国的儿童发热指南,还是美国儿科协会的发热治疗指南都未提及退热贴。退热贴里面添加了冰片、薄荷、桉叶油等物质,会让宝宝局部皮肤感觉凉意,但对宝宝整体降温帮助不大,有时还会引起宝宝局部过敏,因此不推荐特别使用。

2. 选择适合宝宝的冰袋非常重要,除了关系到宝宝舒适度以外,也关系到降温的效果。尺寸过大或过小,可能导致宝宝不舒服,也易发生冻伤的情况。因此,我们建议根据宝宝的大小选择适宜的冰袋,并用干燥的小毛巾包裹,减少不适感。

划 重 点

发热是儿童常见症状,多见于各种感染、急性传染性疾病、免疫性疾病等。若不正确进行治疗和护理,会给婴幼儿造成损害或不可逆的后果。婴幼儿发热机制较为复杂,由于其体温调单元中枢尚未发育完全,在长时间高热影响下,易造成婴幼儿神经系统功能损伤,导致多种严重并发症,严重时可危及婴幼儿生命安全。因此,有效、可靠的降温措施对于婴幼儿发热的治疗具有十分重要的意义。正确选择降温物品和方法、正确的发热护理技能,可使宝宝的体温尽快得到控制,缓解发热症状引起的不适感,同时也可缓解照护者的焦虑心理。

试 试 手

1. 如何使用电子体温计为宝宝测量体温?
2. 常用口服退热药物有哪几种? 服用时应注意什么?

第十四单元
腹泻的居家护理

冬冬,男,1岁2个月。近3天来发热、腹泻,大便呈蛋花汤样,一天8~10次,精神弱,食欲差,有脱水情况,臀部皮肤潮红。如何正确评估腹泻的程度?居家环境中腹泻和臀红的护理方法? 如何正确留取便常规标本送检?

跟 我 学

一、腹泻概述

腹泻是由多病原、多因素引起的以大便次数增多和大便性状改变为特点的一组临床综合征,是临床常见病,仅次于呼吸道感染。发病年龄以2岁以下为主,其中1岁以下者约占50%。一年四季均可发病,但夏秋季发病率最高,秋冬季节腹泻以病毒感染为主,夏季以杆菌为主。小儿腹泻也是造成婴幼儿时期营养不良、生长发育障碍和死亡的主要原因之一。从生理功能方面讲,婴幼儿消化系统发育尚未成熟,胃酸和消化酶分泌不足,酶活性低,对食物的耐受力差,易引起消化功能紊乱,机体防御能力较差易患肠道感染,人工喂养中由于过早、过多添加大量脂肪和蛋白质食物,加之食物和食具易被感染,均能引起腹泻,因此,做好小儿腹泻的预防及护理是保护宝宝身心健康的重中之重。

二、安全提示

1. 照护者要注意正确观察腹泻症状,确保安全。包括腹泻的次数、性状、精神、食欲等伴随症状,准确留取便标本及时送检,准确提供病史、做好臀部护理。

2. 根据宝宝的腹泻程度,精神意识状态、食欲情况判断是否居家进行护理,病情严重应及时医院就诊。

3. 合理安排饮食,呕吐严重者可暂禁食 4~6 小时(不禁水),好转后尽早恢复喂养。母乳喂养者继续母乳喂养,减少哺乳次数,缩短每次哺乳时间,暂停换乳期食物添加。人工喂养者可喂米汤、脱脂奶等,待腹泻次数减少后给予流质或半流质饮食,如粥、面条,少量多餐,随着病情好转,逐步过渡到正常饮食。糖源性腹泻选用免乳糖饮食。

4. 使用止泻药、调节肠道菌群的药物保护肠道黏膜,调节肠道菌群。腹泻严重,伴有脱水症状时应到医院就诊,依据具体情况遵医嘱使用抗生素药等,不能擅自使用。

三、腹泻照护技能

(一)腹泻的病因

1. 易感因素　婴幼儿消化系统发育不成熟,生长发育快,消化道负担较重,机体防御功能较差。母乳具有抗肠道感染的作用,人工喂养则不具备,加上食物、食具易被污染等因素,其发病率明显高于母乳喂养者。

2. 感染性因素　分为肠道内感染和肠道外感染。肠道内感染以病毒、细菌为多见。秋冬季儿童腹泻以轮状病毒最为常见。细菌以致病性大肠埃希菌为主。肠道外感染的病原体主要是病毒。

3. 非感染性因素　包括饮食性腹泻、过敏性腹泻等。

(二)腹泻的分类及腹泻程度评估

1. 腹泻分类　腹泻根据病程长短可分为急性、迁延性、慢性三类,如表9-14-1。

表 9-14-1　腹泻分类

分类	临床表现
急性腹泻	病程在 3 周以内
迁延性腹泻	病程在 2 周~2 个月
慢性腹泻	病程大于 2 个月

2. 腹泻程度评估　轻型腹泻主要以胃肠道症状为主,表现为食欲不振、偶有呕吐,大便次数增多,但一般每日在 10 次以内,每次大便量不多,一般为黄色或黄绿色稀水样便,常见白色或黄白色奶瓣和泡沫。孩子体温大多正常,无明显脱水征及全身中毒症状,经治疗多在数日内痊愈。但如未得到及时恰当的护理,可发生脱水、电解质紊乱、酸碱平衡失调等并发症。

根据脱水的程度,可分为轻度脱水、中度脱水和重度脱水。脱水程度用以进行腹泻程度评估。

(1)轻度脱水:脱水量为宝宝体重的 5%,表现为稍感口渴,啼哭时有泪,有尿排出,一般状态良好,两眼窝稍有下陷,捏起腹部或大腿内侧皮肤后回缩较快。

(2)中度脱水:脱水量为宝宝体重的 5~10%,表现为烦躁不安,易激惹,有口渴表现,想喝水,四处找奶嘴,如果得到奶瓶,会拼命吸吮,啼哭时眼泪比平时少,尿量及次数也减少。两眼窝有下陷,捏起腹部或大腿内侧皮肤后回缩慢。

(3)重度脱水:脱水量超过宝宝体重的 10%,表现为精神极度萎缩、昏睡,甚至昏迷;口渴非常严重,睡觉时闭上眼睛,啼哭时没有眼泪,口腔和舌黏膜非常干燥,尿量及次数明显减少。两眼窝明显下陷,捏起腹部或大腿内侧皮肤后回缩很慢。

(三)粪便标本的正确留取

1. 用物的准备　检验盒(内附检便匙)或一次性便盒、棉棒、清洁便盆、无菌培养瓶、无菌棉签、冲洗用物、手套、洗手用物等。

2. 根据检验的目的,选择适当的容器。

3. 从大便里取中间部分或黏液部分,黄豆大小放于便盒中。

4. 清洁宝宝肛周,穿好纸尿裤,整理床单位。

5. 将留取的粪便标本,尽快送检。

6. 不同粪便标本的留取

(1)常规标本:自然排便于清洁便盆内,用取便匙取中央或附血部分粪便 3~5g,置于标本盒内。如无脓血黏液,取同部位及两端的粪便,无粪便而又必须检查时可经肛门指检获取粪便。

(2)隐血标本:采集前 3 天,禁食动物性食物和维生素 C 及铁剂,标本选取外表和内层粪便。

7. 注意事项

(1)运送过程中避免外溢。如发生溢出应立即进行清洁处理。

(2)采集时应注意做好防护措施,最好佩戴手套。

(四)腹泻护理关键点

1. 饮食护理

(1)急性发作期应进食少渣流质或半流质食物,禁食生冷食物及含纤维素多的蔬菜,遵医嘱进行饮食管理。过敏性腹泻及乳糖不耐受者,应避免食用含有糖的食物。

(2)母乳喂养者可继续母乳喂养。添加辅食应以流质、软烂、易消化食物为主。

(3)人工喂养者应调整饮食,可根据实际情况调整奶量,适当增加米粉、米汤等食物。

(4)注意饮食卫生,保证食物新鲜、食具清洁。

(5)乳糖不耐受者采用去乳糖配方奶粉;过敏性腹泻者可改用深度水解蛋白配方或氨基酸配方奶粉。

2. 肛周皮肤的护理　腹泻患儿因大便性质改变,对皮肤的刺激性较强,臀部皮肤护理不当可发生臀红(尿布皮炎),因此需要照护者给予相应的照护,注意保护肛周皮肤,及时清洁,勤更换纸尿裤,每次便后用温水清洗肛门,并涂护臀膏保护皮肤。提高患病期间的舒适度(具体内容可参考第七章第三单元:新生儿尿布皮炎的护理)。

3. 预防和控制感染　严格执行手卫生,如腹泻病因为感染性,要做好居家隔离。日常教育儿童养成饭前便后洗手的习惯。

4. 口服补液盐(ORS)的正确配制方法与服用

(1)按使用说明,一次性冲至规定容量,服用时不可再加水,以免改变液体张力。

(2)2 岁以下患儿每 1~2 分钟喂 5ml(约 1 小勺),稍大的幼儿可用杯子少量多次饮用;如有呕吐,停 10 分钟后再喂,每 2~3 分钟喂 5ml,4~6 小时服完。

(3)如因服用时间过长,口服补液盐凉了,可放进热水容器里隔水温热。

(4)口服补液盐超过 24 小时未饮用完应弃去,服用期间应让婴幼儿照常饮水。

(5)新生儿和早产儿一般不应用口服补液盐,以避免增加肾脏负担,引起水肿。

加　油　站

大便性状的评估

粪便的性状对诊断有重要意义,可以为照护者提供更可靠的参考依据。

1. 稀水便及蛋花汤样便常见于秋季腹泻,提示轮状病毒感染造成。

2. 黏液脓血便见于细菌性痢疾(简称菌痢)和溃疡性结肠炎。

3. 粪便中含有坏死脱落的肠黏膜为伪膜性肠炎。

4. 果酱样大便见于肠套叠和阿米巴痢疾。

5. 若粪便中有未消化食物或油滴则提示吸收不良。

划 重 点

腹泻是婴幼儿常见的临床症状,是多种病因引起的消化道疾病,为世界性公共卫生问题,在我国常见多发病中居第二位。腹泻严重者可引起脱水和电解质紊乱,并可造成儿童营养不良、生长发育障碍和死亡。照护者要全面了解腹泻宝宝的身体状况,及时发现问题,把预防措施落实在前,掌握腹泻的护理方法及正确留取便常规的护理技术,降低或消除可以导致腹泻加重的相关风险因素,减轻病情进展,减少并发症的发生,促进病情恢复,提高其舒适度。

试 试 手

1. 如何正确留取腹泻宝宝的粪便标本?

2. 宝宝腹泻时饮食上应注意什么? 医生给开的口服补液盐应如何正确服用?

第十五单元
咳嗽咳痰的居家护理

小 案 例

君君,男,2岁。因感冒引起咳嗽咳痰,病情进展为肺炎,咳嗽时痰液不易咳出。照护者如何根据咳嗽咳痰的性质及程度来判断咳嗽的轻重? 如何避免引起咳嗽咳痰的诱因? 促进有效咳嗽咳痰的方式有哪些?

跟 我 学

一、咳嗽咳痰概述

呼吸系统疾病是儿童常见病,咳嗽咳痰是呼吸道常见症状之一,也是非呼吸道或全身性疾病的常见症状。咳嗽是一种保护性反射动作,其主要作用是清理呼吸道分泌物、渗出物以及侵入呼吸道的异物,清除呼吸道刺激因子,是机体防止感染的防御性反射。但是长期、频繁、剧烈的咳嗽影响活动、休息,引起呼吸肌疼痛,则属于病理现象。咳嗽咳痰症状影响宝宝的食欲、睡眠、活动及生活质量,因此还须照护者精心护理,保持呼吸顺畅,减轻咳嗽咳痰症状。

二、安全提示

1. 照护者应注意正确的拍背手法和用药安全。
2. 避免过敏原、干冷空气、异味等各种理化因素刺激。
3. 注意居室自然通风,每日早晚各通风一次,维持居室适当的温湿度。
4. 保证气道湿化。气道充分湿化是维护纤毛功能、促进痰液排出、防治呼吸道感染的基础。

三、咳嗽咳痰护理技术

(一) 咳嗽咳痰评估

1. 咳嗽性质   咳嗽分为干性咳嗽和湿性咳嗽两种,如表 9-15-1。

2. 痰液性质   痰液分为黏液性痰、浆液性痰、脓性痰、血性痰、粉红色泡沫痰,如表 9-15-2。

表 9-15-1   咳嗽性质

咳嗽分类	表现	常见疾病
干性咳嗽	咳嗽无痰	常见于急性上、下呼吸道感染初期,急性感染性喉炎、痉挛性喉炎、咳嗽变异性哮喘、气管异物,胸膜炎,慢性肺间质病变,尤其是肺间质纤维化也常表现为干咳
湿性咳嗽	咳嗽伴有痰液	常见于急性喉气管 - 支气管炎、肺炎、急性支气管炎、支气管扩张、肺脓肿等

表 9-15-2   痰液性质

痰液分类	常见疾病
黏液性痰	痰液呈无色或白色透明状,较为黏稠,见于急性支气管炎、支气管哮喘及大叶性肺炎初期,也可见于肺结核等
浆液性痰	痰液透明稀薄,可带泡沫,见于肺水肿
脓性痰	见于下呼吸道化脓性感染
血性痰	可见于任何原因所致的支气管黏膜毛细血管受损、血液渗入肺泡,如特发性肺含铁血黄素沉着症、肺结核等
粉红色泡沫痰	肺水肿的特征表现,常见急性左心衰

3. 咳嗽的音色

(1) 鸡鸣样咳嗽:指连续阵发性剧咳伴高调吸气回声。见于百日咳、会厌或喉部疾患气管受压。

(2) 犬吠样咳嗽:见于急性感染性喉炎、痉挛性喉炎、急性喉气管支气管炎。

(3) 咳嗽声音嘶哑:见于声带炎症、肿瘤压迫喉返神经。

(4) 咳嗽声音低微或无力:见于极度衰弱、声带麻痹患儿、神经肌肉病变等。

(5) 金属音咳嗽:见于肺气肿、声带麻痹及极度衰弱者。

(二) 止咳化痰常用护理方法

1. 病情允许的前提下,鼓励宝宝多饮水,有助于稀释痰液。

2. 给予清淡易消化的饮食。

3. 增加房间湿度,避免呼吸道黏膜干燥,痰液黏稠。

4. 根据孩子病情必要时可使用家用简易雾化吸入器。雾化吸入是呼吸系统疾病治疗方法中一种重要和有效的方法,雾化吸入器可将药液雾化成微小颗粒,使药物通过呼吸吸入的方式进入呼吸道和肺部沉积,从而达到无痛、迅速有效的治疗目的,此外还可稀释痰液,有利于痰液的排出,使咳嗽喘息的症状得到缓解。

5. 婴幼儿通常咳痰无力、不会自主排痰,照护者可采用拍背法辅助痰液松动和排出。

6. 咳嗽时应正确掌握止咳药的服用方法,确保止咳效果。

(1)咳嗽且痰液黏稠,不建议服用中枢止咳药物,应在医生指导下服用止咳祛痰药。

(2)过敏性咳嗽时不应只服用止咳药物,可在医生指导下服用抗过敏性药物。

(3)不应同时服用多种止咳药,因止咳药配方相似,可导致药量摄入过多,引起不良反应。

(4)咳嗽药众多,应根据热咳、寒咳、伤风咳嗽等辨证用药。

(5)服用止咳药后,不应立即大量饮水,以免降低药效,影响止咳效果。

(三)雾化吸入及拍背技术

1. 用物准备　雾化仪器、雾化面罩、雾化药液、小毛巾。

2. 取半坐卧位。

3. 打开雾化机,见有白色的烟雾后,将雾化面罩扣于宝宝口鼻部。

4. 指导宝宝用口吸气,屏气 1~2 秒,用鼻慢慢呼气,直至雾化结束。

5. 为宝宝清洁面部。

6. 协助拍背,有助于痰液松动,易于排出。

(1)拍背方法:右手五指并拢,稍向内合掌,呈空心形状,在宝宝背部进行叩击,注意避开脊柱和肾区,由下到上、由外向内的顺序进行拍背。拍背力度适中,快速、有规律,以不引起宝宝疼痛为宜,一般拍背时间为 10 分钟。

(2)拍背体位:①婴幼儿直立抱起,头枕着照护者左侧肩部。②协助宝宝半坐卧位。

(3)拍背时间选择:应在餐前 30 分钟或进食后 2 小时左右进行,避免进食后立即进行,以免引起呕吐,造成误吸。

7. 指导宝宝深吸气,用力将深部的痰液咳出。

8. 整理宝宝衣服及床铺。

9. 洗手,观察雾化、拍背后的效果。

(四) 正确留取痰标本

正确留取痰标本是合理使用抗生素、有效控制感染的基础。痰标本应在晨起留取。

1. 可以自主咳痰的宝宝先用生理盐水或清水漱口以去除口腔表面杂菌,减少污染菌。

2. 打开无菌标本盒。

3. 宝宝深吸一口气,直接吐入无菌标本盒内,照护者迅速旋紧盒盖。

4. 婴幼儿由专业护理人员使用吸痰器进行吸痰,使用痰液收集器收集痰液,留取标本后及时送检。

加　油　站

咳嗽咳痰发病机制

1. 咳嗽的形成　自耳鼻咽喉、支气管、胸膜等感受区的刺激传入延髓咳嗽中枢,该中枢再将冲动传向运动神经,即喉下神经、膈神经、脊髓神经,分别引起咽肌、膈肌和其他呼吸肌的运动,实现咳嗽动作,表现为深吸气后,声门关闭,继以突然剧烈的呼气,冲出狭窄的声门裂隙,并发出声音。

2. 咳痰的机制　正常情况下,支气管黏膜腺体和杯状细胞只分泌少量黏液,用于保持呼吸道黏膜的湿润,并吸附吸入的尘埃、细菌等微生物,借助于柱状上皮纤毛摆动,将其排向喉头,随咳嗽咳出。当呼吸道发生炎症时,黏膜充血水肿,黏液分泌增多,毛细血管壁通透性增强导致浆液渗出。渗出物与黏液、吸入物、坏死组织混合成痰,借助咳嗽动作排出体外。

划　重　点

咳嗽咳痰是呼吸系统常见症状,由于各年龄段儿童呼吸系统的解剖、生理特点不同,使疾病的发生、发展、愈后和护理方面各具特点。年龄越小,病情进展越快,病情越重,并发症越多,死亡率越高。照护者应掌握促进宝宝有效咳嗽及排痰的方法,熟练掌握咳嗽咳痰的正确处理方法,使宝宝得到舒适的护理,精心的照护,加速病情的好转。

试　试　手

1. 如何为宝宝拍背？
2. 止咳化痰的常用方法有哪些？

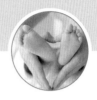

第十六单元
呕吐的居家护理

小 案 例

妮妮,女,2岁8个月,因食用隔夜酸奶后出现呕吐症状,呕吐物为酸奶和水,量较多,伴有间断恶心。照护者很焦虑,担心宝宝病情加重,不知道是否居家观察还是就医? 宝宝呕吐时又如何防止呕吐物呛入气道引起窒息或吸入性肺炎呢?

跟 我 学

一、呕吐护理概述

呕吐是指因胃、胸部和腹部肌肉协调收缩,使胃内容物通过松弛的食管括约肌进入口腔,通常伴有恶心、干呕、痉挛性呼吸以及腹部活动等。呕吐是婴幼儿常见症状之一,小儿呕吐常由于感染、胃肠道扩张、黏膜刺激,或者气味、食物、有毒物质、低氧血症、化学药物治疗等因素引起。婴幼儿暂时性次数不多的呕吐,随着原发疾病的治愈,呕吐症状可很快消失;严重且经常反复发生的呕吐,可引起宝宝食欲降低、脱水、营养不良,并可引起误吸的发生,给照护者带来焦虑。

二、安全提示

1. 根据宝宝的实际年龄、认知情况、语言表达能力、呕吐原因等,实施正确的护理措施,如体位安置等,防止误吸的发生。
2. 需要照护者做好护理照护,及时补充水分,必要时服用止吐药物。
3. 频繁呕吐、量多、精神弱,应及时医院就诊。

三、呕吐护理方法

(一) 呕吐的评估

1. 一般评估　宝宝病情、年龄、意识状态、生命体征、合作程度等。

2. 呕吐的评估　准确进行呕吐的评估,可以判断呕吐的原因,并可根据呕吐情况、呕吐物的量和性质判断是否进行居家观察还是及时就医。

(1)呕吐的病因:呕吐发生的诱因与体位、运动、咽部刺激、精神因素、外伤、用药、中毒、航空、坐船、坐车或闻到难闻的气味等有关,以上都可引起呕吐症状。根据呕吐的特点,婴幼儿呕吐可分为3型。

1)溢乳:发生于小婴儿,由于新生儿胃呈水平位,胃部肌肉发育未完善,贲门松弛,在哺乳时吞入空气,常在奶后自嘴溢出少量奶汁。

2)非喷射性呕吐:呕吐前常有恶心,然后发生呕吐。

3)喷射性呕吐:吐前多无恶心,大量的胃内容物突然经口腔有时同时从鼻孔喷涌而出,可见于小婴儿吞咽大量空气,幽门梗阻以及各种原因引起的颅内压增高(如脑膜炎、蛛网膜下腔出血等)。

根据宝宝呕吐的频次及呕吐物的量及性质,如表9-16-1,可确定有无上消化道梗阻,并估计液体丢失情况。

表 9-16-1　婴幼儿胃容量

分度	临床表现
出生时	7ml
4 天~10 天	40~80ml
1 岁	250~300ml
3 岁	400~600ml
10 岁~12 岁	1 300~1 500ml

(2)呕吐与进食的关系

1)进食前:多见于胃胀气、消化不良等。

2)进食中:进食过程中或餐后即刻呕吐,多见于幽门管溃疡或精神性呕吐。进食后立刻呕吐,恶心很轻,吐后又可进食,长期反复发作而营养状态不受影响,多为神经官能症。

3)进食半小时内:病变多在胃及幽门部位,多见于肥厚性幽门狭窄、幽门痉挛、幽门肥大性梗阻、食物中毒、胃炎或溃疡等。进食15分钟即发生呕吐,多见于食管病变,如贲门痉挛、食管闭锁等。

4)进食后 1 小时以上:又称延迟性呕吐,提示胃张力下降或胃排空延迟。

5)进食后较久或数餐后呕吐:见于幽门梗阻。

6)其他:餐后近期呕吐,特别是集体发病者,提示食物中毒。服药后出现呕吐则考虑药物反应。

(3)呕吐发生时间

1)晨起:晨起呕吐可见于尿毒症或功能性消化不良。鼻窦炎患儿因起床后脓液经鼻后孔流出刺激咽部,亦可至晨起恶心、呕吐。

2)晚上或夜间:可见于幽门梗阻。

3)婴幼儿期:3 岁幼儿反复、持续呕吐咖啡色物,考虑食管裂孔疝的可能。

(4)呕吐物性质与疾病的关系

1)黄绿色胆汁:呕吐物含有大量胆汁者,说明有胆汁逆流入胃,常为顽固性呕吐,可见于高位小肠梗阻、胆囊炎、胆石症。

2)黄绿色液混有少量食糜:见于高位空肠闭锁或粘连性肠梗阻及肠麻痹。

3)咖啡色:呕吐物为咖啡色提示有消化道出血。大量呕血多见于门脉高压症合并食管静脉曲张破裂或胃溃疡出血。出血性疾病或鼻衄,呕吐物中带血。

4)其他:呕吐物呈清亮或泡沫状黏液及未消化的奶汁或食物,表示食物下行受阻、梗阻在贲门以上,见于新生儿先天性食管闭锁,食管狭窄和贲门失弛缓症等。呕吐物有蛔虫提示胆道蛔虫或肠道蛔虫。

(5)呕吐物的气味

酸臭味:带发酵、腐败的酸臭气味提示胃潴留。含有大量酸性液体者提示胃泌素瘤或十二指肠溃疡。无酸味则考虑为贲门狭窄或弛缓症所致。

粪臭味:吐出物呈浅褐绿色粪汁样、味臭,新生儿期多考虑为空回肠或结肠闭锁,肠无神经节症或直肠肛门畸形,其他年龄组则考虑由各种原因所致的低位消化道梗阻。

(二) 呕吐防误吸护理方法

1. 呕吐物如从鼻腔喷出,立即将鼻腔中的异物清除,保持呼吸道畅通。

2. 取坐位或侧卧位、头部抬高,防止窒息的发生。

3. 及时清理口、鼻腔呕吐物,减少误吸的发生。

4. 必要时给予禁食水。

(三) 呕吐护理注意事项

1. 频繁呕吐应给予禁食水观察　因宝宝呕吐照护者常担心宝宝体内营养缺乏,因此,呕吐后着急喂食,结果又引起第二波的呕吐(可能吐出来的比吃进去的还多),所以呕吐后可以先暂时禁食,包括温开水、牛奶等。

2. 及时寻找引起呕吐的诱因,去除诱因防止引起再次呕吐。

3. 及时清理口、鼻腔呕吐物,保持呼吸道通畅。

4. 频繁呕吐、量多、精神弱,应及时到医院就诊。

加 油 站

呕吐之后口腔清洁指导

呕吐之后,会有一些胃酸及未消化的食物残留在口腔中,难闻的味道会使宝宝不舒服而更想呕吐。较小的宝宝,照护者可用湿纱布蘸温水来清洁口腔,而年龄较大的宝宝,可以用温开水漱口,以保持口腔清洁。

划 重 点

呕吐是婴幼儿的常见症状,通过呕吐相关知识的学习,掌握评估呕吐原因、呕吐相关因素及呕吐程度的能力,可判断是否可以进行居家照护,熟练运用防止误吸技术,避免因呕吐引起误吸的发生,缓解照护者因宝宝呕吐束手无策导致的焦虑,提高宝宝呕吐时的舒适度,减轻因呕吐引起宝宝烦躁及误吸事件的发生。

试 试 手

1. 如何根据呕吐情况、呕吐物的量和性质判断进行居家观察还是及时就医?

2. 呕吐时如何预防宝宝呕吐物吸入气道造成窒息?

附录

师资必读

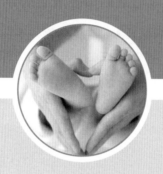

第一章　孕早期居家护养

第一单元　孕前保健

实训任务设计	
综合考评设计	通过典型案例导入,对知识目标、技能目标、人文关怀和学习策略目标的描述,采用理论知识介绍的方法,掌握孕前保健的项目与内容。做病情状况模拟案例,进行理论结合实践考核
实训课时安排	1 学时理论讲解
实训组织	1. 案例导入后,开拓学员的思维,提出学员想到的问题 2. 教师引导该课时的问题评估及工作思考 3. 提出工作和学习的目标 4. 进行理论知识内容授课
备注	有资质的母婴护理人员完成实训任务

考　评　结　构

1. 以实际被照护者的病情状况做模拟案例,以知识结合实际的形式进行考核。

2. 考核比重　知识占 70%、人文占 30%,其中人文考核中被照护者的满意度占 10%。

第二单元　孕早期常见症状护养

实训任务设计	
综合考评设计	通过典型案例导入,对知识目标、技能目标、人文关怀和学习策略目标的描述,采用临床症状表现与理论知识相结合的教授方法,掌握孕早期常见症状照护的知识与技能。做病情状况模拟案例,以理论结合实际的形式进行考核
实训课时安排	2 学时情景模拟,根据不同模拟人(孕妇)的参数设定,以理论结合实际的形式进行考核
实训组织	1. 通过情景模拟的方式,根据不同模拟人(孕妇)的参数设定,引出本章节重点内容 2. 通过多媒体课件进行技能知识及技术操作内容授课 3. 使用情景模拟的方式,根据不同模拟人(孕妇)的参数设定,对学员进行直接训练 4. 对孕早期常见症状照护进行考核
备注	有资质的母婴护理人员完成实训任务

考 评 结 构

1. 以实际被照护者的病情状况做模拟案例,以知识结合实际的形式进行考核。

2. 考核比重　知识占 70%、人文占 30%,其中人文考核中被照护者的满意度占 10%。

第三单元 建立孕产期保健档案（册、卡）指导

实训任务设计	
综合考评设计	通过典型案例导入，对知识目标、技能目标、人文关怀和学习策略目标的描述，采用理论知识教授的方法，掌握建立孕产期保健档案指导知识。做病情状况模拟案例，以知识结合实际的形式进行考核
实训课时安排	2 学时理论讲解
实训组织	1. 案例导入后，开拓学员的思维，提出学员想到的问题 2. 教师引导该课时的问题评估及工作思考 3. 提出工作和学习的目标 4. 进行理论知识内容授课
备注	有资质的母婴护理人员完成实训任务

考 评 结 构

1. 以实际被照护者的病情状况做模拟案例，以知识结合实际的形式进行考核。

2. 考核比重　知识占 70%、人文占 30%，其中人文考核中被照护者的满意度占 10%。

第二章　孕中期居家护养

第一单元　孕中期保健

实训任务设计	
综合考评设计	通过典型案例导入,对知识目标、技能目标、人文关怀和学习策略目标的描述,采用视频与理论知识教授相结合的方法,掌握孕中期保健知识。做病情状况模拟案例,以知识结合实际的形式进行考核
实训课时安排	1学时理论讲解
实训组织	1. 案例导入后,开拓学员的思维,提出学员想到的问题 2. 教师引导该课时的问题评估及工作思考 3. 提出工作和学习的目标 4. 进行理论知识内容授课
备注	有资质的母婴护理人员完成实训任务

考 评 结 构

1. 以实际被照护者的病情状况做模拟案例,以知识结合实际的形式进行考核。

2. 考核比重　知识占70%、人文占30%,其中人文考核中被照护者的满意度占10%。

第二单元 孕中期常见症状护养

实训任务设计	
综合考评设计	通过典型案例导入,对知识目标、技能目标、人文关怀和学习策略目标的描述,采用示范与理论知识相结合的教授方法,掌握孕中期常见症状照护知识与技能。做病情状况模拟案例,以知识结合实际的形式进行考核
实训课时安排	2 学时情景模拟,根据不同模拟人(孕妇)的参数设定,进行理论与实际相结合的考核形式
实训组织	1. 通过情景模拟的方式,根据不同模拟人(孕妇)的参数设定,引出本章节重点内容 2. 通过多媒体课件进行技能知识及技术操作内容授课 3. 使用情景模拟的方式,根据不同模拟人(孕妇)的参数设定对学员进行直接训练 4. 对孕中期常见症状照护进行考核
备注	有资质母婴护理人员完成实训任务

考 评 结 构

1. 以实际被照护者的病情状况做模拟案例,以知识结合实际的形式进行考核。

2. 考核比重 知识占 50%、技能占 30%、人文占 20%,其中人文考核中被照护者的满意度占 10%。

第三单元　居家自我监测

实训任务设计	
综合考评设计	通过典型案例导入,对知识目标、技能目标、人文关怀和学习策略目标的描述,采用图片、示范与理论教授相结合方法,掌握建立孕中期居家自我监测技术。做病情状况模拟案例,进行知识结合实际考核形式
实训课时安排	2学时情景模拟,根据不同模拟人(孕妇)的参数设定,以理论结合实际的形式进行考核
实训组织	1. 通过情景模拟的方式,根据不同模拟人(孕妇)的参数设定,引出本章节重点内容 2. 教师引导该课时的问题评估及工作思考 3. 提出工作和学习的目标 4. 进行理论知识内容授课
备注	有资质母婴护理人员完成实训任务

考 评 结 构

1. 以实际被照护者的病情状况做模拟案例,以知识结合实际的形式进行考核。

2. 考核比重　知识占50%、技能占30%、人文占20%,其中人文考核中被照护者的满意度占10%。

3. 胎动计数操作标准

【目的】自我监测胎儿在宫内的安危。

【用物准备】时钟。

【评估】1. 孕妇孕周。2. 孕妇腹壁皮肤薄厚、松弛。

【操作步骤及要点】如附表2-3-1。

附表 2-3-1　操作步骤及要点

操作步骤	要点
1. 房间安静、整洁 2. 孕妇左侧卧位,集中注意力仔细计数胎动。每日3次,早、中、晚各1次,每次1小时。 3. 将3次胎动数相加乘以4,即12小时胎动数 4. 记录胎动数	1. 孕18~20周开始自觉有胎动;随着孕周增加,胎动会越活跃,但孕末期胎动逐渐减少 2. 从孕28周开始一直至临产,均应每日进行胎动计数 3. 1小时胎动数正常为3~5次,12小时胎动正常数为30次以上,少于10次不正常,胎动次数减少或在短时间内突然频繁,或逐日下降超过50%不能恢复者,提示胎儿缺氧可能,应及时到医院就诊

【健康教育】

1. 告知孕妇胎动计数的意义。

2. 指导孕妇正确胎动计数的方法。

第三章 孕晚期居家护养

第一单元 孕晚期保健内容

实训任务设计	
综合考评设计	通过典型案例导入,对知识目标、技能目标、人文关怀和学习策略目标的描述,采用视频与理论知识教授相结合的方法,掌握孕晚期保健知识。做病情状况模拟案例,以知识结合实际的形式进行考核
实训课时安排	1学时理论讲解
实训组织	1. 案例导入后,开拓学员的思维,提出学员想到的问题 2. 教师引导该课时的问题评估及工作思考 3. 提出工作和学习的目标 4. 进行理论知识内容授课
备注	有资质的母婴护理人员完成实训任务

考 评 结 构

1. 以实际被照护者的病情状况做模拟案例,以知识结合实际的形式进行考核。

2. 考核比重　知识占70%、人文占30%,其中人文考核中被照护者的满意度占10%。

第二单元 孕晚期保胎孕妇居家护养

实训任务设计	
综合考评设计	通过典型案例导入，对知识目标、技能目标、人文关怀和学习策略目标的描述，采用示范与理论知识相结合的教授方法，掌握孕晚期保胎孕妇照护知识与技能。做病情状况模拟案例，以知识结合实际的形式进行考核
实训课时安排	2学时情景模拟，根据不同模拟人(孕妇)的参数设定，以理论结合实际的形式进行考核
实训组织	1. 通过情景模拟的方式，根据不同模拟人(孕妇)的参数设定，引出本章节重点内容 2. 通过多媒体课件进行技能知识及技术操作内容授课 3. 使用情景模拟的方式，根据不同模拟人(孕妇)的参数设定对学员进行直接训练 4. 对孕晚期保胎孕妇照护技术进行考核
备注	有资质的母婴护理人员完成实训任务

考 评 结 构

1. 以实际被照护者的病情状况做模拟案例，以知识结合实际的形式进行考核。

2. 考核比重　知识占50%、技能占30%、人文占20%，其中人文考核中被照护者的满意度占10%。

第三单元　孕晚期体重控制

实训任务设计	
综合考评设计	通过典型案例导入,对知识目标、技能目标、人文关怀和学习策略目标的描述,采用图片、示范与理论教授相结合方法,掌握建立孕中期居家自我监测技术。做病情状况模拟案例,以知识结合实际的形式进行考核
实训课时安排	1学时理论与实际相结合的考核形式
实训组织	1. 通过情景模拟的方式,根据不同模拟人(孕妇)的参数设定,引出本章节重点内容 2. 教师引导该课时的问题评估及工作思考 3. 提出工作和学习的目标 4. 进行理论知识内容授课
备注	有资质的母婴护理人员完成实训任务

考 评 结 构

1. 以实际被照护者的病情状况做模拟案例,以知识结合实际的形式进行考核

2. 考核比重　知识占70%、人文占30%,其中人文考核中被照护者的满意度占10%。

第四章 分娩期陪伴与居家护养

第一单元 临产前居家护养

实训任务设计	
综合考评设计	通过典型案例导入,对知识目标、技能目标、人文关怀和学习策略目标的描述,采用图片、示范与理论教授相结合方法,掌握临产前居家准备照护。做病情状况模拟案例,以知识结合实际的形式进行考核
实训课时安排	2学时情景模拟,根据不同模拟人(孕妇)的参数设定,以理论结合实际的形式进行考核
实训组织	1. 通过情景模拟的方式,根据不同模拟人(孕妇)的参数设定,引出本章节重点内容 2. 教师引导该课时的问题评估及工作思考 3. 提出工作和学习的目标 4. 进行理论知识内容授课
备注	有资质的母婴护理人员完成实训任务

考 评 结 构

1. 以实际被照护者的病情状况做模拟案例,以知识结合实际的形式进行考核。

2. 考核比重 知识占70%、人文占30%。其中人文考核中被照护者的满意度占10%。

第二单元 产程中护养技能

实训任务设计	
综合考评设计	通过典型案例导入,对知识目标、技能目标、人文关怀和学习策略目标的描述,采用图片演示与理论相结合方法,掌握分娩时产程陪产护理知识及相关技术。做病情状况模拟案例,以知识结合实际的形式进行考核
实训课时安排	2学时情景模拟,根据不同模拟人(孕妇)的参数设定,以理论结合实际的形式进行考核
实训组织	1. 案例导入后,开拓学员的思维,提出学员想到的问题 2. 教师引导该课时的问题评估及工作思考 3. 提出工作和学习的目标 4. 进行技能知识及技术操作内容授课

考 评 结 构

1. 以实际产妇的病情状况做模拟案例,以知识结合实际的形式进行考核。

2. 考核比重 技能占60%、知识占20%、人文占20%,其中人文考核中产妇的满意度占10%。

3. 考核评分 如附表4-2-1、附表4-2-2、附表4-2-3。

附表4-2-1 协助如厕技术评分表

项目		总分	技术操作要求	评分等级				实际得分
				A	B	C	D	
操作前准备	素质要求	3	仪表端庄,着装整洁,符合职业要求	3	2	1	0	
	环境准备	2	宽敞、安全、保护产妇隐私	2	1	0	0	

续表

项目		总分	技术操作要求	评分等级				实际得分
				A	B	C	D	
操作过程	用物准备	2	手纸、洗手用物	2	1	0	0	
	评估	5	1. 产妇的情况、意识、能否下地、合作能力	3	2	1	0	
			2. 有无引流管、伤口	2	1	0	0	
	解释	3	告知产妇操作目的及注意事项	3	2	1	0	
	起床步骤	12	1. 协助产妇坐起(根据产妇的自理能力)产妇的头部面向照护者,嘱产妇双臂抱住照护者颈部,照护者将一前臂从产妇颈下穿过,抱住产妇肩部,与另一臂形成合力,产妇头部枕于照护者前臂,照护者身体紧贴病床,缓慢将产妇扶起	12	9	6	3	
	站立步骤	12	2. 协助产妇站起(根据产妇的自理能力)协助产妇双腿下垂坐立床边,为产妇穿鞋,嘱产妇双脚内收踩地。照护者两脚前后分开站立,前脚放在产妇两脚之间,嘱产妇双手抱住照护者肩部,照护者半蹲,抱住产妇腰部。照护者起立,协助产妇站稳后,与产妇行走频率保持一致	12	9	6	3	
	协助便后处理	5	3. 协助产妇安全坐于坐便器上排便结束后用手纸擦干净会阴部	5	3	1	0	
		3	4. 按照"协助产妇站立"的要求协助产妇起身,为产妇穿好裤子	3	2	1	0	
		5	5. 观察排泄物的色、量、性状	5	3	1	0	
		3	6. 协助产妇清洗双手后回床	3	2	1	0	
操作后		5	清理周围环境、洗手	5	3	2	1	
理论提问		20	协助产妇如厕的注意事项	20	15	10	5	
人文满意		20		20	15	10	5	
总分		100						

附表 4-2-2　床上使用便盆技术评分表

项目		总分	技术操作要求	评分等级				实际得分
				A	B	C	D	
操作前准备	素质要求	3	仪表端庄,着装整洁,符合职业要求	3	2	1	0	
	环境准备	2	保护产妇隐私	2	1	0	0	
	用物准备	2	橡胶单、便盆、手纸、手套、温水	2	1	0	0	
	评估	5	1. 产妇的情况、意识、能否下地、合作能力。	3	2	1	0	
			2. 有无引流管、伤口	2	1	0	0	
操作过程	解释	3	告知产妇操作目的及注意事项	3	2	1	0	
	放置便盆步骤	15	1. 适度暴露会阴部,臀下铺隔离单,戴手套,托起 / 嘱产妇抬起腰部及骶尾部,放置便盆	15	12	9	6	
	排便观察	20	2. 嘱产妇排便,确认产妇排便完毕,用手纸擦净会阴部	20	9	6	3	
			3. 观察排泄物的色、量、性状					
	协助便后处理	5	4. 撤去便盆及隔离单、脱手套	5	3	1	0	
			5. 观察骶尾部位的皮肤,为产妇穿好衣服帮助产妇采取合适体位温水毛巾为产妇擦净双手					
操作后		5	清理周围环境、洗手	5	3	2	1	
理论提问		20	协助产妇在床上使用便盆的注意事项	20	15	10	5	
人文满意		20		20	15	10	5	
总分		100						

附表 4-2-3　按摩方法技术评分表

项目		总分	技术操作要求	评分等级				实际得分
				A	B	C	D	
操作前准备	素质要求	3	仪表端庄,着装整洁,符合职业要求	3	2	1	0	
	环境准备	2	安全、清洁、宽敞、温度适宜	2	1	0	0	

续表

项目		总分	技术操作要求	评分等级				实际得分
				A	B	C	D	
操作前准备	用物准备	2	干毛巾、水杯,根据需要准备导乐分娩凳、导乐车、导乐球、导乐枕、分娩绳	3	2	1	0	
	评估	3	产妇的生命体征、认知、平衡能力及肢体活动协调程度,对触摸形式的需求	3	2	1	0	
操作过程	按摩	10	1. 骶部按摩 2. 产妇趴在分娩球或倒坐在椅子上 3. 照护者将手分别放于产妇两侧臀部宫缩期,照护者用手掌根部或拳头放置于产妇骶骨上稳固按摩	10	7	4	1	
		10	1. 单人双臀按摩 2. 产妇趴在分娩球或倒坐在椅子上 3. 宫缩期,照护者将手分别放于产妇两侧臀部,向内朝骨盆中心以整个手掌稳固地按摩	10	7	4	1	
		10	1. 双人双臀按摩 2. 产妇趴在分娩球或倒坐在椅子上 3. 两人分别站于产妇两侧,分别将张开的手掌置于产妇胯部内上侧,两手掌交叠,宫缩期,照护者向着产妇臀部倾屈身体并集中力量按摩	10	7	4	1	
		10	1. 坐位膝部按摩 2. 产妇上身垂直靠椅背而坐,双脚平放于地面,膝盖稍分开,照护者面向产妇保持舒适体位,双手握成空杯状放在产妇膝部,双肘靠近身体,宫缩期,照护者利用上身力量向产妇膝盖施压	10	7	4	1	
		10	1. 侧卧位膝部按摩 2. 产妇双腿间用软枕支撑,产妇弯曲下肢与髋关节成90°,宫缩时,照护者一手握成空杯状放在产妇膝部,垂直向产妇髋关节用力	10	7	4	1	
操作后		5	协助产妇采用舒适体位,洗手	5	3	2	1	
理论提问		15	按摩注意事项	15	10	5	0	
人文满意		20		20	15	10	5	
总分		100						

第三单元 自由体位陪伴

实训任务设计	
综合考评设计	通过典型案例导入,对知识目标、技能目标、人文关怀和学习策略目标的描述,采用图片演示与理论相结合方法,掌握自由体位陪伴技术。做病情状况模拟案例,以知识结合实际的形式进行考核
实训课时安排	2 学时情景模拟,根据不同模拟人(孕妇)的参数设定,以理论结合实际的形式进行考核
实训组织	1. 通过情景模拟的方式,根据不同模拟人(孕妇)的参数设定,引出本章节重点内容 2. 教师引导该课时的问题评估及工作思考 3. 提出工作和学习的目标 4. 进行技能知识及技术操作内容授课

考 评 结 构

1. 以实际产妇的病情状况做模拟案例,以知识结合实际的形式进行考核。

2. 考核比重 技能占 60%、知识占 20%、人文占 20%,其中人文考核中产妇的满意度占 10%。

第五章　产褥期居家护养及运动指导

第一单元　产褥期生理恢复观察与居家护养

实训任务设计	
综合考评设计	通过典型案例导入,对知识目标、技能目标、人文关怀和学习策略目标的描述,采用图片演示与理论相结合方法,掌握恶露及子宫复旧的观察。做病情状况模拟案例,以知识结合实际的形式进行考核
实训课时安排	2学时情景模拟,根据不同模拟人(孕妇)的参数设定,以理论结合实际的形式进行考核
实训组织	1. 案例导入后,开拓学员的思维,提出学员想到的问题 2. 教师引导该课时的问题评估及工作思考 3. 提出工作和学习的目标 4. 进行技能知识及技术操作内容授课

考 评 结 构

1. 以实际产妇的病情状况做模拟案例,以知识结合实际的形式进行考核。

2. 考核比重　知识占70%、人文占30%,其中人文考核中产妇的满意度占10%。

第二单元　日常生活护理

实训任务设计	
综合考评设计	通过典型案例导入,对知识目标、技能目标、人文关怀和学习策略目标的描述,采用图片演示与理论相结合方法,掌握产褥期日常生活照护的技能。做病情状况模拟案例,以知识结合实际的形式进行考核
实训课时安排	2 学时情景模拟,根据不同模拟人(孕妇)的参数设定,以理论结合实际的形式进行考核
实训组织	1. 案例导入后,开拓学员的思维,提出学员想到的问题 2. 教师引导该课时的问题评估及工作思考 3. 提出工作和学习的目标 4. 进行技能知识及技术操作内容授课

考 评 结 构

1. 以实际产妇的病情状况做模拟案例,以知识结合实际的形式进行考核。

2. 考核比重　技能占 60%、知识占 20%、人文占 20%,其中人文考核中产妇的满意度占 10%。

3. 考核评分　如附表 5-2-1、附表 5-2-2、附表 5-2-3、附表 5-2-4。

附表 5-2-1　口腔护理技术操作考核评分标准

项目		总分	技术操作要求	评分等级				实际得分
				A	B	C	D	
操作前准备	素质要求	3	仪表端庄,着装整洁,符合职业要求	3	2	1	0	
	环境准备	2	宽敞、整洁,室温调节至 24℃以上	2	1	0	0	
	用物准备	2	产妇牙刷、纱布牙刷、剔牙线、牙膏、清水、漱口液、牙杯、唇膏毛巾等	2	1	0	0	

续表

项目		总分	技术操作要求	评分等级				实际得分
				A	B	C	D	
操作前准备	产妇评估	3	产妇的病情,意识,口腔的色泽;黏膜颜色、完整性,是否有溃疡、疱疹;有无口臭或异常气味	3	2	1	0	
操作过程	解释	5	告知产妇护理的目的与注意事项	5	3	1	0	
	摆体位	5	协助产妇取仰卧位或侧卧位,头偏向一侧,颌下铺毛巾	5	3	1	0	
	口腔护理步骤	40	1. 嘱产妇依次由内向外沿牙缝纵向刷洗上牙列外侧面、内侧面、咬合面,下牙列外侧面、内侧面	10	7	4	1	
			2. 术后当日不能活动的产妇,照护者用纱布牙刷蘸温水,依次由内向外沿牙缝纵向擦洗上牙列外侧面、内侧面、交合面,下牙列外侧面、内侧面、咬合面,再弧形擦洗颊部;同法擦洗对侧	15	12	9	6	
			3. 擦洗硬腭部、舌面及舌下,最后再擦洗口唇	5	3	1	0	
			4. 刷/擦洗完毕,帮助产妇漱口,用毛巾拭去口角处水渍	10	7	4	1	
	沟通	5	观察产妇反应	5	3	1	0	
操作后		5	清理用物、洗手	5	3	1	0	
理论提问		10	口腔护理的注意事项	10	7	4	1	
人文满意		20		20	15	10	5	
总分		100						

附表 5-2-2 温水擦浴技术评分表

项目		总分	技术操作要求	评分等级				实际得分
				A	B	C	D	
操作前准备	素质要求	2	仪表端庄,着装整洁,符合职业要求	2	1	0	0	
	病室环境	2	室温 24℃以上、安静、整洁、保护产妇隐私	2	1	0	0	
	用物准备	2	脸盆、毛巾 2 块、浴巾、肥皂/沐浴露、热水壶、水温计、润肤乳、干净衣裤	2	1	0	0	

续表

项目		总分	技术操作要求	评分等级				实际得分
				A	B	C	D	
操作前准备	评估产妇	4	产妇病情、生活自理能力及合作能力、皮肤完整性	4	3	2	1	
操作过程	擦浴操作步骤	55	1. 告知产妇操作目的及注意事项	3	2	1	0	
			2. 依"面部清洁和梳头"的要求为产妇清洁面部	3	2	1	0	
			3. 为产妇脱去上衣的一侧衣袖,适度暴露擦洗部位,擦洗部位下铺浴巾	3	2	1	0	
			4. 毛巾呈手套状向心方向擦洗一侧上肢,按照外侧→内侧→腋窝→手的顺序	5	3	2	1	
			5. 从胸骨向外环形擦洗一侧胸部,从脐周顺时针擦洗腹部	5	3	2	1	
			6. 穿好干净上衣的一侧衣袖	2	1	0	0	
			7. 擦洗腰背部:产妇翻身侧卧,背向照护者,背下铺浴巾,先擦洗脊柱,右侧背部顺时针向下边按摩边擦洗,左侧背部逆时针向下边按摩边擦洗至臀部	8	6	4	2	
			8. 同法擦洗对侧上肢及胸部,为产妇整理好上衣	6	4	2	0	
			9. 为产妇脱去裤腿,适度暴露擦洗部位,擦洗部位下铺浴巾,依"会阴护理法"冲洗会阴部,毛巾呈手套状向心方向擦洗一侧下肢的前侧、外侧、内侧,同法擦洗另侧下肢	10	7	4	1	
			10. 脱去袜子,将双脚泡在水中(卧床产妇进行足部清洁时,双膝屈曲,并将膝下垫一个软枕,使产妇舒适),依产妇喜好和足部清洁程度酌情泡脚,按照清水→肥皂→清水的顺序清洗踝部、双足、趾间,洗净后毛巾擦干踝部、双足,撤去足盆,趾甲长者给予修剪,必要时涂润肤乳,为产妇穿好袜子	10	7	4	1	

续表

项目	总分	技术操作要求	评分等级				实际得分
			A	B	C	D	
操作后	5	帮助产妇采取合适体位,处理用物后洗手	5	3	2	1	
理论提问	10	温水擦浴注意事项	10	6	2	0	
人文关怀	20		20	15	10	5	
总分	100						

附表 5-2-3 会阴护理考核评分标准

项目		总分	技术操作要求	评分等级				实际得分
				A	B	C	D	
操作前准备	素质要求	2	仪表端庄、着装整洁、符合职业要求	2	1	0	0	
	环境要求	2	室温 24℃以上,保护产妇隐私	2	1	0	0	
	用物准备	3	护理垫、毛巾、水温计、手套、屏风、护理液、便盆、冲洗容器(水温 38~40℃)	3	2	1	0	
	产妇评价	3	产妇病情、意识状态、活动能力	3	2	1	0	
操作过程	会阴护理步骤	50	1. 准备好会阴护理用物,告知产妇操作目的及注意事项	5	3	2	1	
			2. 协助产妇平卧,脱去一条裤腿,臀部铺护理垫,适度暴露会阴部,戴手套,放置便盆	10	7	4	1	
			3. 边冲洗边用毛巾擦洗会阴部,使用护理液擦洗,再次边冲洗边用毛巾擦洗会阴部后擦干	20	15	10	5	
			4. 撤去护理垫,脱去手套,为产妇穿好衣服帮助产妇采取舒适卧位	10	7	4	1	
			5. 与产妇做好沟通	5	3	2	1	
操作后		5	处理用物,洗手	5	3	2	1	
理论提问		15	1. 妇科会阴冲(擦)洗注意事项 2. 产科会阴冲(擦)洗注意事项	15	12	9	6	
人文关怀		20						
总分		100						

附表 5-2-4　日常生活能力评估表

	项目	完全独立	需部分帮助	需极大帮助	完全依赖帮助
Barthel 指数 评估	进食	☐ 10	☐ 5	☐ 0	—
	洗澡	☐ 5	☐ 0	—	—
	修饰	☐ 5	☐ 0	—	—
	穿衣	☐ 10	☐ 5	☐ 0	—
	控制大便	☐ 10	☐ 5	☐ 0	—
	控制小便	☐ 10	☐ 5	☐ 0	—
	如厕	☐ 10	☐ 5	☐ 0	—
	床椅转移	☐ 15	☐ 10	☐ 5	☐ 0
	平地行走	☐ 15	☐ 10	☐ 5	☐ 0
	上下楼梯	☐ 10	☐ 5	☐ 0	—
	Barthel 评分	重度依赖 ≤ 40 分;中度依赖 41~60 分;轻度依赖 61~99 分;无依赖 100 分			

第三单元 产后运动指导

实训任务设计	
综合考评设计	通过典型案例导入,对知识目标、技能目标、人文关怀和学习策略目标的描述,采用图片演示与理论相结合方法,掌握产后运动指导方法。做病情状况模拟案例,以知识结合实际的形式进行考核
实训课时安排	2学时情景模拟,根据不同模拟人(孕妇)的参数设定,以理论结合实际的形式进行考核
实训组织	1. 案例导入后,开拓学员的思维,提出学员想到的问题 2. 教师引导该课时的问题评估及工作思考 3. 提出工作和学习的目标 4. 进行技能知识及技术操作内容授课

考 评 结 构

1. 可模拟产后运动指导案例,以知识结合实际的形式进行考核。

2. 考核比重 知识占40%、方法指导占30%,人文占30%,其中人文考核中产妇舒适的满意度占10%。

第六章　母乳喂养指导

第一单元　乳房护理技术指导

实训任务设计	
综合考评设计	通过典型案例导入,对知识目标、技能目标、人文关怀和学习策略目标的描述,采用图片、示教、视频与理论相结合方法,居家照护人员为产妇提供专业的护理技术并支持母乳喂养使产妇有足够的信心并放松心情,教会产妇掌握正确的喂养姿势和方法,减少乳房肿胀,帮助母亲判断生理性乳涨的症状
考评方式设计	为居家照护人员做模拟案例,以知识结合实际的形式进行考核
实训课时安排	1 学时理论讲解,1 学时实际操作
实训组织	有资质的母婴护理人员完成实训任务的完成
备注	

考 评 结 构

1. 可模拟生理性乳房肿胀案例,以知识结合实际的形式进行考核。

2. 考核比重　技能占 60%、知识占 20%、人文占 20%,其中人文考核中母亲对乳房护理的舒适的满意度占 10%。

3. 考核评分　如附表 6-1-1。

附表 6-1-1 挤奶操作技术评分表

项目	项目总分	操作要求	评分等级及分值				实际得分
			A	B	C	D	
操作前准备	20	仪表:着装整洁、洗手戴口罩	3	2	1	0	
		口述挤奶注意事项,以取得配合	3	2	1	0	
		评估 1. 乳房肿胀情况、意识状态及合作程度 2. 产妇的文化水平及理解能力告知产妇手工挤奶的方法	4 4	3 3	2 2	1 1	
		1. 洗手 2. 用物准备 毛巾、母乳收集器 3. 环境 调节室温、遮挡产妇	2 2 2	1 1 1	0 0 0	0 0 0	
操作过程及程序	5	照护者向产妇解释,并观察乳房的情况	5	4	3	1	
	35	1. 携用物至产妇身旁,做好解释 2. 协助取舒适卧位 3. 用清水将乳晕和乳房擦洗干净,乳房下垫毛巾 4. 操作者取舒适姿势,右手拇指和示指放在乳晕边界处挤压乳晕,手指固定不要在乳房上移动,重复挤压,一张一松,并沿着乳头依次挤净所有的乳窦,以排空乳窦内的余奶 5. 教会产妇自己挤奶的方法	3 2 5 15 10	2 1 4 12 8	1 0 3 9 6	0 0 1 6 4	
提问	20	挤奶注意事项	10	8	6	4	
人文满意	20	1. 态度和蔼,动作轻柔熟练 2. 口述正确流利,熟练掌握挤奶的方法	10 10	8 8	6 6	4 4	
总分	100						

第二单元　母乳喂养姿势与新生儿含接指导

实训任务设计	
综合考评设计	通过典型案例导入,对知识目标、技能目标、人文关怀和学习策略目标的描述,采用图片、示教、视频与理论相结合方法,居家照护人员为产妇及婴儿提供专业的照护并支持母乳喂养使产妇有足够的信心和决心进行母乳喂养,教会产妇掌握正确的喂养姿势和方法,帮助产妇成功地进行和持续母乳喂养
考评方式设计	母亲为婴儿进行哺乳做模拟案例,以知识结合实际的形式进行考核
实训课时安排	2 学时理论讲解,2 学时实际操作
实训组织	有资质母婴护理人员完成实训任务的完成
备注	

考 评 结 构

1. 亲喂婴儿进行哺乳做模拟案例,以知识结合实际的形式进行考核。

2. 考核比重　技能占 60%、知识占 15%、人文占 20%,其中人文考核中母亲为婴儿进行哺乳的满意度占 10%。

3. 考核评分　如附表 6-2-1。

附表 6-2-1　母乳喂养操作技术评分表

项目	项目总分	操作要求	评分等级及分值				实际得分
			A	B	C	D	
			5	4	3	1	
操作前准备	15	仪表:着装整洁、洗手戴口罩	5	4	3	1	
		口述母乳喂养注意事项,以取得配合	5	4	3	1	
		评估产妇及婴儿的意识状态及合作程度,为新生儿做好准备	5	4	3	1	

续表

项目	项目总分	操作要求	评分等级及分值				实际得分
			A	B	C	D	
			5	4	3	1	
		用物:清洁毛巾、靠背椅、脚蹬、新生儿模型、乳房模型	5	4	3	1	
操作过程及程序	4	操作者向产妇解释,并观察乳头的情况	5	4	3	1	
	16	协助产妇选择舒适的体位(坐位),帮助母亲掌握以下技巧。 1. 婴儿的头与身体成一条直线 2. 婴儿的脸面向乳房、鼻子对着乳头 3. 产妇应抱紧婴儿贴近自己 4. 婴儿的头和颈得到支撑,新生儿母亲还应托住宝宝的臀部	5 5 5 5	4 4 4 4	3 3 3 3	1 1 1 1	
	20	口述加演示:哺乳的正确姿势 1. 示指支撑乳房基根部 2. 其余三指靠在乳房下的胸壁上 3. 大拇指放在乳房的上方 4. 两只手轻压乳房,改变乳房形态,以免堵住婴儿口鼻,托乳房的手不要离乳头太近,以免影响婴儿含接	5 5 5 5	4 4 4 4	3 3 3 3	1 1 1 1	
	15	口述加演示:婴儿正确含接姿势 1. 产妇用乳头刺激婴儿嘴唇,以便婴儿张嘴 2. 待婴儿把嘴巴张大后再把乳头及大部分乳晕送入婴儿口中 3. 注意产妇反应并询问她婴儿吸吮时的感受	5 5 5	4 4 4	3 3 3	1 1 1	
提问	10	婴儿正确含接的征象	15	12	9	6	
人文满意	20	1. 态度和蔼,动作轻柔熟练。 2. 口述正确流利,熟练掌握母乳喂养技巧	10 10	8 8	6 6	4 4	
总分	100						

第三单元 母乳喂养常见问题及人工喂养

实训任务设计	
综合考评设计	通过典型案例导入,对知识目标、技能目标、人文关怀和学习策略目标的描述,采用图片、视频、示范与理论相结合方法,正确识别导致乳房肿胀、乳头疼痛的原因,掌握正确的预防及护理方法,正确实施手工挤奶技术
考评方式设计	根据产妇母乳喂养过程中出现的乳房肿胀、乳头疼痛等问题设计模拟案例,以理论结合实际的形式进行考核
实训课时安排	2 学时理论讲解,2 学时实际操作
实训组织	1. 通过案例导入,引出本章节重点内容 2. 通过多媒体课件进行技能知识及技术操作内容授课 3. 使用产妇乳房及婴儿模型等实物对学员进行直接训练 4. 对学员手工挤奶技术进行考核

考 评 结 构

1. 以产妇乳房肿胀,婴儿含接不上乳头为模拟案例,以知识结合实际的形式进行考核。

2. 考核比重　知识占 40%、技能占 40%、人文占 20%,其中人文考核中母亲为婴儿进行哺乳的满意度占 10%。

第七章　新生儿期居家护养

第一单元　新生儿日常照护

实训任务设计	
综合考评设计	通过典型病例导入,对知识目标、技能目标、人文关怀和学习策略目标的描述,采用图片、视频演示与理论相结合的方法,掌握新生儿沐浴、抚触等护理技术。进行模拟实训,采用理论知识结合实际的考核形式
实训课时安排	3 学时理论讲解,2 学时技术操作
实训组织	1. 病例导入后,开拓学员的思维,提出学员想到的问题 2. 教师引导出该课时的问题,进行评估及工作思考 3. 提出工作和学习的目标 4. 进行技能知识及技术操作内容的授课
备注	有资质的护理人员完成实训任务

考 评 结 构

1. 以实际被照护者为出生 28 天之内的新生儿做模拟,进行知识结合实际考核形式。

2. 考核比重　技能占 70%、知识占 20%、人文占 10%。

3. 考核评分　如附表 7-1-1、附表 7-1-2、附表 7-1-3。

附表 7-1-1　新生儿沐浴技术评分表

项目		总分	技术操作要求	评分等级				实际得分	备注
				A	B	C	D		
操作前准备	居住环境	3	1. 安静、整洁 2. 室温适宜 3. 关闭门窗	1 1 1	0 0 0	0 0 0	0 0 0		

续表

项目		总分	技术操作要求	评分等级				实际得分	备注
				A	B	C	D		
操作前准备	照护者	3	1. 服装整洁(挽袖过肘)	1	1	0	0		
			2. 仪表大方、举止端庄	1	1	0	0		
			3. 修剪指甲、摘掉手表、洗手	1	1	0	0		
	用物准备	5	新生儿衣服、尿布、方巾包布、大小毛巾、无刺激性新生儿浴液(皂)、消毒棉签、75%酒精或碘伏、新生儿爽身粉、水温计	5	3	1	0		
	新生儿评估	4	1. 新生儿皮肤颜色、完整性	1	1	0	0		
			2. 新生儿脐部是否干燥、无渗出、无红肿	1	1	0	0		
			3. 新生儿睡眠及上次哺乳时间	1	1	0	0		
			4. 室温≥26℃，水温为38℃左右，水量为浴盆的1/2~2/3	1	0	0	0		
操作过程	操作步骤	55	1. 脱去新生儿衣服	3	2	1	0		
			2. 清理大小便	2	1	1	0		
			3. 检查新生儿头、面部及全身皮肤情况	5	3	1	0		
			4. 用包布包裹新生儿全身	5	3	1	0		
			5. 以左前臂托住新生儿背部，左手托住其头部，将新生儿下肢夹在左腋下清洗面部，将新生儿头部枕在护士左手腕上，用拇指和中指堵住双耳，再洗头，小毛巾擦面部和头部	10	5	1	0		
			6. 解开包布，以左前臂托住新生儿头颈，握住左肩部，右手托住臀部，握住婴儿右大腿根部，轻轻放入水中右手洗净，顺序为颈部→上肢→前胸→腹部→腹股沟→下肢→背部→臀部→外生殖器	10	5	1	0		
			7. 将新生儿抱至大毛巾上，轻轻沾干全身，用两根75%酒精棉签擦拭脐带根部。再将新生儿抱至清洁衣物上，在颈下、腋下、腹股沟处涂抹爽身粉，妥善安置	5	3	1	0		
			8. 脐部护理正确	5	3	1	0		
			9. 爽身粉使用正确	3	2	1	0		
			10. 穿好衣服、纸尿裤	2	1	1	0		
			11. 用后物品处理	5	3	1	0		

续表

项目	总分	技术操作要求	评分等级 A	B	C	D	实际得分	备注
人文	10	1. 语言、眼神、微笑等交流 2. 肢体动作	5 5	3 3	1 1	0 0		
理论	20	1. 新生儿沐浴的目的 2. 新生儿沐浴的注意事项	20					
总分	100							

附表 7-1-2 新生儿抚触技术评分表

项目		总分	技术操作要求	评分等级 A	B	C	D	实际得分	备注
操作前准备	照护者	4	服装整洁	1	0	0	0		
			仪表大方、举止端庄	1	0	0	0		
			语言柔和恰当、态度和蔼可亲	1	0	0	0		
			修剪指甲、洗手	1	0	0	0		
	环境准备	3	环境整洁	1	0	0	0		
			关门窗、注意保暖	1	0	0	0		
			室温适宜	1	0	0	0		
	用物准备	3	室温计 1 个、一次性尿布 1 块、湿纸巾 1 包、包被一条、润肤油 1 瓶、音乐播放器 1 个	3	2	1	0		
	评估	5	1. 评估新生儿皮肤情况：全身有无破损、红斑红疹、干燥脱皮，观察肤色是否红润、有无黄疸 2. 是否作过抚触 3. 评估状态：是否安静，有无发热、疾病等 4. 评估新生儿进食的时间 5. 查看是否有大小便，及时更换	5	4	3	2		
操作过程	抚触过程	50	照护者洗手，双手涂润肤油。揉搓双手温暖后再进行操作	3	2	1	0		
			润肤油使用方法、抚触顺序和次数	4	2	1	0		

续表

项目		总分	技术操作要求	评分等级				实际得分	备注
				A	B	C	D		
			抚触顺序:面部→头部→胸部→腹部→上肢→下肢→背部→臀部	5	2	1	0		
			面部及头部 1. 两拇指指腹轻触眉间 2. 两拇指指腹从眉间向两侧推 3. 两拇指从下颚部中央向两侧向上滑行至耳前,让上下唇形成微笑状 4. 一只手托头,用另一只手的指腹从前额发际抚向脑后,避开囟门,最后用示指、中指分别在耳后乳突部轻压一下,换手,同法抚触头部另半部分	5	3	1	0		
			胸部:两手分别从胸部的外下方(两侧肋下缘)向对侧上方交叉推进,至两侧肩部,在胸前划一个大的交叉,避开新生儿的乳腺	5	3	1	0		
			腹部:示、中指依次从新生儿的右下腹至上腹向左下腹移动,呈顺时针方向,在腹部画一个半圆,避开新生儿胃部、脐部和膀胱	5	3	1	0		
			四肢:两手交替抓住婴儿的一侧上肢从上臂至手腕轻轻滑行,然后在滑行的过程中从近端向远端分段挤捏,对侧及双下肢做法相同	5	3	1	0		
			手和足 手:用拇指指腹从新生儿掌面向手指方向推进,示指、中指放在新生儿手背上,向手指方向推进,并抚触到每个手指 足:用拇指指腹从新生儿足跟向足趾方向推进,示指、中指放在新生儿足背上,向脚尖方向推进,并抚触到每个足趾	5	3	1	0		

续表

项目		总分	技术操作要求	评分等级				实际得分	备注
				A	B	C	D		
			背部和臀部:以脊椎为中分线,双手分别平行放在脊椎两侧,往相反方向重复移动双手,从背部上端开始逐步向下渐至臀部,最后由头顶沿脊椎抚触至骶部、臀部	5	3	1	0		
			动作要到位,抚触的力度恰当,整套动作要连贯熟练。每个部位的抚触动作重复4~6次	5	3	1	0		
		5	帮助新生儿穿好衣裤,选择舒适体位休息	5	3	1	0		
人文		10	操作中关注新生儿的反应	3	1	0	0		
			同新生儿说话,言语体贴、关爱	4	3	1	0		
			动作轻柔,力道适宜,操作时双手涂润肤油。揉搓双手温暖后再进行操作	3	1	0	0		
理论		10	抚触的注意事项	10	8	6	4		
		10	抚触的顺序	10	8	6	4		
总分		100							

附表7-1-3 臀部护理及更换尿裤技术评分表

项目	项目总分	操作要求	评分等级及分值				实际得分
			A	B	C	D	
操作前准备	20	仪表:着装规范,穿戴整齐	2	1	0	0	
		正确评估尿裤污湿程度	3	2	1	0	
		正确评估宝宝臀部皮肤情况:完整、红疹、破损,臀红的范围	5	4	3	1	
		正确评估臀红分度	5	4	3	1	

续表

项目	项目总分	操作要求	评分等级及分值				实际得分
			A	B	C	D	
		准备用物:一次性纸尿裤(选择合适的型号)、婴儿湿纸巾、护臀霜等。且用物放置位置合适	5	4	3	1	
实施	50	正确的摆放宝宝体位	5	4	3	1	
		正确撤出污湿尿裤	5	4	3	1	
		清洁擦拭臀部方法力度适宜	5	4	3	1	
		涂药方法正确	5	4	3	1	
		更换、包裹一次性纸尿裤手法正确	10	8	6	3	
		粘贴一次性纸尿裤手法正确	5	4	3	1	
		观察大小便颜色、性状、量等	5	4	3	1	
		用物处理正确。把尿裤叠小,用腰贴粘紧,扔于垃圾桶或污物袋内	5	4	3	1	
		洗手	5	4	3	1	
人文	10	动作轻柔,宝宝舒适,操作过程中能与宝宝进行语言和眼神的交流	10	10	5	2	
提问	20	1. 如何进行臀红评估	10	8	6	3	
		2. 臀部烤灯的注意事项	10	8	6	3	
总分	100						

第二单元　新生儿特殊情况照护

实训任务设计	
综合考评设计	通过典型病例导入,对知识目标、技能目标、人文关怀和学习策略目标的描述,采用图片与理论相结合的方法,掌握新生儿特殊情况的识别、观察及家庭照护。以被照护者的状况做模拟病例,采用知识结合实际的考核形式
实训课时安排	2 学时理论讲解,1 学时实际操作
实训组织	10 人一组,有资质的新生儿护理人员完成实训任务
备注	

考评结构

1. 以出生 28 天之内的新生儿作为实际被照顾者进行模拟,采用知识与实际相结合的形式进行考核。

2. 考核比重　技能占 70%、知识占 20%、人文占 10%。

3. 考核评分　如附表 7-2-1。

附表 7-2-1　体温测量技术评分表

项目		总分	技术操作要求	评分等级				实际得分	备注
				A	B	C	D		
操作前准备	居住环境	3	1. 安静、整洁	1	0	0	0		
			2. 室温适宜	1	0	0	0		
			3. 关闭门窗	1	0	0	0		
	照护者	3	1. 着装整洁	1	1	0	0		
			2. 仪表大方,举止端庄	1	1	0	0		
			3. 修剪指甲、洗手	1	1	0	0		

续表

项目		总分	技术操作要求	评分等级				实际得分	备注
				A	B	C	D		
操作过程	用物准备	5	1. 已消毒体温计1支,另备一容器(放使用后的体温计)	2	0	0	0		
			2. 柔软的小毛巾或纱布	2	1	0	0		
			3. 手消毒液	1	0	0	0		
	新生儿评估	4	1. 30分钟内是否喂奶、喂水	2	1	0	0		
			2. 30分钟内是否沐浴或剧烈哭闹等	2	1	0	0		
	操作步骤	55	1. 松开上衣,用小毛巾或纱布擦干腋窝	10	6	3	0		
			2. 将体温计水银端放于宝宝腋窝深处并贴紧皮肤	10	6	3	0		
			3. 协助婴儿屈臂过胸夹紧体温计	10	6	3	0		
			4. 屈臂夹紧体温计	5	3	1	0		
			5. 取出体温计,正确读取数值,记录	10	6	2	0		
			6. 包裹宝宝,置安全、舒适卧位	10	6	3	0		
人文		10	1. 动作轻柔	5	3	1	0		
			2. 语言交流	5	3	1	0		
理论		20	1. 什么是新生儿发热 2. 影响体温测量准确度的因素有哪些	20					
总分		100							

第三单元 新生儿异常情况照护

实训任务设计	
综合考评设计	通过典型病例导入,对知识目标、技能目标、人文关怀和学习策略目标的描述,采用图片与理论相结合的方法,掌握新生儿异常状况的识别、观察及家庭照护。以被照护者的病情状况作为模拟病例,采用知识结合实际的考核形式
实训课时安排	1 学时理论讲解,1 学时实际操作
实训组织	10 人一组,有资质的新生儿护理人员完成实训任务
备注	

第四单元　新生儿期的亲子活动

实训任务设计	
综合考评设计	以被照护者的状况作为模拟病例,采用知识结合实际的考核形式
实训课时安排	1 学时理论讲解,1 学时实际操作
实训组织	10 人一组,有资质的新生儿护理人员完成实训任务
备注	

考 评 结 构

1. 以实际被照护者(出生 28 天之内的新生儿)作为模拟案例,采用知识结合实际的考核形式。

2. 考核比重　技能占 70%、知识占 20%、人文占 10%。

3. 考核评分　如附表 7-4-1。

附表 7-4-1　新生儿玩具清洁与消毒评分表

项目		总分	技术操作要求	评分等级				实际得分	备注
				A	B	C	D		
操作前准备	环境	3	1. 安静、整洁 2. 室温适宜 3. 无安全隐患	1 1 1	0 0 0	0 0 0	0 0 0		
	照护者	3	1. 着装舒适整洁 2. 修剪指甲、洗手	1 1	1 1	0 0	0 0		
	用物准备	5	1. 将要清洁的玩具 2. 清洁用的容器、温水 3. 清洁剂、洗涤剂、清洁布、清洁刷	2 2 1	0 1 0	0 0 0	0 0 0		

续表

项目		总分	技术操作要求	评分等级				实际得分	备注
				A	B	C	D		
操作过程	操作步骤	55	1. 依据玩具的质地、用途进行分类	5	3	2	1		
			2. 将温水倒入清洁盆内,放入适量的清洁剂或洗涤剂,搅拌均匀	10	6	3	1		
			3. 将可以水洗的玩具放入清洗液中,浸泡15分钟	10	6	3	1		
			4. 用清洁刷、清洁布逐一彻底清洗	10	6	2	1		
			5. 清洗干净的玩具,用清水清洗2~3遍,去除水分,晾干、备用	10	6	2	1		
			6. 对于不能水洗的玩具,应依据其质地和性能参照玩具说明书,采取有效的湿擦或干擦等方式进行清洁	10	6	2	1		
人文		10	1. 爱护玩具 2. 及时清理	5 5	3 3	1 1	0 0		
理论		20	1. 什么是宝宝安全的玩具 2. 小皮球、小木棒、塑料圆环、布娃娃如何清洁	10 10	8 8	6 6	4 2		
总分		100							

第八章　婴儿期居家护养

第一单元　婴儿期混合喂养技术

实训任务设计	
综合考评设计	根据被照护者在人工喂养中经常出现的问题设计模拟病例,采用理论与实际相结合的考核形式
实训课时安排	2 学时理论讲解,2 学时实际操作
分组实训组织	1. 通过知识讲解、操作示范导入,引出本章节重点内容 2. 通过多媒体课件进行技能知识及技术操作内容授课 3. 使用婴儿模型和喂养工具等实物对学员进行直接训练 4. 对学员人工喂养技术进行考核
备注	有资质的儿科专科护理人员完成实训任务

考　评　结　构

1. 以实际被照护者的病情状况作为模拟案例,采用知识结合实际的考核形式。

2. 考核比重　实操占 75%、知识占 10%、人文占 15%。其中人文考核中被照护者的满意度占 10%。

3. 考核评分　如附表 8-1-1。

附表 8-1-1 婴儿喂养技术评分表

项目	项目总分	操作要求	评分等级及分值				实际得分
			A	B	C	D	
操作前准备	25	仪表:着装规范,穿戴整齐	5	4	3	1	
		正确评估宝宝所需配方奶种类、奶量	3	2	1	0	
		正确评估宝宝所有物品是否为消毒备用状态、是否符合宝宝需求	5	4	3	1	
		正确评估宝宝是否在安静状态	5	4	3	1	
		准备用物:奶具、小毛巾、配方奶	5	4	3	1	
		用物放置位置合适	2	1	0	0	
实施	50	正确配制配方奶	5	4	3	1	
		喂养之前确认所配制奶的温度适宜	5	4	3	1	
		喂养前调整好宝宝体位	5	4	3	1	
		放置奶嘴姿势正确	5	4	3	1	
		喂养中是否注意停歇,观察宝宝	10	8	6	3	
		喂养后有无给予拍背并姿势正确	5	4	3	1	
		喂养结束后安置宝宝体位是否正确,是否注意观察宝宝有无溢奶、吐奶	10	8	6	2	
		洗手	5	4	3	1	
人文	15	动作轻柔,宝宝舒适,操作过程中能与宝宝进行语言和眼神的交流	15	10	5	2	
提问	10	喂养中出现呛咳该如何处理	10	8	6	3	
总分	100						

第二单元　婴儿期辅食添加技术

实训任务设计	
综合考评设计	根据被照护者在辅食添加中经常出现的问题设计模拟病例,采用理论与实际相结合的考核形式
实训课时安排	4学时理论讲解,1小时实操训练
分组实训组织	1. 通过知识讲解、操作示范导入,引出本章节重点内容 2. 通过多媒体课件进行技能知识及技术操作内容授课 3. 使用婴儿模型和喂养工具等实物对学员进行直接训练 4. 对学员辅食添加知识和技术进行考核
备注	有资质的儿科专科护理人员完成实训任务

考 评 结 构

1. 以实际被照护者的病情状况作为模拟案例,采用知识结合实际的考核形式。

2. 考核比重　知识占70%、人文占30%。其中人文考核中被照护者的满意度占10%。

第三单元 婴儿期辅食制作技术

实训任务设计	
综合考评设计	根据被照护者在辅食制作技术中经常出现的问题设计模拟病例,采用理论与实际相结合的考核形式
实训课时安排	2 学时理论讲解,2 学时实操训练
分组实训组织	1. 通过知识讲解、操作示范导入,引出本章节重点内容 2. 通过多媒体课件进行技能知识及技术操作内容授课 3. 使用食品实物或者模型对学员进行直接训练 4. 对学员辅食制作知识和技术进行考核
备注	有资质的儿科专科护理人员完成实训任务

考 评 结 构

1. 以实际被照护者的病情状况作为模拟案例,采用知识结合实际的考核形式。

2. 考核比重 知识占 70%、人文占 30%。其中人文考核中被照护者的满意度占 10%。

第四单元 食具的清洁与消毒技术

实训任务设计	
综合考评设计	根据被照护者居家环境中经常出现的食具清洁与消毒问题设计模拟病例,采用理论与实际相结合的考核形式
实训课时安排	2 学时理论讲解,2 学时实际操作
分组实训组织	1. 通过情景再现,引出本章节重点内容 2. 通过多媒体课件进行技能知识及技术操作内容授课 3. 使用婴儿模型和奶瓶、奶嘴等实物对学员进行训练 4. 对学员食具的清洁与消毒技术进行考核
备注	有资质的儿科专科护理人员完成实训任务

考 评 结 构

1. 以实际照护者的操作能力作为模拟病例,采用知识结合实际的考核形式。
2. 考核比重 技能占 70%、知识占 30%。
3. 考核评分 如附表 8-4-1。

附表 8-4-1 食具的清洁与消毒技术评分表

项目	项目总分	操作要求	评分等级及分值				实际得分
			A	B	C	D	
操作前准备	25	仪表:着装规范,穿戴整齐	5	4	3	1	
		正确说出奶瓶消毒的必要性	3	2	1	0	
		正确根据奶瓶材质选择最适宜消毒方法	5	4	3	1	
		正确识别奶瓶的种类、特点及其耐热性	5	4	3	1	
		准备用物:奶瓶、奶嘴、奶瓶刷、清水、消毒锅、奶瓶夹等	5	4	3	1	
		用物放置位置合适	2	1	0	0	

续表

项目	项目总分	操作要求	评分等级及分值				实际得分
			A	B	C	D	
实施	65	正确分开奶瓶、奶嘴、奶瓶盖	5	4	3	1	
		正确清洗奶瓶	5	4	3	1	
		正确清洗奶嘴	5	4	3	1	
		煮沸消毒,水深度适宜,完全覆盖所有奶具	5	4	3	1	
		煮沸消毒,奶具放入的时机正确	10	8	6	3	
		煮沸消毒,奶具取出的时机正确	10	8	6	3	
		奶具取出后置于干净通风处,倒扣沥干	5	4	3	1	
		消毒锅应专用,不可与家中其他烹调食物混用	5	4	3	1	
		盛放清洗后的奶瓶奶嘴盒保持清洁干燥	5	4	3	1	
		用物处理正确	5	4	3	1	
		洗手	5	4	3	1	
提问	10	奶瓶消毒常见的消毒方式包括什么	10	8	6	3	
总分							

第五单元 婴儿盆浴技术

实训任务设计	
综合考评设计	通过对知识目标、技能目标、人文关怀和学习策略目标的描述,采用示范与理论相结合的方法,掌握盆浴操作技术
实训课时安排	2学时理论讲解,2学时实际操作。根据婴幼儿居家环境中经常出现的湿疹期进行盆浴技术设计模拟病例,采用理论与实际相结合的考核形式
实训组织	1. 通过情景再现,引出本章节重点内容 2. 通过多媒体课件进行技能知识及技术操作内容授课 3. 使用婴儿模型等实物对照护者进行直接训练 4. 对照护者进行盆浴技术考核
备注	有资质的儿科专科护理人员完成实训任务

考 评 结 构

1. 以实际被照护者的病情状况做模拟病例,进行知识结合实际考核。
2. 考核比重 技能占75%、知识占10%、人文占15%。
3. 考核评分 如附表8-5-1。

附表 8-5-1 婴儿盆浴技术评分表

项目	项目总分	操作要求	评分等级及分值				实际得分
			A	B	C	D	
操作前准备	25	仪表:穿棉质衣服,修剪指甲	5	4	3	1	
		正确评估宝宝皮肤情况:完整、无破损	3	2	1	0	
		浴室环境:关好门窗,调节室温为恒温(26~28℃)	5	4	3	1	
		水温准备:冬季为38~40℃,夏季为37~38℃,备水时水温稍高2~3℃	5	4	3	1	

续表

项目	项目总分	操作要求	评分等级及分值				实际得分
			A	B	C	D	
		用物准备:婴儿尿布、衣服、大毛巾、毛巾被、面巾、浴巾、水温计、指甲剪、棉签、护臀膏、婴儿沐浴产品	5	4	3	1	
		用物放置位置合适	2	1	0	0	
实施	50	擦洗头部时抱起的手法正确	5	4	3	1	
		擦洗头部时能够堵住双侧外耳道	5	4	3	1	
		正确地摆放宝宝体位	5	4	3	1	
		正确清洗眼睛、耳朵及面部	5	4	3	1	
		涂抹沐浴露的顺序正确并轻轻按摩	10	8	6	3	
		冲洗沐浴露的顺序正确	5	4	3	1	
		翻转宝宝的手法正确	5	4	3	1	
		清洗皮肤褶皱处的方法正确	5	4	3	1	
		沐浴时间适宜	5	4	3	1	
人文	15	动作轻柔,宝宝舒适,操作过程中能与宝宝进行语言和眼神的交流	15	10	5	2	
提问	10		10	8	6	3	
总分	100						

第六单元　婴儿口腔清洁技术

实训任务设计	
综合考评设计	通过对知识目标、技能目标、人文关怀和学习策略目标的描述,采用示范与理论相结合的方法,掌握婴儿口腔清洁的操作技术
实训课时安排	2学时理论讲解,2学时实际操作。根据婴幼儿居家环境中经常出现的口腔清洁技术设计模拟病例,采用理论与实际相结合的考核形式
实训组织	1. 通过情景再现,引出本章节重点内容 2. 通过多媒体课件进行技能知识及技术操作内容授课 3. 使用婴儿模型等实物对学员进行直接训练 4. 对学员口腔清洁技术进行考核
备注	有资质的儿科专科护理人员完成实训任务

考 评 结 构

1. 以实际照护者的病情状况作为模拟病例,采用理论与实际相结合的考核形式。

2. 考核比重　技能占75%、知识占10%、人文占15%。

3. 考核评分　如附表8-6-1。

附表8-6-1　婴儿口腔清洁技术评分表

项目	项目总分	操作要求	评分等级及分值 A	B	C	D	实际得分
操作前准备	25	仪表:穿棉质衣服,修剪指甲	5	4	3	1	
		正确评估宝宝口腔情况:完整、无破损	3	2	1	0	
		环境:选择光线充足的环境	5	4	3	1	
		用物准备:4cm×4cm的纱布数块、温开水一杯	5	4	3	1	

续表

项目	项目总分	操作要求	评分等级及分值				实际得分
			A	B	C	D	
		宝宝准备:情绪稳定,避免哭闹	5	4	3	1	
		清洁双手	2	1	0	0	
实施	50	抱姿正确	5	4	3	1	
		湿润口唇	5	4	3	1	
		观察宝宝口腔状况	5	4	3	1	
		纱布蘸水不宜过湿	5	4	3	1	
		擦拭动作轻柔	10	8	6	3	
		擦拭舌头、软腭不宜过深	5	4	3	1	
		擦拭时注意观察宝宝反应	5	4	3	1	
		擦拭牙齿方法正确	5	4	3	1	
		清洁时间适宜	5	4	3	1	
人文	15	动作轻柔舒适,操作过程中能与宝宝进行语言和眼神的交流	15	10	5	2	
提问	10		10	8	6	3	
总分	100						

第七单元　婴儿睡眠照护技术

实训任务设计	
综合考评设计	通过典型案例导入,对知识目标和学习策略目标的描述,采用讲述的方法,掌握婴儿睡眠护理及正确的睡眠习惯养成知识
实训课时安排	1 学时理论讲解。根据婴儿居家环境中经常出现的睡眠问题设计模拟案例,进行理论考核
实训组织	1. 通过案例导入,引出本章节重点内容 2. 通过多媒体课件进行技能知识内容授课 3. 对学员睡眠习惯知识进行考核
备注	有资质的儿科专科护理人员完成讲授任务

考 评 结 构

1. 以实际照护者的状况作为模拟案例,采用理论与实际相结合的考核形式。
2. 考核比重　睡眠知识占 80%、提问占 20%。
3. 考核评分　如附表 8-7-1。

附表 8-7-1　睡眠照护技术知识结构评分表

项目	项目总分	知识要求	评分等级及分值				实际得分
			A	B	C	D	
睡眠	80	促进婴儿日间兴奋状态的方法	20	16	12	6	
		促进夜间患儿入睡的方法	20	16	12	6	
		夜间抚慰婴儿的特殊情境	20	16	12	6	
		婴儿房的温度	10	8	6	3	
		婴儿入睡时的灯光要求	10	8	6	3	
		婴儿床的应用规范	20	16	12	6	
提问	20	如何识别婴儿睡眠时的不良习惯	20	16	12	6	
总分	100						

第八单元　婴儿排泄照护技术

实训任务设计	
综合考评设计	通过典型案例导入,对知识目标和学习策略目标的描述,采用讲述的方法,掌握婴儿排泄护理及正确排泄习惯养成的知识
实训课时安排	1 学时理论讲解。根据婴儿居家环境中经常出现的排泄问题设计模拟案例,进行理论考核
实训组织	1. 通过案例导入,引出本章节重点内容 2. 通过多媒体课件进行技能知识内容授课 3. 对学员排泄习惯知识进行考核
备注	有资质的儿科专科护理人员完成讲授任务

考 评 结 构

1. 以实际照护者的状况作为模拟案例,采用理论与实际相结合的考核形式。
2. 考核比重　小便排泄知识占 40%、大便排泄知识占 30%、提问占 20%。
3. 考核评分　如附表 8-8-1。

附表 8-8-1　排泄照护技术知识结构评分表

项目	项目总分	知识要求	评分等级及分值				实际得分
			A	B	C	D	
小便排泄	50	正确的把尿时间	20	16	12	6	
		促进排尿反射形成的方法	20	16	12	6	
		训练坐盆排尿的时间	10	8	6	3	
大便排泄	30	排便前的表现识别	20	16	12	6	
		坐盆排便的注意事项	10	8	6	3	
提问	20	如何识别婴儿小便、大便排泄异常	20	16	12	6	
总分	100						

第九单元　婴儿运动(爬行、学走)训练技术

实训任务设计	
综合考评设计	通过典型案例导入,对知识目标和学习策略目标的描述,采用讲述的方法,掌握婴儿运动训练知识
实训课时安排	1学时理论讲解。根据婴儿居家环境中经常出现的运动训练问题设计模拟案例,进行理论考核
实训组织	1. 通过案例导入,引出本章节重点内容 2. 通过多媒体课件进行知识内容授课 3. 对学员运动训练知识进行考核
备注	有资质的儿科专科护理人员完成讲授任务

考 评 结 构

1. 以实际照护者的状况作为模拟案例,采用理论与实际相结合的考核形式。
2. 考核比重　运动训练知识占80%、提问占20%。
3. 考核评分　如附表8-9-1。

附表 8-9-1　运动训练知识结构评分表

项目	项目总分	知识要求	评分等级及分值				实际得分
			A	B	C	D	
运动训练	80	运动功能发育的分类	20	16	12	6	
		爬行对婴儿成长的意义	10	8	6	3	
		匍匐、爬行动作发育时间	20	16	12	6	
		站立、行走动作发育时间	20	16	12	6	
		运动发展安全环境的设置	10	8	6	3	
提问	20	简述婴儿匍匐、爬行动作发育的大致时间段	20	16	12	6	
总分	100						

第十单元 婴儿车使用技术

实训任务设计	
综合考评设计	照护者通过本章节的介绍,了解如何挑选适宜被照护者的婴儿车,通过学习之后可以在日常生活中避免婴儿车的错误用法,提高婴儿车使用的安全性
实训课时安排	2学时理论讲解,2学时实际操作。根据被照护者的年龄、居住环境、出行用途合理选购婴儿车并进行正确使用,采用理论与实际相结合的考核形式
实训组织	1. 通过情景再现,引出本章节重点内容 2. 通过多媒体课件进行技能知识及技术操作的内容授课 3. 使用婴儿模型等实物对照护者进行直接训练 4. 对照护者进行选购要素提问并进行考核
备注	有资质的儿科专科护理人员完成实训任务

考 评 结 构

1. 根据被照护者实际使用需求,采用理论与实际相结合的考核形式。
2. 考核比重 选购知识占20%,安全使用知识占70%,提问占20%。
3. 考核评分 如附表8-10-1。

附表 8-10-1 婴儿车使用技术评分表

项目	项目总分	操作要求	评分等级及分值				实际得分
			A	B	C	D	
选购要点	20	根据被照护人年龄,选择适当类型。以7个月为分界,坐垫及车厢的软硬程度,选择适宜被照护人骨骼发育的类型	10	5	3	0	

续表

项目	项目总分	操作要求	评分等级及分值				实际得分
			A	B	C	D	
		根据被照护人的生活环境,选择适当类型。选择避震性能较好的类型,了解避震弹簧、充气橡胶轮胎、座椅避震弹簧、避震垫的特性	5	3	2	1	
		根据舒适程度选择配件类型。了解遮阳伞、靠垫、坐垫、护栏、把手、刹车、安全带的配置以及正确使用方法	5	3	2	1	
使用安全要点	70	检查车体是否松动	10	8	6	2	
		检查刹车是否有效	10	8	6	2	
		正确系好安全带拉好护挡,调至松紧适宜	10	8	6	2	
		不可堆积过多杂物	10	8	6	2	
		不可在未固定车辆状态下随意离开	10	8	6	2	
		不可人车一起搬动	10	8	6	2	
		严禁乘坐扶梯	10	8	6	2	
提问	10	如何根据被照护人的年龄选择婴儿车	10	8	6	2	
总分	100						

第十一单元 坠床防范技术

实训任务设计	
综合考评设计	通过知识的学习,照护者可以时刻警惕,做好预防措施,避免被照护者发生跌倒坠床等危险
实训课时安排	2 学时理论讲解,2 学时实际操作。根据被照护者在居家环境中经常出现的坠床风险设计模拟病例,采用理论与实际相结合的考核形式
实训组织	1. 通过情景再现,引出本章节重点内容 2. 通过多媒体课件进行技能知识及技术操作的内容授课 3. 使用婴儿模型等实物对照护者进行直接训练 4. 对照护者安全防范技术进行考核
备注	有资质的儿科专科护理人员完成实训任务

考 评 结 构

1. 以实际被照护者的病情状况作为模拟病例,采用理论与实际相结合的考核形式。

2. 考核比重　知识占 50%、操作占 50%。

3. 考核评分　如附表 8-11-1。

附表 8-11-1　婴儿坠床处理要点评分表

项目	项目总分	操作要求	评分等级及分值				实际得分
			A	B	C	D	
坠床伤害的评估与处理方法	50	有较强的危险预防意识,不存侥幸心理	15	5	2	0	
		根据宝宝的年龄、身高、居家环境等因素,正确挑选合适的婴儿床与围挡	10	5	2	1	

续表

项目	项目总分	操作要求	评分等级及分值				实际得分
			A	B	C	D	
		对坠床伤害有正确的认识,了解坠床伤害程度分级标准,并有能力在未经专业检查的情况下,第一时间做出较为准确的判断	15	10	5	2	
		了解坠床发生后紧急处理措施,并做出正确操作,重视坠床伤害的后果,及时就医	10	5	2	1	
坠床伤害的评估与急救	50	发生坠床后应保持冷静判断,不盲目搬动患儿,首先进行正确安置与伤情评估	15	10	6	2	
		检查宝宝的神志,第一时间做出是否紧急送医的判断	15	10	6	2	
		检查宝宝的关节与皮肤外伤,做出正确判断,并持续观察伤情变化	10	8	6	2	
		正确的固定伤处,紧急止血,不随意搬动宝宝,平稳安置宝宝	10	8	6	2	
总分	100						

第十二单元 玩具的清洁与消毒技术

实训任务设计	
综合考评设计	根据被照护者居家环境中经常出现的玩具清洁与消毒问题设计模拟病例,指导其掌握不同材质形状玩具的清洁与消毒、能结合安全提示及技术操作指导正确完成玩具的清洁与消毒,并采用理论与实际相结合的考核形式
实训课时安排	2 学时理论讲解,1 学时实际操作
分组实训组织	1. 通过情景再现,引出本章节重点内容 2. 通过多媒体课件进行技能知识及技术操作内容授课 3. 使用不同材质形状玩具和清洁消毒道具等实物对学员进行训练 4. 对学员玩具的清洁与消毒技术进行考核
备注	有资质的儿科专科护理人员完成实训任务

考 评 结 构

1. 以实际被照护者对玩具如何清洁与消毒的疑问作为模拟病例,采用理论与实际相结合的考核形式。

2. 考核比重　技能占 75%、知识占 10%、人文占 15%。

3. 考核评分　如附表 8-12-1。

附表 8-12-1　玩具的清洁与消毒技术评分表

项目	项目总分	操作要求	评分等级及分值				实际得分
			A	B	C	D	
操作前准备	25	仪表:着装规范,穿戴整齐	5	4	3	1	
		正确评估玩具最佳清洁时机	3	2	1	0	
		正确评估玩具的材质	5	4	3	1	

续表

项目	项目总分	操作要求	评分等级及分值				实际得分
			A	B	C	D	
		说出该材质玩具的清洁与消毒技术操作方法	5	4	3	1	
		准备用物:玩具、洁净的湿布、专业消毒液、消毒片、消毒湿纸巾、紫外线灯、水等(选择合适的玩具清洁与消毒的用物)	5	4	3	1	
		用物放置位置合适	2	1	0	0	
实施	50	正确的摆放玩具	5	4	3	1	
		正确拆开玩具身上的缝线,是否将填充物取出	5	4	3	1	
		填充物取出后选择放到太阳下曝晒	5	4	3	1	
		选用手洗毛绒玩具	5	4	3	1	
		选用专业消毒液清洗毛绒玩具	10	8	6	3	
		充分漂清后是否选择在向阳通风处悬挂晾干	5	4	3	1	
		玩具清洗完毕晾干后将填充物塞进去缝好	5	4	3	1	
		用物处理正确	5	4	3	1	
		洗手	5	4	3	1	
人文	15	保证玩具在不受到损伤的同时能杀菌清洁	15	10	5	2	
提问	10	经常玩耍的玩具建议多长时间清理一次,最少多长时间清洗一次	10	8	6	3	
总分	100						

第十三单元 体温测量技术

实训任务设计	
综合考评设计	根据被照护者居家环境中经常出现的体温测量问题设计模拟病例,采取理论与实际相结合的考核形式
实训课时安排	1学时理论讲解,1学时实际操作
分组实训组织	1. 通过情景再现,引出本章节重点内容 2. 通过多媒体课件进行技能知识及技术操作的内容授课 3. 使用婴儿模型和体温计等实物对学员进行训练 4. 对学员体温测量技术进行考核
备注	有资质的儿科专科护理人员完成实训任务

考 评 结 构

1. 以情景再现模拟病例,采用理论与实际相结合的考核形式。
2. 考核比重 技能占75%、知识占15%、人文占15%。
3. 考核评分 如附表8-13-1。

附表8-13-1 体温测量技术评分表

项目	项目总分	操作要求	评分等级及分值				实际得分
			A	B	C	D	
操作前准备	25	仪表:着装规范,穿戴整齐	5	4	3	1	
		评估婴儿30分钟内是否有过剧烈运动或沐浴等	5	4	3	1	
		正确评估婴儿病情、年龄等选择测量体温的方法	5	4	3	1	

续表

项目	项目总分	操作要求	评分等级及分值				实际得分
			A	B	C	D	
		准备用物:清洁容器(内备已消毒体温计1支),另备一容器(放使用后的体温计)、含消毒液纱布、表(带有秒针)、测量肛温时另备润滑剂等	5	4	3	1	
		检查体温表	5	4	3	1	
实施	50	正确摆放婴儿体位	5	4	3	1	
		水银体温计:①腋温:擦干腋窝,将体温计水银端放于婴儿腋窝深处并贴紧皮肤,协助婴儿屈臂过胸夹紧10分钟。②肛温:协助婴儿取侧卧位或屈膝仰卧位,暴露肛门,润滑肛表水银端,轻轻旋转插入肛门1.25cm,测量3分钟。电子体温计:擦干腋窝,将表端放于婴儿腋窝深处并贴紧皮肤,协助婴儿屈臂过胸夹紧,直至听到蜂鸣声 红外体温计:①红外耳温仪:轻轻向外拉直婴儿的耳廓,探头必须将外耳道完全封闭。②红外额温计:将额温计置于额前2~5cm处,按下按钮测量,直至显现温度数据	15	12	9	3	
		测量时间正确	10	8	6	2	
		用消毒纱布擦拭后读取体温数	10	8	6	2	
		消毒体温计	5	8	6	3	
		洗手	5	4	3	1	
人文	15	动作轻柔舒适,操作过程中守护在婴儿身旁	15	10	5	2	
提问	10	水银体温计测量腋温的禁忌证	10	8	6	3	
总分	100						

第十四单元 呼吸测量技术

实训任务设计	
综合考评设计	根据被照护者居家环境中经常出现的呼吸测量问题设计模拟病例，采用理论与实际相结合的考核形式
实训课时安排	1 学时理论讲解，1 学时实际操作
分组实训组织	1. 通过情景再现，引出本章节重点内容 2. 通过多媒体课件进行技能知识及技术操作的内容授课 3. 使用婴儿模型等实物对学员进行训练 4. 对学员呼吸测量技术进行考核
备注	有资质的儿科专科护理人员完成实训任务

考 评 结 构

1. 以情景再现模拟病例，采用理论与实际相结合的考核形式。
2. 考核比重　技能占 75%、知识占 10%、人文占 15%。
3. 考核评分　如附表 8-14-1。

附表 8-14-1　呼吸测量技术评分表

项目	项目总分	操作要求	评分等级及分值				实际得分
			A	B	C	D	
操作前准备	25	仪表：着装规范，穿戴整齐	5	4	3	1	
		评估婴儿 30 分钟内是否有害怕、咳嗽、哭闹等情况	10	8	6	2	
		准备用物：表、记录本、笔，必要时备棉花	10	8	6	2	

续表

项目	项目总分	操作要求	评分等级及分值				实际得分
			A	B	C	D	
实施	50	摆放婴儿处于舒适体位	10	8	6	2	
		观察婴儿的腹部或胸部的起伏情况,一起一伏为一次呼吸;如有听诊器,可用听诊器听呼吸音计数;呼吸微弱可用少量棉絮贴近婴儿鼻孔边缘,观察棉絮扇动情况并计数。观察有无张口呼吸、鼻翼扇动三凹征表现。婴儿吸气时听呼吸声是否变得很大、嘈杂,是否有喘鸣声、哮鸣声或水泡状的声音等	15	12	9	3	
		测量时间正确	15	12	9	3	
		洗手	10	8	6	2	
人文	15	动作轻柔舒适	15	10	5	2	
提问	10	观察婴儿呼吸状况的注意事项	10	8	6	3	
总分	100						

第十五单元 脉搏测量技术

实训任务设计	
综合考评设计	根据被照护者居家环境中经常出现的脉搏测量问题设计模拟病例,采取理论与实际相结合的考核形式
实训课时安排	1 学时理论讲解,1 学时实际操作
分组实训组织	1. 通过情景再现,引出本章节重点内容 2. 通过多媒体课件进行技能知识及技术操作的内容授课 3. 使用婴儿模型等实物对学员进行训练 4. 对学员脉搏测量技术进行考核
备注	有资质的儿科专科护理人员完成实训任务

考 评 结 构

1. 以情景再现模拟病例,采用理论与实际相结合的考核形式。
2. 考核比重　技能占 75%、知识占 10%、人文占 15%。
3. 考核评分　如附表 8-15-1。

附表 8-15-1　脉搏测量技术评分表

项目	项目总分	操作要求	评分等级及分值				实际得分
			A	B	C	D	
操作前准备	25	仪表:着装规范,穿戴整齐	5	4	3	1	
		评估婴儿 30 分钟内是否有剧烈运动、紧张、恐惧、哭闹等情况	10	8	6	2	
		准备用物:表、记录本、笔	10	8	6	2	

续表

项目	项目总分	操作要求	评分等级及分值				实际得分
			A	B	C	D	
实施	50	摆放婴儿处于舒适体位	10	8	6	2	
		协助婴儿手腕伸直,以示指、中指、无名指的指端按压桡动脉或肱动脉处,力度适中,以能感觉到脉搏搏动为宜	15	12	9	3	
		测量时间正确	15	12	9	3	
		洗手	10	8	6	2	
人文	15	动作轻柔舒适	15	10	5	2	
提问	10	观察婴儿脉搏状况的注意事项	10	8	6	3	
总分	100						

第十六单元　尿便观察及标本留取技术

实训任务设计	
综合考评设计	通过典型病例导入,对知识目标、技能目标、人文关怀和学习策略目标的描述,采用图片演示与理论相结合的方法,根据婴儿期居家环境中经常出现的有关尿、便问题设计模拟病例,采用理论与实际相结合的考核形式
实训课时安排	2 学时理论讲解,2 学时实际操作
实训组织	1. 通过情景再现,引出本章节重点内容 2. 通过多媒体课件进行技能知识及技术操作的内容授课 3. 对学员留取尿便技术进行考核
备注	有资质的儿科专科护理人员完成实训任务

考 评 结 构

1. 以实际照护者的病情状况做模拟病例,采用理论与实际相结合的考核形式。

2. 考核比重　技能占 75%、知识占 10%、人文占 15%。

3. 考核评分　如附表 8-16-1。

附表 8-16-1　留取尿液及大便技术评分表

项目	项目总分	操作要求	评分等级及分值				实际得分
			A	B	C	D	
操作前准备	25	仪表:着装规范,穿戴整齐	5	4	3	1	
		正确评估留取标本的环境	3	2	1	0	
		正确评估宝宝会阴及臀部的清洁度	5	4	3	1	
		准备用物:一次性纸尿裤(选择合适的型号)、婴儿湿纸巾、尿便容器等	5	4	3	1	

续表

项目	项目总分	操作要求	评分等级及分值				实际得分
			A	B	C	D	
		用物放置位置合适	5	4	3	1	
		正确的摆放宝宝体位	2	1	0	0	
实施	50	清洁宝宝外阴方法正确	5	4	3	1	
		留取时间正确	5	4	3	1	
		正确使用尿便容器	5	4	3	1	
		留取方法正确	5	4	3	1	
		标本留取部位正确	10	8	6	3	
		粘贴一次性纸尿裤手法正确	5	4	3	1	
		观察大小便颜色、性状、量等	5	4	3	1	
		用物处理正确	5	4	3	1	
		洗手	5	4	3	1	
人文	15	动作轻柔,宝宝舒适,操作过程中能与宝宝进行语言和眼神的交流	15	10	5	2	
提问	10	24小时尿留取注意事项	10	8	6	3	
总分							

第十七单元 口服给药技术

实训任务设计	
综合考评设计	通过典型病例导入,对知识目标、技能目标、人文关怀和学习策略目标的描述,采用图片、视频演示与理论相结合方法,根据婴儿期居家环境中经常出现的口服给药问题模拟病例,采用理论与实际相结合的考核形式
实训课时安排	2学时理论讲解,2学时实际操作
实训组织	1. 通过情景再现,引出本章节重点内容 2. 通过多媒体课件进行技能知识及技术操作的内容授课 3. 使用模拟药物、婴儿模型等对学员进行直接训练 4. 对学员给药技术进行考核
备注	有资质的儿科专科护理人员完成实训任务

考 评 结 构

1. 以实际被照护者的病情状况作为模拟病例,采用理论与实际相结合的考核形式。

2. 考核比重　技能占75%、知识占10%、人文占15%。

3. 考核评分　如附表8-17-1。

附表8-17-1　口服给药技术评分表

项目	项目总分	操作要求	评分等级及分值				实际得分
			A	B	C	D	
操作前准备	25	仪表:着装规范,穿戴整齐	5	4	3	1	
		准备的药物名称、剂量准确	3	2	1	0	
		给药时间准确	5	4	3	1	
		正确洗手	5	4	3	1	

续表

项目	项目总分	操作要求	评分等级及分值 A	B	C	D	实际得分
		准备用物:口服药、药杯、小勺滴管、温开水等	5	4	3	1	
		用物放置位置合适	2	1	0	0	
实施	50	正确摆放宝宝体位	5	4	3	1	
		给药时间正确	5	4	3	1	
		给药方法正确	10	8	6	3	
		给药手法正确	10	8	6	3	
		观察用药后反应等	10	8	6	3	
		用物处理正确	5	4	3	1	
		洗手	5	4	3	1	
人文	15	动作轻柔,宝宝舒适,操作过程中能与宝宝进行语言和眼神的交流	15	10	5	2	
提问	10	单人给药操作要点	10	8	6	3	
总分	100						

第十八单元　经眼部／耳部／鼻部给药技术

实训任务设计	
综合考评设计	通过典型病例导入,对知识目标、技能目标、人文关怀和学习策略目标的描述,采用图片、视频演示与理论相结合方法,根据婴儿期居家环境中经常出现的眼／耳／鼻部给药问题设计模拟病例,采用理论与实际相结合的考核形式
实训课时安排	2 学时理论讲解,2 学时实际操作
分组实训组织	1. 通过情景再现,引出本章节重点内容 2. 通过多媒体课件进行技能知识及技术操作的内容授课 3. 使用模拟药物、模拟婴儿等对学员进行直接训练 4. 对学员给药技术进行考核
备注	有资质的儿科专科护理人员完成实训任务

考 评 结 构

1. 以实际被照护者的病情状况作为模拟病例,采用理论与实际相结合的考核形式。

2. 考核比重　技能占 75%、知识占 10%、人文占 15%。

3. 考核评分　如附表 8-18-1。

附表 8-18-1　眼部／鼻部／耳部给药技术评分表

项目	项目总分	操作要求	评分等级及分值				实际得分
			A	B	C	D	
操作前准备	25	仪表:着装规范,穿戴整齐	5	4	3	1	
		正确评估给药部位的皮肤情况,有无红肿、破溃等	3	2	1	0	
		清洁给药部位	5	4	3	1	

续表

项目	项目总分	操作要求	评分等级及分值				实际得分
			A	B	C	D	
实施	50	正确洗手	5	4	3	1	
		准备用物:用药剂型,棉签,棉球,生理盐水等	5	4	3	1	
		用物放置位置合适	2	1	0	0	
		正确摆放宝宝体位	5	4	3	1	
		清洁擦拭方法力度适宜	5	4	3	1	
		涂药方法正确	10	8	6	3	
		给药手法正确	10	8	6	3	
		观察用药后反应等	10	8	6	3	
		用物处理正确	5	4	3	1	
		洗手	5	4	3	1	
人文	15	动作轻柔,宝宝舒适,操作过程中能与宝宝进行语言和眼神的交流	15	10	5	2	
提问	10	给予婴儿眼部/耳部/鼻部给药的操作要点是什么	10	8	6	3	
总分	100						

第十九单元 婴儿期的亲子游戏

实训任务设计	
综合考评设计	根据被照护者的生长发育特点,在日常生活中遇到的问题,采用理论与实际相结合的考核方式
实训课时安排	2学时理论讲解,2个学时实际操作
分组实训组织	1. 通过情景再现,引出本章节重点内容 2.通过多媒体课件进行技能知识及技术操作的内容授课。 3. 使用婴儿模型对学员进行直接训练 4. 对学员在宝宝不同时期的亲子游戏进行考核

考 评 结 构

1. 以实际被照护者的病情状况做模拟病例,采用理论与实际相结合的考核形式。

2. 考核比重 技能占75%、知识占10%、人文占15%。

3. 考核评分 如附表8-19-1。

附表8-19-1 亲子游戏技术评分表

项目	项目总分	操作要求	A	B	C	D	实际得分
操作前准备	25	仪表:着装规范,颜色鲜艳,穿戴整齐	5	4	3	1	
		评估环境安全	5	4	3	1	
		正确评估宝宝生长、运动、智力发育特点	5	4	3	1	
		准备用物:爬行垫、消毒纸巾、摇铃、宝宝喜欢的玩具	5	4	3	1	
		用物放置位置合适	5	4	3	1	

评分等级及分值

续表

项目	项目总分	操作要求	评分等级及分值				实际得分
			A	B	C	D	
实施	50	正确摆放宝宝的体位	5	4	3	1	
		正确选择游戏方法	5	4	3	1	
		选择舒缓的音乐	5	4	3	1	
		动作规范	10	8	6	3	
		结合抚触,为宝宝按摩	10	8	6	3	
		观察宝宝的完成能力	5	4	3	1	
		用物处理正确	5	4	3	1	
		洗手	5	4	3	1	
人文	15	动作轻柔,宝宝舒适,操作过程中能与宝宝进行语言和眼神的交流	15	10	5	2	
提问	10	亲子游戏的目的	10	8	6	3	
总分	100						

第九章　幼儿期居家护养(1~3岁)

第一单元　食物的选择和制作

实训任务设计	
综合考评设计	根据照护者在食物的选择和制作过程中经常出现的问题设计模拟病例,进行理论考核
实训课时安排	2学时理论讲解
分组实训组织	1. 通过知识讲解、操作示范导入,引出本章节重点内容 2. 通过多媒体课件进行技能知识及技术操作内容授课 3. 使用食品实物或者模型对学员进行直接训练 4. 对学员进行食物选择和制作知识的考核
备注	有资质的儿科专科护理人员完成实训任务

第二单元　自纳食训练技术

实训任务设计	
综合考评设计	根据照护者在训练幼儿自纳食过程中经常出现的问题设计模拟病例,进行理论考核
实训课时安排	2 学时理论讲解
分组实训组织	1. 通过知识讲解、操作示范导入,引出本章节重点内容 2. 通过多媒体课件进行技能知识及技术操作内容授课 3. 使学员掌握训练幼儿使用餐具(小勺)的技巧 4. 对自纳食训练技术和知识进行考核
备注	有资质的儿科专科护理人员完成实训任务

第三单元　幼儿期沐浴技术

实训任务设计	
综合考评设计	根据幼儿居家环境中经常出现的安全问题进行沐浴技术设计模拟病例,进行理论与实际相结合的考核形式
实训课时安排	2学时理论讲解,2学时实际操作
分组实训组织	1. 通过情景再现,引出本章节重点内容 2. 通过多媒体课件进行技能知识及技术操作内容授课 3. 使用幼儿模型等实物对照护者进行直接训练 4. 对照护者进行沐浴技术考核
备注	有资质的儿科专科护理人员完成实训任务

考 评 结 构

1. 以实际被照护者(1~3岁的幼儿)做模拟,采用理论与实际相结合的考核形式。

2. 考核比重　沐浴技能占60%、知识占25%、人文占15%。

3. 考核评分　如附表9-3-1。

附表9-3-1　幼儿期沐浴技术评分表

项目	项目总分	操作要求	评分等级及分值				实际得分
			A	B	C	D	
操作前准备	25	仪表:穿棉质衣服,修剪指甲	5	4	3	1	
		正确评估宝宝皮肤情况:完整、无破损	5	4	3	1	
		浴室环境:关好门窗,调节室温为恒温(25~30℃)	5	4	3	1	
		水温准备:38~40℃	5	4	3	1	

续表

项目	项目总分	操作要求	评分等级及分值				实际得分
			A	B	C	D	
		用物准备：浴巾、小喷壶或花洒、洗头帽、小脸盆、小毛巾、换洗衣服、尿不湿、沐浴露、湿纸巾等	5	4	3	1	
实施	60	用湿纸巾清洁臀部	5	4	3	1	
		正确清洗头部	5	4	3	1	
		正确清洁面部的顺序	10	8	6	3	
		正确清洁躯干和四肢的顺序	10	8	6	3	
		翻转宝宝的手法正确	5	4	3	1	
		冲洗全身	5	4	3	1	
		清洗皮肤褶皱处的方法正确	10	8	6	3	
		沐浴时间适宜	5	4	3	1	
		浴后护理	5	4	3	1	
人文	15	动作轻柔，宝宝舒适，操作过程中能与宝宝进行语言和眼神的交流	15	10	5	2	
总分	100						

第四单元 幼儿期口腔清洁技术

实训任务设计	
综合考评设计	根据照护者在幼儿口腔清洁过程中经常出现的问题设计模拟病例,采用理论与实际相结合的考核形式
实训课时安排	2学时理论讲解,2学时实际操作
分组实训组织	1. 通过情景再现,引出本章节重点内容 2. 通过多媒体课件进行技能知识及技术操作的内容授课 3. 使用幼儿模型等实物对学员进行直接训练 4. 对学员口腔清洁技术进行考核
备注	有资质的儿科专科护理人员完成实训任务

考 评 结 构

1. 以实际被照护者(1~3岁的幼儿)做模拟,采用理论与实际相结合的考核形式。

2. 考核比重　口腔清洁技能占60%、知识占25%、人文占15%。

3. 考核评分　如附表9-4-1。

附表9-4-1　幼儿口腔清洁技术评分表

项目	项目总分	操作要求	评分等级及分值				实际得分
			A	B	C	D	
操作前准备	25	仪表:穿棉质衣服,修剪指甲	5	4	3	1	
		正确评估宝宝口腔情况:完整、无破损	3	2	1	0	
		环境:选择光线充足的环境	5	4	3	1	
		用物准备:牙刷、牙膏	5	4	3	1	
		宝宝准备:情绪稳定,避免哭闹	5	4	3	1	
		清洁双手	2	1	0	0	

续表

项目	项目总分	操作要求	评分等级及分值				实际得分
			A	B	C	D	
实施	60	浸泡牙刷,挤上牙膏	5	4	3	1	
		清水漱口	5	4	3	1	
		清洁上下排牙齿的外侧面	5	4	3	1	
		清洁牙的内侧面	5	4	3	1	
		注意清洁上下门牙内侧的方法	10	8	6	3	
		清洁牙的咀嚼面	5	4	3	1	
		清水漱口 3 次	5	4	3	1	
		清洁牙齿的顺序正确	10	8	6	3	
		清洁时间适宜	10	8	6	3	
人文	15	动作轻柔舒适,操作过程中能与宝宝进行语言和眼神的交流	15	10	5	2	
总分	100						

第五单元 幼儿期睡眠照护技术

实训任务设计	
综合考评设计	根据幼儿居家环境中经常出现的睡眠问题设计模拟案例,采用理论与实际相结合的考核形式
实训课时安排	1 学时理论讲解,1 学时知识问答
分组实训组织	1. 通过案例导入,引出本章节重点内容 2. 通过多媒体课件进行技能知识内容授课 3. 对学员进行睡眠照护知识考核
备注	有资质的儿科专科护理人员完成实训任务

考 评 结 构

1. 以实际被照护者为 1~3 岁的幼儿做模拟,采用理论与实际相结合的考核形式。

2. 考核比重　睡眠知识占 80%、提问占 20%。

3. 考核评分　如附表 9-5-1。

附表 9-5-1　睡眠照护技术知识结构评分表

项目	项目总分	知识要求	评分等级及分值				实际得分
			A	B	C	D	
睡眠知识	80	睡前注意事项	20	16	12	6	
		促进幼儿入睡的方法	20	16	12	6	
		入睡后注意事项	20	16	12	6	
		幼儿房的温度	10	8	6	3	
		幼儿入睡时的灯光要求	10	8	6	3	
		幼儿床品的选择	20	16	12	6	
提问	20	如何判断幼儿睡眠是否充足	20	16	12	6	
总分	100						

第六单元 幼儿期排泄照护技术

实训任务设计	
实训任务设计	根据幼儿居家环境中经常出现的排泄问题设计模拟案例,采用理论与实际相结合的考核形式
实训课时安排	1 学时理论讲解,1 学时知识问答
分组实训组织	1. 通过案例导入,引出本章节重点内容 2. 通过多媒体课件进行技能知识内容授课 3. 对学员进行排泄照护及训练照护等知识考核
备注	有资质的儿科专科护理人员完成实训任务

考 评 结 构

1. 以实际被照护者(1~3 岁的幼儿)做模拟,采用理论与实际相结合的考核形式。

2. 考核比重 排泄照护知识占 50%、训练照护知识占 30%、提问占 20%。

3. 考核评分 如附表 9-6-1。

附表 9-6-1 排泄照护技术知识结构评分表

项目	项目总分	知识要求	评分等级及分值				实际得分
			A	B	C	D	
排泄照护	50	清洁的顺序	20	16	12	6	
		护臀膏涂抹部位及涂抹方法	20	16	12	6	
		尿裤或小内裤穿着方法及注意事项	10	8	6	3	
训练照护	30	坐便盆前的准备工作	20	16	12	6	
		坐盆排便的注意事项	10	8	6	3	
提问	20	识别因排泄照护不良而导致的幼儿常见疾病	20	16	12	6	
总分	100						

第七单元 幼儿期运动训练技术

实训任务设计	
实训任务设计	根据幼儿居家环境中经常出现的运动训练问题设计模拟案例,采用理论与实际相结合的考核形式
实训课时安排	1 学时理论讲解,1 学时知识问答
分组实训组织	1. 通过案例导入,引出本章节重点内容 2. 通过多媒体课件进行知识内容授课 3. 对学员运动训练知识进行考核
备注	有资质的儿科专科护理人员完成实训任务

考 评 结 构

1. 以实际被照护者为 1~3 岁的幼儿做模拟,采用理论与实际相结合的考核形式。

2. 考核比重 运动训练知识占 90%、提问占 10%。

3. 考核评分 如附表 9-7-1。

附表 9-7-1 运动训练知识结构评分表

项目	项目总分	知识要求	评分等级及分值				实际得分
			A	B	C	D	
运动训练	90	12~18 月龄的大运动发育水平及训练方法	20	16	12	6	
		18~24 月龄的大运动发育水平及训练方法	20	16	12	6	
		24~30 月龄的大运动发育水平及训练方法	20	16	12	6	
		30~36 月龄的大运动发育水平及训练方法	20	16	12	6	
		幼儿活动时注意事项	10	8	6	3	
提问	10	简述幼儿 1 岁、2 岁、3 岁时里程碑动作发育水平	10	8	6	3	
总分	100						

第八单元　幼儿期排尿排便训练

实训任务设计	
实训任务设计	根据幼儿排尿排便中常出现的问题设计模拟案例,进行理论考核
实训课时安排	1 学时理论讲解
分组实训组织	1. 通过案例导入,引出本章节重点内容 2. 通过多媒体课件进行知识内容授课 3. 对学员排尿排便训练知识进行考核
备注	有资质的儿科专科护理人员完成实训任务

第九单元 幼儿期卫生习惯训练

实训任务设计	
实训任务设计	根据幼儿期卫生习惯训练中常出现的问题设计模拟案例,采用理论与实际相结合的考核形式
实训课时安排	1学时理论讲解,1学时知识问答
分组实训组织	1. 通过案例导入,引出本章节重点内容 2. 通过多媒体课件进行知识内容授课 3. 对学员手部清洁知识进行考核
备注	有资质的儿科专科护理人员完成实训任务

考 评 结 构

1. 以实际被照护者为 1~3 岁的幼儿做模拟,采用理论与实际相结合的考核形式。

2. 考核比重 卫生习惯技能占 80%、知识占 20%。

3. 考核评分 如附表 9-9-1。

附表 9-9-1 手部清洁知识结构评分表

项目	项目总分	操作要求	评分等级及分值				实际得分
			A	B	C	D	
操作前准备	10	无长指甲及甲下积垢	5	4	3	1	
		用物准备:儿童专用肥皂或洗手液、流动水、干净的毛巾或擦手巾	5	4	3	1	
操作顺序	90	打开水龙头,用流动水清洗双手	5	4	3	1	
		十指并拢掌心对掌心揉搓	10	8	6	3	
		掌心对手背沿指缝相互揉搓,交换进行	10	8	6	3	
		掌心相对,双手交叉沿指缝相互揉搓	10	8	6	3	
		双手互握,在掌心中旋转揉搓,交换进行	10	8	6	3	

续表

项目	项目总分	操作要求	评分等级及分值				实际得分
			A	B	C	D	
		一只手握另一只手大拇指旋转揉搓,交换进行	10	8	6	3	
		指尖并拢,在另一只手掌心旋转揉搓,交换进行	10	8	6	3	
		一只手握住另一只手的手腕相互揉搓,交换进行	10	8	6	3	
		用流动水把手冲洗干净	10	8	6	3	
		清洁时间适宜	5	4	3	1	
总分	100						

第十单元 幼儿期亲子游戏

实训任务设计	
实训任务设计	根据幼儿期常见亲子游戏设计模拟场景案例,进行理论考核
实训课时安排	1 学时理论讲解
分组实训组织	1. 通过案例导入,引出本章节重点内容 2. 通过多媒体课件进行知识内容授课 3. 对学员亲子游戏相关知识进行考核
备注	有资质的护理人员完成实训任务

第十一单元　气管异物防范技术

实训任务设计	
综合考评设计	根据婴幼儿居家环境中经常出现的问题设计模拟病例,采用理论与实际相结合的考核形式
实训课时安排	2 学时理论讲解,2 学时实际操作
分组实训组织	1. 通过病例导入,引出本章节重点内容 2. 通过多媒体课件进行技能知识及技术操作内容授课 3. 使用婴儿模型对学员进行直接训练 4. 对学员进行海姆立克急救法操作技术考核
备注	有资质的儿科专科护理人员完成实训任务

考 评 结 构

1. 以实际照护者的病情状况做模拟病例,采用理论与实际相结合的考核形式。

2. 考核比重　技能占 80%、知识占 10%、人文占 10%。

3. 考核评分　如附表 9-11-1。

附表 9-11-1　海姆立克急救法技术评分表

项目	项目总分	操作要求	评分等级及分值				实际得分
			A	B	C	D	
操作前准备	20	正确评估程度	10	8	5	3	
		正确评估气道异物特殊表现	10	8	5	3	
实施	60	正确的摆放体位	20	15	10	5	
		手法正确	20	15	10	5	
		措施到位	20	15	10	5	

续表

项目	项目总分	操作要求	评分等级及分值				实际得分
			A	B	C	D	
人文	10	动作轻柔,照护者舒适,操作过程中能与照护者进行语言和眼神的交流	10	8	5	3	
提问	10	海姆立克腹部冲击法原理	10	8	5	3	
总分	100						

第十二单元　居家安全照护技术

实训任务设计	
综合考评设计	通过典型病例导入,对知识目标、技能目标、学习策略目标的描述,采用图片、视频、示范与理论相结合方法,掌握防护及紧急处技术。根据婴幼儿居家环境中经常出现的问题设计模拟病例,采用理论与实际相结合的考核形式
实训课时安排	2 学时理论讲解,2 学时实际操作
实训组织	1. 通过病例导入,引出本章节重点内容 2. 通过多媒体课件进行技能知识及技术操作内容授课 3. 使用婴儿模型对学员进行直接训练 4. 对学员安全照护技术进行考核
备注	有资质的儿科专科护理人员完成实训任务

考 评 结 构

1. 以实际照护者的病情状况做模拟病例,采用理论与实际相结合的考核形式。

2. 考核比重　技能占 70%、知识占 10%、人文占 20%。

3. 考核评分　如附表 9-12-1、附表 9-12-2。

附表 9-12-1　烧烫伤处置技术评分表

项目	项目总分	操作要求	评分等级及分值				实际得分
			A	B	C	D	
操作前准备	20	正确评估烫伤分度	20	15	10	5	
实施	50	正确冲洗	20	15	10	5	
		脱衣服方法正确	10	8	5	1	

续表

项目	项目总分	操作要求	评分等级及分值 A	B	C	D	实际得分
		浸泡覆盖伤口方法正确	10	8	5	1	
		处理流程正确	10	8	5	1	
人文	20	动作轻柔,患儿舒适,操作过程中能与患儿进行语言和眼神的交流	20	15	10	5	
提问	10		10	8	5	3	
总分							

附表 9-12-2　心肺复苏技术评分表

项目	项目总分	操作要求	评分等级及分值 A	B	C	D	实际得分
操作前准备	20	正确评估呼吸和脉搏及其他生命体征	20	15	10	5	
心肺复苏的实施	50	评估现场环境是否安全	20	15	10	5	
		正确评估呼吸和脉搏	10	8	5	1	
		有效胸外按压深度、频率、按压通气比	10	8	5	1	
		有效人工呼吸频率、按压通气比	10	8	5	1	
人文	20	动作正确标准、有效,操作过程熟练	20	15	10	5	
提问	10		10	8	5	3	
总分	100						

第十三单元　发热的居家护理

实训任务设计	
综合考评设计	通过典型病例导入,对知识目标、技能目标、人文关怀和学习策略目标的描述,采用图片演示与理论相结合方法,掌握发热护理技术。根据婴幼儿居家环境中经常出现的问题设计模拟病例,采用理论与实际相结合的考核形式
实训课时安排	2 学时理论讲解及技术操作
实训组织	1. 病例导入后,开拓学员的思维,提出学员想到的问题 2. 教师引导该课时的问题评估及工作思考 3. 提出工作和学习的目标 4. 进行技能知识及技术操作的内容授课
备注	有资质的儿科专科护理人员完成实训任务

考 评 结 构

1. 以实际被照护者的病情状况做模拟病例,采用理论与实际相结合的考核形式。

2. 考核比重　技能占 80%、知识占 10%、人文占 10%。其中人文考核中被照护者的满意度占 10%。

3. 考核评分　如附表 9-13-1。

附表 9-13-1　发热护理技术评分表

项目	项目总分	操作要求	评分等级及分值				实际得分
			A	B	C	D	
操作前准备	15	仪表:工作衣规范,穿戴整齐	3	2	1	0	
		讲解操作的重要性,取得配合、参与	3	2	1	0	

续表

项目		项目总分	操作要求	评分等级及分值				实际得分
				A	B	C	D	
			评估环境、年龄、意识状态、测量部位肢体及皮肤情况、各项体征基础值，30分钟内有无饮热水、热敷、沐浴、跑跳、情绪波动、服用特殊药物等，是否需要去厕所	5	4	3	2	
			用物准备：物品齐全，摆放位置合理	4	3	2	1	
发热护理技术	测量体温	20	为患儿安置合适体位	5	4	3	2	
			干燥小毛巾擦拭腋下	5	4	3	2	
			正确应用体温计进行测量	5	4	3	2	
			准确读取测量的体温数值	5	4	3	2	
	物理降温	40	合理选用物理降温物品	10	8	5	3	
			正确使用冰袋为患儿降温	10	8	5	3	
			头部冷湿敷方法正确	10	8	5	3	
			温水擦浴方法正确	10	8	5	3	
	操作观察	5	观察患儿病情及冰袋处皮肤情况	5	4	3	2	
			30分钟复测体温					
提问		10	使用冰袋进行物理降温时，冰袋不能放置于哪些部位	20	15	10	5	
人文满意		10	动作轻柔，患儿舒适，操作过程中能与患儿进行语言和眼神的交流	20	15	10	5	
总分		100						

第十四单元　腹泻的居家护理

实训任务设计	
综合考评设计	通过典型病例导入,对知识目标、技能目标、人文关怀和学习策略目标的描述,采用图片演示与理论相结合方法,掌握腹泻相关知识及护理技术。根据婴幼儿居家环境中经常出现的问题设计模拟病例,采用理论与实际相结合的考核形式
实训课时安排	2 学时理论讲解及技术操作
实训组织	1. 病例导入后,开拓学员的思维,提出学员想到的问题 2. 教师引导该课时的问题评估及工作思考 3. 提出工作和学习的目标 4. 进行技能知识及技术操作内容授课
备注	有资质的儿科专科护理人员完成实训任务

考 评 结 构

1. 以实际被照护者的病情状况做模拟病例,采用理论与实际相结合的考核形式。

2. 考核比重　技能占 70%、知识占 10%、人文占 20%。其中人文考核中被照护者的满意度占 10%。

3. 考核评分　如附表 9-14-1。

附表 9-14-1　便常规留取技术评分表

项目	项目总分	操作要求	评分等级及分值				实际得分
			A	B	C	D	
操作前准备	16	仪表:工作衣规范,穿戴整齐	3	2	1	0	
		讲解操作的重要性,取得配合、参与	3	2	1	0	
		评估环境、年龄、意识状态、腹泻的分度、腹泻的性状、次数、是否伴有脱水、臀部皮肤是否完整、饮食情况、服用药物等,是否需要去厕所	5	4	3	2	

续表

项目		项目总分	操作要求	评分等级及分值				实际得分
				A	B	C	D	
			用物准备:留取便常规的容器、清洁便盆、无菌棉签、冲洗用物、清洁手套等	5	4	3	2	
便常规留取护理技术	正确留取	20	为患儿安置合适体位	5	4	3	2	
			取大便中间部分或黏液部分黄豆大小放于便盒中	10	8	5	3	
			避免接触尿液	5	4	3	2	
	清洁臀部	20	清洁患儿肛周和臀部方法正确	10	8	5	3	
			纸尿裤使用正确	10	8	5	3	
	操作观察	14	观察患儿病情及臀部皮肤情况	8	5	3	1	
			安全保护	3	2	1	0	
			留取的粪便标本,尽快送检	3	2	1	0	
提问		10		10	8	5	3	
人文满意		20	动作轻柔,患儿舒适,操作过程中能与患儿进行语言和眼神的交流	20	15	10	5	
总分		100						

第十五单元 咳嗽咳痰的居家护理

实训任务设计	
综合考评设计	通过典型病例导入,对知识目标、技能目标、人文关怀和学习策略目标的描述,采用图片演示与理论相结合方法,掌握咳嗽咳痰护理技术。据婴幼儿居家环境中经常出现的问题设计模拟病例,采用理论与实际相结合的考核形式
实训课时安排	2 学时理论讲解及技术操作
实训组织	1. 病例导入后,开拓学员的思维,提出学员想到的问题 2. 教师引导该课时的问题评估及工作思考 3. 提出工作和学习的目标 4. 进行技能知识及技术操作内容授课
备注	有资质儿科护理人员完成实训任务

考 评 结 构

1. 以实际被照护者的病情状况做模拟病例,采用理论与实际相结合的考核形式。

2. 考核比重 技能占 70%、知识占 10%、人文占 20%。其中人文考核中被照护者的满意度占 10%。

3. 考核评分 如附表 9-15-1。

附表 9-15-1 叩背排痰护理技术评分表

项目	项目总分	操作要求	评分等级及分值				实际得分
			A	B	C	D	
操作前准备	14	仪表:工作衣规范,穿戴整齐	3	2	1	0	
		讲解操作的重要性,取得配合、参与	3	2	1	0	

续表

项目	项目总分	操作要求	评分等级及分值				实际得分
			A	B	C	D	
		评估环境、年龄、意识状态、咳嗽的情况、咳痰能力、咳嗽咳痰的性质、面部皮肤、鼻腔及口腔情况,是否需要去厕所	5	4	3	2	
		用物准备	3	2	1	0	
叩背排痰护理技术	56	拍背时间选择正确(餐前 30 分钟或进食后 2 小时左右进行)	10	8	5	3	
		拍背体位正确(直立抱起或半坐卧位)	6	4	2	0	
		拍背手法正确(右手五指并拢,稍向内合掌,呈空心形状)	10	8	5	3	
		拍背区域正确(避开脊柱和肾区,由下到上、由外向内的顺序进行拍背)	10	8	5	3	
		拍背力度适中,快速、有节律,拍背时间正确(不超过 10 分钟)	10	8	5	3	
		指导患儿有效咳嗽	5	4	3	2	
		安全保护、病情观察	5	4	3	2	
提问	10		10	8	5	3	
人文满意	20	动作轻柔,患儿舒适,操作过程中能与患儿进行语言和眼神的交流,能安抚患儿,能对拍背过程中出现的情况进行应急处理	20	15	10	5	
总分	100						

第十六单元　呕吐的居家护理

实训任务设计	
综合考评设计	通过典型病例导入,对知识目标、技能目标、人文关怀和学习策略目标的描述,采用图片演示与理论相结合方法,掌握呕吐护理技术。根据婴幼儿居家环境中经常出现的问题设计模拟病例,采用理论与实际相结合的考核形式
实训课时安排	1 学时理论讲解及技术操作
实训组织	1. 病例导入后,开拓学员的思维,提出学员想到的问题 2. 教师引导该课时的问题评估及工作思考 3. 提出工作和学习的目标 4. 进行技能知识及技术操作内容授课
备注	有资质儿科护理人员完成实训任务

考 评 结 构

1. 以实际被照护者的病情状况做模拟病例,采用理论与实际相结合的考核形式。

2. 考核比重　技能占 70%、知识占 10%、人文占 20%。其中人文考核中被照护者的满意度占 10%。

3. 考核评分　如附表 9-16-1。

附表 9-16-1　呕吐紧急处理技术评分表

项目	项目总分	操作要求	评分等级及分值				实际得分
			A	B	C	D	
操作前准备	15	仪表:工作衣规范,穿戴整齐	3	2	1	0	
		讲解操作的重要性,取得配合、参与	3	2	1	0	

续表

项目	项目总分	操作要求	评分等级及分值				实际得分
			A	B	C	D	
		评估环境、年龄、精神意识状态、呕吐量、次数、性质等,是否需要去厕所	6	4	2	0	
		用物准备	3	2	1	0	
呕吐护理	55	协助患儿坐位或侧卧位头部抬高、偏向一侧	10	8	5	3	
		及时并正确清理口腔及鼻腔分泌物	15	12	8	4	
		根据呕吐物性质、量及伴随症状辨别呕吐的原因及程度	15	12	8	4	
		观察患儿面色、呼吸等情况 再次评估患儿情况,有无误吸的危险 根据情况暂禁食观察	15	12	8	4	
提问	10		20	15	10	5	
人文满意	20	动作轻柔,患儿舒适,操作过程中能对患儿进行安抚,能与患儿进行语言和眼神的交流	20	15	10	5	
总分							

扫 码 做 题

参 考 文 献

［1］ 中华医学会妇产科分会产科学组.孕前和孕期保健指南(2018).中华妇产科杂志,
　　　2018,53(1):7-13.

［2］ 谢幸,苟文丽.妇产科学.8 版.北京:人民卫生出版社,2013.

［3］ 马良坤.协和专家带你做产检.北京:电子工业出版社,2015.

［4］ 郑修霞.妇产科护理学.5 版.北京:人民卫生出版社,2012.

［5］ 何仲,吴丽萍.妇产科护理学.4 版.北京:中国协和医科大学出版社,2014.

［6］ 姜梅,卢契.助产士专科培训.北京:人民卫生出版社,2019.

［7］ 谢幸,孔北华,段涛,等.妇产科学.9 版.北京:人民卫生出版社,2018.

［8］ 杨慧霞,余艳红,陈叙,等.助产学.北京:人民卫生出版社,2017.

［9］ 安力彬,陆虹.妇产科护理学.6 版.北京:人民卫生出版社,2017.

［10］ 燕铁斌.康复护理学.3 版.北京:人民卫生出版社,2012.

［11］ 陈锦秀,刘芳.康复护理技术全书.北京:科学出版社,2018.

［12］ 庞汝彦,马彦彦.助产适宜技术师资培训教材.北京:人民卫生出版社,2017.

［13］ 姜梅,罗碧如.妇产科护士必读.北京:人民卫生出版社,2018.

［14］ 任钰雯,高海凤.母乳喂养理论与实践.北京:人民卫生出版社,2018.

［15］ 王立新.母乳喂养指导手册.北京:北京科学技术出版社,2013.

［16］ 崔焱,主编.儿科护理学.3 版.北京:科学普及出版社,2017.

［17］ 姜梅,孕产妇围产期必读.北京:人民军医出版社,2015.

［18］ 崔琰,仰曙芬.儿科护理学.6 版.北京:人民卫生出版社,2017.

［19］ 张琳琪,王天有.实用儿科护理学.北京:人民卫生出版社,2018.

［20］ 张玉侠,实用新生儿护理学.北京:人民卫生出版社,2018.

［21］ 张玉侠.儿科护理规范与实践指南.上海:复旦大学出版社,2011.

［22］ 范玲.新生儿家庭护理.北京:人民卫生出版社,2015.

［23］ 童笑梅.新生儿婴儿护理圣经.北京:中国中医药出版社,2013.

［24］ 陈宝英.新生儿婴儿护理百科全书.成都:四川科学技术出版社,2016.

［25］ 陈宝英,刘宏,王书荃,等.新生儿婴儿养育指南.北京:中国妇女出版社,2018.

［26］ 鲍秀兰.0~3 岁儿童最佳的人生开端.北京:中国妇女出版社,2019.

［27］ 刘晓晔,刘鑫.家庭环境中婴儿早期游戏的发生与家长支持.学前教育研究,2016,
　　　257(5):25-34.

［28］ 兰德雷斯.游戏治疗.重庆:重庆大学出版社.2017.

［29］ 中华预防医学会儿童保健分会.婴幼儿喂养与营养指南.中国妇幼健康研究,2019,
　　　30(4):392-417.

［30］ 谢尔弗.美国儿科学会育儿百科.6 版.北京:北京科学技术出版社,2016.

［31］ 中华护理学会儿科专业委员会 . 婴幼儿护理操作指南 . 北京：人民卫生出版社,2018.

［32］ 丁炎明 . 儿科护理工作指南 . 北京：人民卫生出版社,2017.

［33］ 蒲秋霞 . 国外布里斯托大便分类法的应用现状及其启示 . 护理研究 .2019.5(9):1552-1554.

［34］ 花芸,刘新文 . 儿科护理操作规程及要点解析 . 武汉：武汉大学出版社,2013.

［35］ 李小寒,尚少梅 . 基础护理学 .6 版 . 北京：人民卫生出版社,2017.

［36］ 张溪怡 . 宝宝玩具消毒因材施法 . 家庭 . 育儿 .2007，(9):72-74.

［37］ 申昆玲 . 儿童营养学 . 北京：人民军医出版社 .2015.

［38］ 刘湘云,陈荣华,赵正言 . 儿童保健学 . 南京：江苏凤凰科学技术出版社,2017.

［39］ 周泉发 . 儿童保健中开展早期综合发展指导对小儿发育的影响效果观察 . 中外医学研究,2019,417(13).

［40］ 杜青,曹彬,梁菊萍,等 . 儿童早期运动国际推荐和指南解读 . 教育生物学杂志,2019,7.

［41］ 陈绮琴,葛凤华,席晓颖 . 综合口腔护理干预对预防儿童龋齿的效果研究 . 中国当代医药,2016,23,No.441(26).

［42］ 苏绍玉,胡艳玲 . 新生儿临床护理精粹 . 北京：人民卫生出版社,2017.